MANUAL DO RESIDENTE DE **IMAGINOLOGIA MAMÁRIA DO InRad**

MANUAL DO RESIDENTE DE IMAGINOLOGIA MAMÁRIA DO InRad

EDITORES

Su Jin Kim Hsieh

Carlos Shimizu

Giovanni Guido Cerri

Nestor de Barros *(In Memoriam)*

MANOLE

"A edição desta obra foi financiada com recursos da Editora Manole Ltda., um projeto de iniciativa da Fundação Faculdade de Medica em conjunto e com a anuência da Faculdade de Medicina da Universidade de São Paulo – FMUSP."

Editora: Rosana Arruda da Silva
Projeto gráfico: Luargraf Serviços Gráficos
Editoração eletrônica: Luargraf Serviços Gráficos
Ilustrações: Luargraf Serviços Gráficos
Capa: Ricardo Yoshiaki Nitta Rodrigues
Imagem de capa: istockphoto.com

CIP-BRASIL. CATALOGAÇÃO NA PUBLICAÇÃO
SINDICATO NACIONAL DOS EDITORES DE LIVROS, RJ

M251

Manual do residente de imaginologia mamária do InRad / editores Su Jin Kim Hsieh, Carlos Shimizu, Giovanni Guido Cerri, Nestor de Barros. - 1. ed. - Santana de Parnaíba [SP] : Manole, 2022.
296 p. ; 24 cm.

Inclui bibliografia e índice
ISBN 9786555766608

1. Mamas - Imagem. 2. Mamas - Câncer - Diagnóstico. 3. Mamografia. 4. Mamas - Doenças - Diagnóstico. 5. Diagnóstico por imagem. I. Hsieh, Su Jin Kim. II. Shimizu, Carlos. III. Cerri, Giovanni Guido. IV. Barros, Nestor de

21-74798 CDD: 616.99449075
CDU: 618.19-006-073

Meri Gleice Rodrigues de Souza - Bibliotecária - CRB-7/6439

1ª edição – 2022

Direitos adquiridos pela:
Editora Manole Ltda.
Alameda América, n. 876
06543-315 – Santana de Parnaíba – SP – Brasil
Tel.: (11) 4196-6000
www.manole.com.br | https://atendimento.manole.com.br

Impresso no Brasil | *Printed in Brazil*

Dedicatória

Dr. Nestor de Barros
(In Memoriam)

Editores

Su Jin Kim Hsieh

Médica radiologista. Doutora em Radiologia mamária pelo Hospital das Clínicas da Faculdade de Medicina da Universidade de São Paulo (HC-FMUSP). Graduada pela Faculdade de Medicina da Universidade de São Paulo (FMUSP). Residência médica no Instituto de Radiologia (InRad) do Hospital das Clínicas. *Observership* no Musculoskeletal radiology – Mayo Clinic, Jacksonville (EUA). *Fellowship* em Radiologia mamária – Memorial Sloan Kettering Cancer Center, NY (EUA). Médica radiologista do Grupo de Mama do Instituto de Radiologia (InRad) do Hospital das Clínicas, do Instituto do Câncer do Estado de São Paulo (ICESP) e do Hospital Sírio-Libanês. Membro do Colégio Brasileiro de Radiologia e Diagnóstico por Imagem (CBR) e da Sociedade de Radiologia de São Paulo (SPR).

Carlos Shimizu

Médico radiologista. Graduação, residência médica e especialização em Mama pela Faculdade de Medicina da Universidade de São Paulo (FMUSP). Médico radiologista do Grupo de Mama do Instituto de Radiologia (InRad) do Hospital das Clínicas, do Instituto do Câncer do Estado de São Paulo (ICESP) e do Grupo Fleury.

Giovanni Guido Cerri

Médico radiologista. Professor Titular de Radiologia da Faculdade de Medicina da Universidade de São Paulo (FMUSP). Presidente dos Conselhos do Instituto de Radiologia (InRad) do Hospital das Clínicas, e de Inovação-Inova do Hospital das Clínicas da Faculdade de Medicina da Universidade de São Paulo (HC-FMUSP).

Nestor de Barros *(In Memoriam)*

Médico radiologista. Doutor em Radiologia pela Faculdade de Medicina da Universidade de São Paulo (FMUSP). Graduado pela FMUSP. Professor Associado da Universidade de São Paulo. Chefe do Grupo de Mama do Instituto de Radiologia (InRad) do Hospital das Clínicas e Instituto do Câncer do Estado de São Paulo (ICESP).

Coautores

Bárbara Helou Bresciani

Médica radiologista. Graduada pela Faculdade de Medicina da Universidade de São Paulo (FMUSP). Residência médica no Instituto de Radiologia (InRad) do Hospital das Clínicas. Especialista em Radiologia mamária pelo InRad. *Observership Program* no Ospedale San Raffaele e Istituto Europeo di Oncologia, Milão (Itália). Médica assistente do Grupo de Mama do InRad. Médica radiologista do Hospital Oswaldo Cruz – Grupo Fleury.

Caio Dinelli Pinheiro

Médico radiologista. Residência médica no Instituto de Radiologia (InRad) do Hospital das Clínicas da Faculdade de Medicina da Universidade de São Paulo (FMUSP). Especialista em Radiologia mamária pelo InRad. Radiologista do Grupo de Mama do InRad, HCor e Prevent Senior.

Cecilia Schwartzman Goldman Hamermesz

Médica radiologista. Graduada pelo Centro Universitário Faculdade de Medicina do ABC (FMABC). Residência médica no Instituto de Radiologia (InRad) do Hospital das Clínicas da Faculdade de Medicina da Universidade de São Paulo (FMUSP). Especialista em Radiologia mamária pelo InRad. Médica radiologista do Hospital Albert Einstein.

Érica Endo

Médica radiologista. Doutora em Radiologia mamária pelo Hospital das Clínicas da Faculdade de Medicina da Universidade de São Paulo (HC-FMUSP). Graduada pela Universidade Gama Filho. Residência médica em Radiologia no Hospital Heliópolis. *Observership* no Massachusetts General Hospital, Boston (EUA) e Memorial Sloan-Kettering Cancer Center, Nova York (EUA). MBA em Administração Econômica e Estratégica de Negócios pela Fundação Getulio Vargas. Pós-graduada em Medicina do Trabalho pela Universidade Estácio de Sá. Membro do Colégio Brasileiro de Radiologia (CBR).

Flávio Spinola Castro

Médico radiologista. Médico assistente do Grupo de Mama do Instituto de Radiologia (InRad) do Hospital das Clínicas da Faculdade de Medicina da Universidade de São Paulo (FMUSP) e do Alta Excelência Diagnóstica em São Paulo.

Heni Debs Skaf

Médico radiologista. Graduado pela Faculdade de Medicina da Universidade de São Paulo (FMUSP). Especialista em Radiologia e Diagnóstico por Imagem pela FMUSP e em Radiologia mamária pelo Instituto de Radiologia (InRad) do Hospital das Clínicas. Médico radiologista do Instituto do Câncer do Estado de São Paulo (ICESP), Hospital Israelita Albert Einstein, Hospital Vila Nova Star, Rede São Camilo e Prevent Senior.

João Vicente Horvat

Médico radiologista. Graduado pela Faculdade de Medicina de Campos (FMC). Residência médica em Radiologia pela Universidade Federal do Espírito Santo. Especialista em Radiologia mamária pelo Instituto de Radiologia (InRad) do Hospital das Clínicas da Faculdade de Medicina da Universidade de São Paulo (FMUSP). *Research Fellowship* no Memorial Sloan Kettering Cancer Center. Médico radiologista do Serviço de Imagem Mamária – Memorial Sloan Kettering Cancer Center.

Juliana Hiraoka Catani

Médica radiologista. Graduada pela Faculdade de Medicina da Universidade de São Paulo (FMUSP). Residência médica no Instituto de Radiologia (InRad) do Hospital das Clínicas. Especialista em Radiologia mamária pelo InRad. Médica assistente do Grupo de Mama do InRad. Médica radiologista do Hospital São Camilo e da Prevent Senior.

Larissa Muramoto Yano

Médica radiologista. Graduada pela Faculdade de Medicina da Universidade de São Paulo (FMUSP). Residência médica no Instituto de Radiologia (InRad) do Hospital das Clínicas. Especialista em Radiologia mamária pelo InRad. Médica assistente em Radiologia e Diagnóstico por Imagem pelo Colégio Brasileiro de Radiologia (CBR). Médica radiologista do Grupo de Mama do Departamento de Medicina Diagnóstica por Imagem do Hospital Israelita Albert Einstein.

Luciano Fernandes Chala

Médico radiologista. Doutor em Ciências Médicas pela Faculdade de Medicina da Universidade de São Paulo (FMUSP). Ex-assistente do Instituto de Radiologia (InRad) do Hospital das Clínicas. Médico radiologista do Grupo Fleury Medicina e Saúde. Membro da Comissão Nacional de Mamografia do Colégio Brasileiro de Radiologia (CBR), da Sociedade Brasileira de Mastologia (SBM) e da Federação Brasileira das Associações de Ginecologia e Obstetrícia (FEBRASGO).

Marcelo Abrantes Giannotti

Médico patologista pelo Hospital das Clínicas da Faculdade de Medicina da Universidade de São Paulo (HC-FMUSP). Graduado pela FMUSP. Residência médica no Instituto de Radiologia (InRad) do Hospital das Clínicas. Médico patologista do Hospital das Clínicas e do Hospital Sírio-Libanês.

Marco Antônio Costenaro

Médico radiologista. Especialista em Mama do Instituto de Radiologia (InRad) do Hospital das Clínicas da Faculdade de Medicina da Universidade de São Paulo (FMUSP). Médico radiologista do Hospital Sírio-Libanês e Alta Excelência Diagnóstico. Membro do Colégio Brasileiro de Radiologia (CBR).

Paula de Camargo Moraes

Médica radiologista. Doutora em Radiologia mamária pelo Instituto de Radiologia (InRad) do Hospital das Clínicas. Graduada pela Faculdade de Medicina da Universidade de São Paulo (FMUSP). Residência médica no InRad. Especialista em Radiologia mamária pelo InRad. *Observership Program* no Memorial Sloan Kettering Cancer Center e no MD Anderson, University of Texas. Médica radiologista e Coordenadora de Ensino Mamário do CDB Medicina Diagnóstica. Médica radiologista e Coordenadora da Ressonância Mamária do Grupo DASA. Médica Colaboradora do Serviço de Mama do InRad.

Rafael Leite Macedo

Médico radiologista. Graduado pela Universidade Federal de Juiz de Fora (UFJF). Residência médica em Radiologia e Diagnóstico por Imagem no Instituto de Radiologia e Diagnóstico por Imagem (InRad) do Hospital das Clínicas da Faculdade de Medicina da Universidade de São Paulo (FMUSP). Especialista em Diagnóstico por Imagem em Mama no InRad e em Radiologia e Diagnóstico por Imagem pelo Colégio Brasileiro de Radiologia (CBR).

Tatiana Cardoso de Mello Tucunduva

Médica radiologista. Residência médica em Radiologia e Diagnóstico por Imagem na Escola Paulista de Medicina (EPM) da Universidade Federal de São Paulo (Unifesp). Especialista em Radiologia mamária no Instituto de Radiologia (InRad) do Hospital das Clínicas da Faculdade de Medicina da Universidade de São Paulo (FMUSP). Médica assistente do Centro de Diagnóstico por Imagem das Doenças da Mama (CEDIM) do InRad e do Instituto do Câncer do Estado de São Paulo (ICESP). Médica radiologista do Grupo Fleury Medicina e Saúde. Membro do Colégio Brasileiro de Radiologia e Diagnóstico por Imagem (CBR).

Tomie Heldt Ichihara

Médica radiologista. Médica radiologista do Grupo de Mama do Instituto de Radiologia (InRad) do Hospital das Clínicas da Faculdade de Medicina da Universidade de São Paulo (FMUSP), do Instituto do Câncer do Estado de São Paulo (ICESP) e do Grupo Fleury Medicina e Saúde com foco no Hospital Alemão Oswaldo Cruz.

Vera Christina Camargo de Siqueira Ferreira

Médica radiologista. Doutora e Mestre em Radiologia mamária pelo Instituto de Radiologia e Diagnóstico por Imagem (InRad) do Hospital das Clínicas da Faculdade de Medicina da Universidade de São Paulo (FMUSP). Graduada pela FMUSP. Residência médica em Radiologia e Diagnóstico por Imagem no InRad. Membro titular do Colégio Brasileiro de Radiologia (CBR). Médica assistente do Serviço de Mama do Instituto do Câncer do Estado de São Paulo (ICESP). Médica radiologista da Equipe de Mama do Hospital Sírio-Libanês.

Vítor Chiarini Zanetta

Médico radiologista. Graduado pela Faculdade de Medicina da Universidade de São Paulo (FMUSP). Residência médica em Radiologia e Diagnóstico por Imagem no Instituto de Radiologia e Diagnóstico por Imagem (InRad) do Hospital das Clínicas. Especialista em Radiologia mamária no InRad. Preceptoria dos residentes do InRad. *Research Internship* no Children's Hospital Boston – Harvard University. Médico radiologista do Hospital Israelita Albert Einstein e do Hospital Vila Nova Star. Médico colaborador do InRad.

Sumário

SEÇÃO IV – PROCEDIMENTOS PERCUTÂNEOS DE MAMA

Apresentação

O *Manual do Residente de Imaginologia Mamária do InRad* teve origem no trabalho desenvolvido pelos residentes do Instituto de Radiologia do Hospital das Clínicas (InRad) da Faculdade de Medicina da Universidade de São Paulo.

Aborda os aspectos práticos da nossa especialidade de uma forma direta e objetiva, incluindo detalhes técnicos de procedimentos e de manuseio de equipamentos e materiais complexos, muitos deles específicos e únicos da área de imagem da mama.

Apresenta também conteúdo teórico sucinto, porém abrangente dos principais métodos de imagem, como mamografia, ultrassonografia e ressonância magnética.

Esperamos contribuir para a formação de novos profissionais da área e ser uma referência para sanar as dúvidas práticas do dia a dia.

Su Jin Kim Hsieh

Prefácio

O InRad tem se destacado pela formação de recursos humanos, em especial médicos radiologistas, na especialidade de Diagnóstico por Imagem.

Na missão do InRad está também a produção de material didático que possa ajudar na formação dos nossos residentes e inúmeros livros já foram publicados. Agora, por iniciativa da Dra. Su e do Dr. Shimizu, a Editora Manole publica o *Manual do Residente de Imaginologia Mamária do InRad*, que se torna um valioso instrumento para os residentes e médicos que se interessam pelo assunto. O livro apresenta todo o diagnóstico mamário, incluindo ressonância magnética, ultrassonografia, mamografia, tomossíntese e elastografia. Aborda os procedimentos e a intervenção na mama. Reúne também alguns dos mais destacados especialistas do assunto na elaboração dos capítulos.

Tenho certeza que seu conteúdo será apreciado e amplamente utilizado na formação dos futuros especialistas.

Agradeço à Manole por mais esta iniciativa conjunta e pelo seu trabalho editorial impecável.

Parabenizo o esforço e a dedicação dos autores pela conclusão desta belíssima obra.

Giovanni Guido Cerri

Seção I

Atribuições dos residentes/imaginologistas mamários

1

Atribuições dos residentes/imaginologistas mamários

Su Jin Kim Hsieh
Carlos Shimizu

Introdução

A prática da imaginologia mamária nos dias atuais requer muito mais do que laudar exames de mamografia e ultrassonografia desconectados entre si ou com a clínica. A especialidade é multimodalidade, envolvendo raios X (mamografia e tomossíntese), ultrassonografia, ressonância magnética e em um futuro bem próximo, tomografia computadorizada, além dos estudos funcionais com medicina nuclear. Envolve procedimentos intervencionistas guiados por todas essas modalidades, exige a capacidade de correlacionar os achados entre os diferentes métodos e os achados histológicos e citológicos nos casos de biópsias. É multidisciplinar, pois além da correlação anátomo-radiológica, exige competências para lidar com as necessidades clínicas de diagnóstico e tratamento pelo ponto de vista do mastologista, do oncologista e do radioterapeuta, além de lidar com os anseios e temores das pacientes. Ter um bom relacionamento com os pacientes, colegas médicos multidisciplinares, membros de equipe de apoio, como enfermeiras, técnicos, biomédicos, secretárias, além da capacitação técnica específica, é essencial para a boa prática da imaginologia mamária.

Os aspectos de imagem mamária, no entanto, possuem baixa especificidade para malignidade, com sobreposição considerável entre achados benignos e malignos, com alterações muitas vezes sutis, com ampla variabilidade interobservador. Talvez por este motivo, a especialidade foi pioneira a padronizar o relatório médico, desde a terminologia utilizada, estrutura do relatório, graduação do nível de suspeita com as categorias, sendo também pioneira para uma especialidade de imagem a emitir uma recomendação final nos relatórios. Essa padronização se deu por iniciativa do Colégio Americano de Radiologia em conjunto com diversas sociedades médicas americanas com a criação do American College of Radiology Breast Imaging Reporting and Data System (ACR BI-RADS) em 1993, tornando-se uma referência mundial em imaginologia mamária, inclusive inspirando a criação de sistemas de relatórios similares em outras áreas como tireoide, fígado e próstata. Atualmente o BI-RADS encontra-se na 5ª edição, lançada em 2013.

Divisão didática das atribuições dos residentes de imaginologia mamária

Com finalidade didática e de treinamento, no serviço dos autores foi dividido o enfoque à mamografia e à tomossíntese no primeiro ano de residência, incluindo os procedimentos guiados por estereotaxia ou mamografia. Fica ao encargo dos residentes do 1º ano a responsabilidade de assegurar a qualidade técnica, da manufatura do pré-laudo, com comparação com exames e dados clínicos e cirúrgicos prévios, assim como a correlação com outros métodos, quando presentes. Fica sob a responsabilidade do residente a incumbência de solicitar as incidências ou os exames complementares, se necessário, e a resolução.

Ao residente do 2º ano incumbe-se a responsabilidade de realizar as ultrassonografias completas ou direcionadas e as biópsias guiadas por este método, assim como as demais responsabilidades do residente do 1º ano.

Os residentes do 3º ano não passam no estágio da mama no serviço.

Os residentes que desejam especializar-se em imaginologia mamária, deverão dominar as atribuições dos residentes dos 1º e 2º anos, além de realizar laudos de ressonância magnética (RM) de mamas, realizar e/ou supervisionar os procedimentos guiados por estereotaxia ou mamografia, ultrassonografia e realizar procedimentos guiados por RM. Todas estas atividades sempre estão, obviamente, supervisionadas por um assistente experiente em imaginologia mamária.

Em todos os níveis de residência, há a responsabilidade de resolução dos casos, da correlação com os procedimentos intervencionistas, da discussão com as equipes de patologia e mastologia.

Enfatiza-se também a preparação e a apresentação de casos e tópicos científicos semanalmente, além do preparo de trabalhos científicos.

Conhecimento e habilidades a serem adquiridas e desenvolvidas

Qual é o número mínimo de exames sugerido para que seja considerado suficiente?

O número de exames e procedimentos de mama variam muito de acordo com as várias sociedades e dependem, obviamente, da qualidade e da variedade dos exames realizados, porém, como referência, seguem algumas recomendações:

- Para o Colégio Brasileiro de Radiologia há a sugestão de laudo de 800 mamografias e 50 RM de mamas durante a residência.
- Para as instituições norte-americanas, Accreditation Council for Graduate Medical Education (ACGME) e American Board of radiology (ABR), há a recomendação de leitura de, no mínimo, 300 mamografias durante os 2 primeiros anos de residência.

Após 2013, a recomendação naquele país é de que este treinamento seja realizado nos 3 anos, deixando os 4º ano para a subespecialização em mama.

- A European Society of Radiology (ESR) estratifica os programas de treinamento em radiologia em 3 níveis. O nível I compreendendo os 3 primeiros anos básicos; o nível II compreende os 4º e 5º anos de especialização e o nível III compreende o 5º ano de treinamento (Quadro 1).

Qualquer que seja o programa de residência, a proatividade e a comunicação eficiente são altamente desejáveis para quem deseja especializar-se em imaginologia mamária.

QUADRO 1 Conteúdos de conhecimento, habilidades e competências e atitudes requeridas pela Sociedade Europeia de Imaginologia Mamária

Radiologia mamária
EUSOBI (European Society of Breast Imaging)
Conhecimento
1. Ter conhecimento detalhado da embriologia, anatomia e fisiologia da mama, da axila e das estruturas associadas em relação à idade, *status* hormonal, gestação e lactação
2. Ter conhecimento aprofundado das doenças comuns e incomuns das mamas e como se manifestam, tanto por clínica como por imagem, incluindo anormalidades mamárias congênitas femininas e masculinas e doenças inflamatórias
3. Entender os protocolos terapêuticos para as doenças inflamatórias das mamas
4. Ter conhecimento detalhado das lesões *borderline* ou também chamadas lesões de risco (aquelas que implicam em potencial incerto para malignidade) e os aspectos clínicos e de imagem, incluindo os riscos associados atuais e prospectivos de carcinoma ductal *in situ* (CDIS) ou carcinomas mamários invasivos
5. Ter conhecimento aprofundado das doenças malignas comuns e incomuns das mamas, axila e estruturas associadas e aspectos clínicos e de imagem, incluindo CDIS, carcinomas invasivos de mama, carcinoma mamário inflamatório, assim como as doenças mamárias malignas não epiteliais (p. ex., sarcomas e linfomas primários de mama) e metástases para a mama de origem extramamária
6. Conhecer a apresentação clínica e de imagem de pacientes com carcinoma primário oculto de mama e como realizar a pesquisa da lesão primária e o manejo destas pacientes
7. Ter conhecimento detalhado dos subtipos genéticos, fatores prognósticos patológicos e estadiamento TNM do câncer de mama
8. Ter conhecimento detalhado dos relatórios citológicos e patológicos das doenças das mamas de acordo com as classificações padronizadas
9. Entender a classificação molecular dos carcinomas mamários e as implicações de imagem e terapêuticas
10. Entender os princípios físicos, técnicas, indicações e limitações da mamografia convencional (filme-écran) e técnicas relacionadas (no caso desta técnica ainda está sendo utilizada)

(continua)

QUADRO 1 Conteúdos de conhecimento, habilidades e competências e atitudes requeridas pela Sociedade Europeia de Imaginologia Mamária *(continuação)*

Conhecimento
11. Ter conhecimento detalhado dos princípios físicos, técnicas, limitações e indicações da mamografia digital (MD), incluindo projeções padrões e adicionais, ductografia (no caso desta técnica ainda está sendo utilizada), biópsia e localizações pré-cirúrgicas guiadas por estereotaxia, tomossíntese mamária digital (TMD), reconstruções 2D de mamografias obtidas por TMD (se este tipo de imagens estiver disponível) e mamografia com contraste (se esta opção estiver disponível)
12. Ter conhecimento aprofundado dos princípios físicos, técnicas, indicações e limitações da ultrassonografia (US) da mama e da axila, incluindo métodos para guiar biópsias percutâneas e localizações pré-cirúrgicas, color e *power* Doppler e elastografia
13. Ter conhecimento detalhado dos métodos para avaliação por US da axila ipsilateral em pacientes com diagnóstico recente de câncer de mama e biópsia guiada por US de linfonodos axilares suspeitos
14. Conhecer métodos ultrassonográficos para explorar linfonodos da cadeia torácica interna em casos de câncer de mama diagnosticados recentemente, em especial para aqueles localizados nos quadrantes internos
15. Conhecer os princípios, técnicas, vantagens e desvantagens da US mamária automatizada
16. Ter conhecimento aprofundado dos princípios físicos, técnicas, indicações e limitações da ressonância magnética (RM) de mamas, incluindo imagens pesadas em T2, imagens pesadas em T1 dinâmico pós-contraste de alta resolução, imagens pesadas em difusão e métodos para biópsias percutâneas e localizações pré-cirúrgicas guiadas por RM
17. Estar ciente dos métodos, vantagens e desvantagens da espectroscopia das mamas
18. Ter conhecimento detalhado das indicações gerais e contraindicações da RM e dos contrastes baseados em gadolínio e das diferenças destes em termos de segurança e desempenho
19. Estar ciente da probabilidade não negligenciável de achados incidentais extramamários numa RM de mamas
20. Estar ciente das vantagens e desvantagens dos sistemas de diagnóstico por assistência computadorizada *(computer assisted detection* [CAD]) aplicados à mamografia e à RM
21. Conhecer princípios, técnicas, indicações e limitações das técnicas dedicadas para imagem mamária por medicina nuclear *(breast specific gamma imaging* [BSGI] e *positron emission mammography* [PEM])
22. Ter conhecimento aprofundado do significado clínico do fluxo papilar, distinguindo-os das características benignas e suspeitas, assim como as indicações para mamografia, US, ductografia ou RM para pacientes com fluxo papilar
23. Conhecer os principais tipos de implantes mamários utilizados para fins estéticos ou para reconstrução oncoplástica e a apresentação clínica e por imagem dos implantes normais, assim como as roturas intra e extracapsulares ou doenças associadas aos implantes
24. Ter conhecimento aprofundado das sequências de protocolos dedicados para o estudo dos implantes por RM, incluindo aqueles para permitir supressão de silicone, supressão ou excitação seletiva de água, supressão de gordura
25. Ter conhecimento aprofundado dos métodos para correlação anatomorradiológica das lesões mamárias
26. Entender os dados epidemiológicos a respeito do câncer de mama, incluindo incidência, prevalência e sobrevida, com detalhes a respeito do país onde o residente/aprimorando está praticando ou praticará a subespecialidade de imagem mamária

(continua)

QUADRO 1 Conteúdos de conhecimento, habilidades e competências e atitudes requeridas pela Sociedade Europeia de Imaginologia Mamária *(continuação)*

Conhecimento
27. Conhecer os fatores de risco para câncer em relação à história pessoal, como idade, menarca, paridade, índice de massa corporal, biópsias prévias, diagnóstico de lesões de alto risco e radioterapia torácica prévia
28. Ter conhecimento detalhado do papel da densidade mamária determinando o efeito de obscurecimento na mamografia de rastreamento, reduzindo significativamente a sensibilidade do teste
29. Ter conhecimento aprofundado a respeito da predisposição genética/hereditária para câncer de mama, incluindo fenótipo das famílias com mutações deletérias nos genes BRCA1 e BRCA2, o papel de outras mutações genéticas em determinar o risco de câncer de mama
30. Conhecer as indicações para o aconselhamento genético para pacientes com suspeita de alto risco para câncer de mama e problemas associados com o teste genético, incluindo aspectos psicológicos e como lidar com resultados inconclusivos (isto é, testes BRCA1/2 negativos) em famílias de alto risco
31. Ter conhecimento detalhado do manuseio clínico e radiológico de pacientes com massa mamária palpável, mastalgia, mastodínea, trauma mamário, achados inflamatórios, anormalidades papilares, retrações de pele e adenopatia axilar
32. Ter conhecimento aprofundado dos princípios, objetivos e limitações da mamografia de rastreamento populacional, incluindo o tempo de espera e viés temporal, diferenças entre os resultados entre as mulheres convidadas e mulheres assistidas, efeito do rastreamento na mortalidade relacionada à doença e anos de vida qualidade ajustadas, diferenças no efeito do rastreamento de acordo com a faixa etária
33. Ter conhecimento detalhado das diretrizes para o rastreamento e o diagnóstico do câncer de mama (http://www.euref.org/european-guidelines)
34. Conhecer os detalhes da auditoria de rastreamento em termos de objetivos desejáveis para o momento do diagnóstico ou do tratamento, taxas de reconvocação, valores preditivos positivos, porcentagem de tumores estádio 0 (CDIS) e estádio I, carcinomas mínimos, positividade nodal, prevalência e taxa de incidência de câncer, taxa de cânceres de intervalo, absolutos e proporcionais e taxa de tumores estádio II detectados por rastreamento, considerando as recomendações específicas de cada país
35. Conhecer o procedimento para a revisão multiobservador cego dos cânceres de intervalo, incluindo a subdivisão em cânceres de intervalo, sinais mínimos e cânceres perdidos (não detectados)
36. Conhecer os detalhes da estrutura e dos métodos de pelo menos um programa local de rastreamento populacional, incluindo métodos para dupla leitura com e sem arbitragem
37. Conhecer a teoria epidemiológica do superdiagnóstico, aplicado a CDIS e cânceres de mama invasivos
38. Estar ciente do debate atual das limitações dos programas de rastreamento populacionais, incluindo os cânceres de intervalo, taxa de falsos-positivos e superdiagnóstico de CDIS e cânceres invasivos
39. Conhecer o debate atual no supertratamento do câncer de mama e relação entre superdiagnóstico e supertratamento
40. Ter conhecimento detalhado da técnica, indicações e limitações dos métodos de biópsia guiados por imagem, incluindo punção aspirativa por agulha fina (PAAF), *core* biópsia (CB), biópsia assistida a vácuo (mamotomia) e sistemas de biópsia/excisão baseados por radiofrequência, guiados sob qualquer método de imagem
41. Ter conhecimento detalhado das indicações, vantagens e desvantagens das técnicas guiadas por imagem para localização pré-cirúrgica guiados por qualquer tipo de método de imagem

(continua)

QUADRO 1 Conteúdos de conhecimento, habilidades e competências e atitudes requeridas pela Sociedade Europeia de Imaginologia Mamária *(continuação)*

Conhecimento
42. Ter compreensão aprofundada dos métodos radiológicos para avaliação da extensão de tumor incluindo a procura por lesões malignas ipsilaterais ou contralaterais incluindo potenciais vantagens e desvantagens da RM pré-tratamento
43. Conhecer as indicações e os métodos da quimioterapia neoadjuvante, terapia hormonal e terapia-alvo para o câncer de mama e a relevância clínica da avaliação precoce (durante o tratamento) e final (após o tratamento) para resposta tumoral
44. Conhecer os princípios, indicações e variações técnicas da terapia conservadora de mama em detalhes para o que for relevante para a imagem mamária
45. Conhecer princípios, indicações, variações técnicas e limitações da biópsia de linfonodo-sentinela
46. Conhecer princípios, indicações e variações técnicas da mastectomia profilática, incluindo mastectomias poupadoras de pele e papila, em detalhes para o que for relevante para a imagem mamária
47. Conhecer indicações e métodos para quimioterapia neoadjuvante, terapia hormonal e terapia-alvo para o câncer de mama em relação ao que for relevante para imagem mamária
48. Conhecer indicações e métodos para opções de radioterapia, incluindo irradiação total ou parcial da mama, em detalhes para o que for relevante para imagem mamária
49. Ter conhecimento detalhado dos efeitos da terapia de reposição hormonal, cirurgia (incluindo redução/aumento, assim como reconstrução oncoplástica), quimioterapia, terapia hormonal e diferentes opções para radioterapia tanto para *status* clínico como para imagens mamárias obtidas com mamografia, US ou RM
50. Conhecer critérios clínicos, patológicos e de imagem para seleção de pacientes para irradiação parcial da mama
51. Ter conhecimento detalhado das vantagens e limitações das técnicas de imagem na detecção de recorrência local de câncer de mama
52. Ter compreensão aprofundada dos métodos de imagem do estadiamento extramamário do câncer de mama e avaliação de metástases a distância
53. Ter conhecimento detalhado dos métodos padronizados de avaliação do *status* oncológico baseado em imagem de pacientes com câncer de mama de acordo com o critério RECIST 1.1
54. Estar ciente das opções de terapias minimamente invasivas para metástases a distância
55. Ter conhecimento detalhado das apresentações clínicas e de imagem das doenças mamárias benignas e malignas em crianças, adolescentes e gestantes e lactantes
56. Ter conhecimento detalhado das apresentações clínicas e dos achados de imagem das doenças benignas e malignas na mama masculina, incluindo ginecomastia, pseudoginecomastia e câncer de mama
57. Ter compreensão e conhecimento detalhado dos descritores padronizados do léxico e categorias diagnósticas do relatório de imagem das mamas com referência à lesão, mama ou paciente (ACR BI-RADS ou outro método de classificação padronizado)
58. Conhecer as indicações e limitações das técnicas terapêuticas guiadas por imagem (ablação por radiofrequência, crioablação, eletroporação, *focused* US etc.) do câncer de mama ou doenças mamárias benignas
59. Ter conhecimento detalhado das recomendações para a composição de time multidisciplinar em planejamento de investigação, tratamento e revisão de resultados para pacientes com câncer de mama, em particular aqueles emitidos pelo Parlamento Europeu

(continua)

QUADRO 1 Conteúdos de conhecimento, habilidades e competências e atitudes requeridas pela Sociedade Europeia de Imaginologia Mamária *(continuação)*

Conhecimento
60. Ter compreensão aprofundada dos princípios de comunicação de notícias impactantes e as consequências psicossociais de fazê-lo de maneira inapropriada
61. Ter conhecimento detalhado da responsabilidade legal em imagem da mama, tanto para o rastreamento quanto para a atividade clínica
62. Conhecer os princípios da medicina baseada em evidência aplicada ao cuidado da mama e imagem, incluindo o tipo de evidência derivada de estudos primários com diferentes desenhos e de revisões sistemáticas e metanálises
63. Conhecer os custos absolutos e relativos dos vários exames de imagem utilizados no manuseio das doenças mamárias e ter ciência dos princípios de análises de custo-benefício
Habilidades
1. Tirar a história pessoal e familiar detalhada da paciente em relação às doenças das mamas e fatores de risco para câncer de mama
2. Utilizar programa para estimar o risco individual para câncer de mama (p. ex., http://www.ems-trials.org/riskevaluator/)
3. Realizar exame físico das mamas, axilas e estruturas associadas
4. Preparar esfregaços (ou usar métodos alternativos) para exames citológicos do fluxo papilar
5. Realizar amostragem de tecido areolar no caso de suspeita de doença de Paget (se for usualmente realizado por radiologistas)
6. Realizar mamografia padrão de 2 incidências respeitando todos os itens de qualidade técnica
7. Realizar mamografia de 2 incidências em mulheres com aumento mamário com implantes (projeções de Eklund)
8. Realizar incidências mamográficas adicionais/especiais em relação aos sintomas ou sinais
9. Supervisionar a qualidade de imagem de mamografias realizadas por técnicos e demonstrar como obter boas incidências em situações difíceis
10. Realizar ductografia (se esse exame ainda estiver operante)
11. Realizar exames de US das mamas e axilas, também em correlação com a mamografia e RM (US direcionado)
12. Guiar o técnico na realização da RM de mamas sugerindo o protocolo de sequências ótimas e parâmetros técnicos
13. Realizar pós-processamento de exames de RM de mamas, incluindo subtração temporal dos estudos dinâmicos com contraste, análise dinâmica baseada em região de interesse e cálculo do coeficiente de difusão aparente nas aquisições de difusão
14. Ser capaz de escolher o melhor sistema de biópsia e a melhor técnica para guiar biópsia levando em consideração o conforto da paciente e os princípios de custo-efetividade
15. Realizar punção aspirativa por agulha fina (PAAF), *core* biópsia (CB) ou biópsias à vácuo de lesões guiadas por mamografia, US e RM
16. Realizar PAAF ou CB de linfonodos suspeitos de serem metastáticos, assim como maligno primário

(continua)

QUADRO 1 Conteúdos de conhecimento, habilidades e competências e atitudes requeridas pela Sociedade Europeia de Imaginologia Mamária *(continuação)*

Habilidades
17. Realizar localização pré-cirúrgica guiada por qualquer tipo de método de imagem
18. Realizar ou supervisionar a radiografia de espécimes cirúrgicos e comunicar-se com o cirurgião adequadamente
19. Interpretar corretamente a radiografia do espécime cirúrgica corretamente
20. Realizar a correlação radiológica-patológica pós-cirúrgica diretamente interagindo com o patologista de mama em casos difíceis (p. ex., cânceres multifocais/multicêntricos, CDIS extenso ou com componente de CDIS)
21. Reconhecer as lesões mamárias também em imagens axiais usualmente não utilizadas em imagens de mamas (p. ex., TM e TM de corpo inteiro com emissão de pósitron [PET-CT])
22. Participar de dupla leitura em mamografias de rastreamento obtendo níveis de sensibilidade e especificidade compatíveis com as regulações de programas de rastreamento locais
23. Realizar manejo de abscessos, clinicamente e por meio de procedimentos guiados por imagem
24. Comunicar aos pacientes os resultados de estudos de imagem e amostragem tecidual explicando também o nível de incerteza de casos particulares (p. ex., lesões de alto risco)
25. Realizar e apresentar pesquisa relacionada a questões científicas e/ou melhoras baseadas em evidência e trabalho de qualidade no campo da radiologia mamária
26. Revisar criticamente a literatura e pesquisar artigos no campo
27. Conduzir um estudo de pesquisa e avaliar e apresentar os resultados de maneira científica
28. Entender o impacto potencial do desenvolvimento tecnológico e aprender como traduzir os resultados de pesquisa para a prática clínica
Competências e atitudes
1. Estabelecer interação humana de alto nível com a paciente em qualquer etapa do processo diagnóstico, usando linguagem leiga, porém mantendo ao mesmo tempo o profissionalismo
2. Ser capaz de se comunicar com os familiares para explicar o *status* da paciente e as perspectivas das próximas etapas diagnósticas ou tratamento, ser particularmente treinado em comunicar notícias ruins impactantes
3. Pedir consentimento escrito à paciente antes de realizar procedimentos intervencionistas das mamas, após ter explicado em detalhes o procedimento e os riscos associados, vantagens e limitações
4. Escolher o melhor método para avaliar as alterações das mamas para as indicações clínicas comuns e incomuns
5. Ser capaz de justificar e otimizar todos os exames diagnósticos relevantes e/ou procedimentos intervencionistas das mamas, incluindo minimizar a exposição aos raios X na mamografia e escolha de parâmetros de imagem ótimos para mamografia, US e RM de mamas
6. Julgar com confiança a qualidade de imagens das mamas e criar estratégias para melhorar a qualidade de imagem no departamento de imaginologia mamária
7. Ensinar a equipe técnica para assegurar que imagens apropriadas das mamas sejam obtidas

(continua)

QUADRO 1 Conteúdos de conhecimento, habilidades e competências e atitudes requeridas pela Sociedade Europeia de Imaginologia Mamária *(continuação)*

Competências e atitudes
8. Ser capaz de interpretar e relatar mamografias, US e RM de mamas usando textos claros e sintéticos e descritores padronizados como os definidos pelo ACR BI-RADS
9. Utilizar as categorias diagnósticas padronizadas com indicações operacionais definidas como as do BI-RADS
10. Ser capaz de apreciar casos difíceis nas quais é apropriado obter uma segunda opinião para interpretar e relatar casos de mama clínicos e de imagem
11. Identificar achados urgentes ou inesperados em todos os tipos de exames de imagem das mamas e comunicá-los oportuna e apropriadamente aos pacientes e colegas envolvidos no caso
12. Interagir ativa e positivamente com outros radiologistas dedicados à imaginologia mamária
13. Apreciar e respeitar as regras de responsabilidades de outros membros não médicos do time de imaginologia mamária, por exemplo, clérigos, técnicas, enfermeiros, equipe de apoio, secretários etc.
14. Interagir ativa e positivamente com outros membros médicos e não médicos do time multidisciplinar de mama, sendo parte integral do time no planejamento de investigações, tratamento e revisão de resultados
15. Participar das reuniões multidisciplinares e *tumor boards* para doenças das mamas, no papel de radiologista responsável pelo processo diagnóstico dos casos em discussão
16. Entender o impacto potencial do desenvolvimento tecnológico e novos resultados de pesquisa na prática da imaginologia mamária
17. Participar regularmente de cursos e reuniões para contínuo desenvolvimento profissional no cuidado da mama
18. Permanecer atualizado com as mudanças da prática da imaginologia mamária como consequência de um processo de aprendizado para toda a vida
19. Estar preparado para apoiar ensaios clínicos em imaginologia mamária e ensaios clínicos que requeiram respaldo em imagem mamária

Sugestões bibliográficas

1. Colégio Brasileiro de Radiologia e Diagnóstico por Imagem. Protocolo Brasileiro de Radiologia e Diagnóstico por Imagem. Comissão de Ensino, Aperfeiçoamento e Residência Médica. 2017. Disponível em: https://cbr.org.br/wp-content/uploads/2017/08/Protocolo-Brasileiro-de-Radiologia--e-Diagn%C3%B3stico-por-Imagem-v.final_.pdf. Acesso em: 05/11/2021.
2. European Society of Radiology [ESR]. European Training Curriculum for Subspecialisation in Radiology. Curriculum for the Level III Training Programme (Subspecialisation beyond Year 5). Available from: https://www.myesr.org/media/2840.
3. Harvey JA, Nicholson BT, Rochman CM, Peppard HR, Pease CS, DeMartini NA. A milestone-based approach to breast imaging instruction for residents. J Am Coll Radiol. 2014;11(6):600-5.
4. Monticciolo DL, Rebner M, Appleton CM, Newell MS, Farria DM, Sickles EA, et al. The ACR/Society of Breast Imaging Resident and Fellowship Training Curriculum for Breast Imaging, Updated. J Am Coll Radiol. 2013;10(3):207-10.

Seção II

Imaginologia mamária – métodos

2

Mamografia

Su Jin Kim Hsieh
Érica Endo

Introdução

A mamografia (MG) é o único método de imagem estabelecido para o rastreamento da população geral para a prevenção do câncer de mama. Reduz comprovadamente as taxas de mortalidade decorrentes desta doença em 20 a 40%, dados estes corroborados por estudos populacionais multi-institucionais e internacionais durante as décadas de 1970 e 1980.

É de um dos estudos, o BCCDP (*Breast Cancer Detection and Demonstration Project*), que foi realizado durante praticamente toda a década de 1970, do qual saíram as probabilidades de malignidade de cada categoria do BI-RADS atualmente conhecidas (BI-RADS 3 < 2%, BI-RADS 4 entre 2 e 95% e BI-RADS 5 > 95% de probabilidade de malignidade).

Utiliza radiação ionizante (raios X), devendo portanto ser restrito a determinadas faixas etárias, de preferência a partir dos 40 anos, pois as mamas jovens (< 30 anos) são mais radiossensíveis, podendo haver surgimento de malignidade decorrente da radiação, por exemplo sarcomas ou câncer de mama.

Os esquemas de rastreamento geralmente são anuais a partir dos 40 anos, com algumas exceções, como em caso de pacientes consideradas de alto risco (Tabela 1) e podendo haver variações em diferentes países.

TABELA 1 Rastreamento para câncer de mama

	Idade de início	Regularidade	Idade limite	Exceções
CBR	40	Anual	70 anos Expectativa de vida e comorbidades devem ser consideradas	Alto risco - início 10 anos antes, com idade limite de 25 anos
ACR	40	Anual	-	Alto risco - início < 40 anos*

* Mulheres consideradas de alto risco (Quadro 1) devem iniciar o rastreamento para câncer de mama mais precocemente e podem se beneficiar com modalidades diversas da mamografia.

Para estas mulheres consideradas de alto risco recomenda-se ressonância magnética (RM) para rastreamento.

Segundo o *American College of Radiology* (ACR), a RM de mama também é recomendada para mulheres com história pessoal de câncer de mama ou mama densa ou aquelas diagnosticadas na faixa dos 50 anos.

Considerar também aquelas com história de câncer de mama e biópsias com resultados de atipias que possam ser controladas com RM, especialmente se houver outros fatores de risco.

A ultrassonografia pode ser considerada para aquelas mulheres que se qualificam, mas não conseguem ou não podem realizar RM.

Todas as mulheres, especialmente afrodescendentes e as de ascendência judaica Ashkenazi, devem ser avaliadas para risco de câncer de mama não antes dos 30 anos de idade, para identificação das que possam se beneficiar desses métodos suplementares de rastreamento.

QUADRO 1 São consideradas pacientes de alto risco

- Mulheres com teste positivo para mutação dos genes BRCA1 e 2
- Parente de 1° grau de portadores BRCA não testados
- Risco ao longo da vida ≥ 20%-25%*

- Síndromes Li-Fraumeni, Cowden e Bannayan-Riley-Ruvalcaba e seus parentes de 1° grau

- Irradiação (em manto) no tórax entre idades de 10 a 30 anos

*Definido por modelos como BRCAPRO e outros baseados em história familiar

Convencional (CR) *versus* digital (DR) *versus* tomossíntese (TS)

A mamografia consiste na unidade de raios X dedicada às mamas. Antigamente tentou-se, sem sucesso, realizar os exames de mamas com unidades de raios X gerais, porém sem sucesso, pois a faixa de densidades radiológicas apresentadas nas mamas estava basicamente restrita à densidade de partes moles. Foi necessário o desenvolvimento de unidades de raios X com tubos mais finos, que emitiam radiações mais fracas e sistemas de filmes e cassetes mais sensíveis que pudessem demonstrar variações maiores dentro da faixa restrita da densidade mamária.

Esses sistemas convencionais de mamógrafo com sistema de detecção com filme e cassete dedicados às mamas perdurou por até cerca de 2000, ano em que foi aprovado pela Food and Drug Administration (FDA), órgão regulatório norte-americano para assuntos ligados à saúde, o mamógrafo digital. A diferença do mamógrafo digital para o convencional consiste no receptor. O sistema de filmes e cassetes dedicados às mamas é substituído por um receptor digital, no qual as informações são repassadas para um sistema computadorizado que guarda as informações da imagem. Em vez de impressionar emulsões (filmes radiológicos que necessitavam de revelação, com todos os problemas inerentes a este processo), as informações de imagem coletadas pelos receptores digitais podiam ser diretamente enviadas a um computador, sem a necessidade da revelação do filme, que era, aliás, uma etapa bastante limitante para o controle de qualidade.

Existe uma variante entre a mamografia convencional e a digital, que é mamografia digitalizada ou CR (*computerized radiography*). Trata-se de uma variante intermediária que existiu para aproveitar os equipamentos convencionais então vigentes com a nova tecnologia digital. Os cassetes eram substituídos pelos que continham sensores digitais e havia um sistema intermediário que digitalizava as imagens captadas nestes cassetes e não diretamente convertidas como nos sistemas digitais puros (DR - *direct digital radiography*). Esses sistemas não foram aprovados pela FDA.

Por volta de 2010, surgiu então uma nova variação do método da DR que é a tomossíntese (TS), que consiste num mamógrafo com capacidade de obter várias imagens de cada incidência angulando-se o tubo de raios X durante a aquisição. As imagens cruas, sem processamento, consistem de várias mamografias com angulações diversas que variam entre 10° a 20° negativos e 10° e 20° positivos (Figura 1). Um programa computadorizado então processa todas as imagens e as transforma em fatias de 1 mm cada por incidência.

Atualmente a mamografia digital e a TS foram aprovadas para rastreamento populacional.

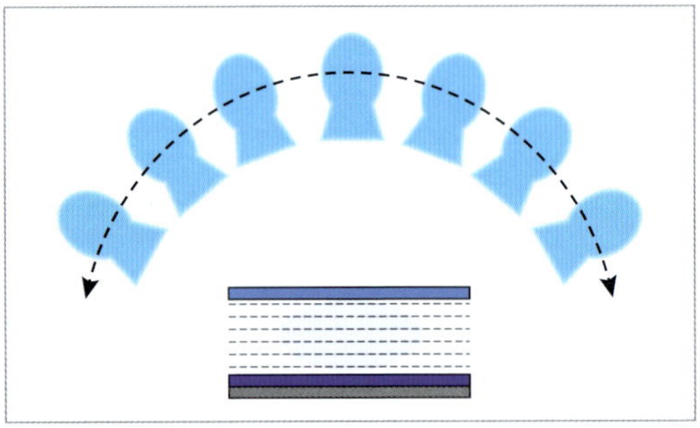

FIGURA 1 Representação gráfica do funcionamento da tomossíntese. O tubo em diversos ângulos. Arco de giro 15°-50°, com 15-50 projeções.

Existem combinações entre mamografia digital (MG DR) e TS ou mamografia 2D sintetizada (C-view) que podem ser utilizadas para reduzir a radiação (Tabela 2).

TABELA 2 Níveis de radiação

Radiação (2 incidências)	MG C	MG DR	TS	MG DR +TS	TS + C view
	4,7 mGy	3,7 mGy	4,88 mGy	7,9 mGy	4,88 mGy

Identificação nos filmes e marcação de lesões

A identificação nos filmes é padronizada, deve conter o nome do paciente e os identificadores adicionais (por exemplo, número do prontuário do paciente), data do nascimento, data do exame, nome e localização da clínica/hospital, identificação do técnico, identificação do cassete/tela.

Os códigos padronizados (mediolateral oblíqua [MLO], craniocaudal [CC], mediolateral [ML] etc.) de visualização e lateralidade devem ser colocados na imagem próxima à axila, na região lateral na incidência CC e superior na incidência MLO (Figura 2).

Os marcadores cutâneos devem ser utilizados a fim de auxiliar no diagnóstico e evitar interpretações errôneas. Dentre as várias razões, podem ser citadas a indicação do local de alteração palpável ou dor, cicatriz de cirurgia anterior, localização da papila que não fica bem posicionada, lesões de pele etc.

Incidências básicas

O objetivo da mamografia é documentar o máximo de tecido mamário, que se estende medialmente até o esterno, lateralmente até a margem do músculo latíssimo dorsal, superiormente até a clavícula e o ápice da axila e inferiormente até logo abaixo da prega inframamária.

São realizadas imagens em 2 incidências de cada mama para que sejam avaliadas em 3 dimensões, diminuindo a taxa de reconvocação. Além disso, a realização de incidência única determina na redução da detecção de lesões em cerca de 11 a 25% dos casos.

Nesse contexto, as incidências básicas são: MLO e CC (Figura 2).

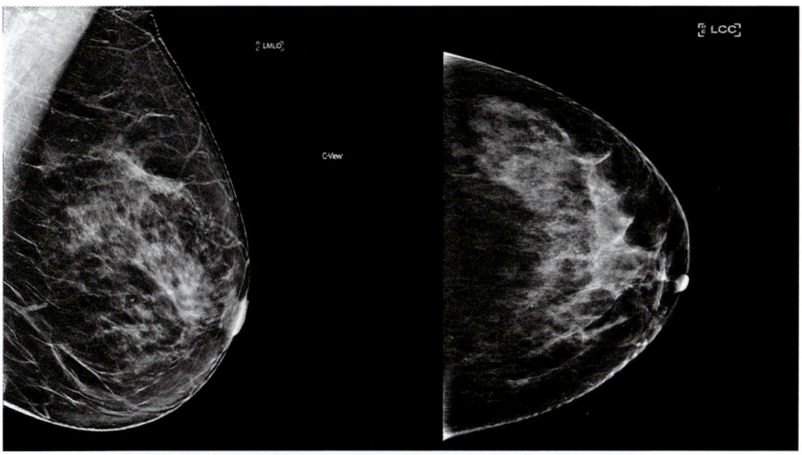

FIGURA 2 Incidências básicas mediolateral oblíqua (MLO) e craniocaudal (CC) da mama esquerda. Identificação na região axilar e superior de cada filme.

O posicionamento apropriado da incidência MLO deve incluir a margem livre do músculo peitoral maior, que deve ser visualizado até o eixo do mamilo. A prega inframamária deve estar presente e aberta na imagem e os tecidos mamários tracionados para cima.

A incidência CC deve englobar o máximo possível da mama, porém a geometria da mama e da parede torácica muitas vezes reduzem a quantidade de tecido visualizada em comparação com a MLO. Embora a presença do músculo peitoral na incidência CC ateste o bom posicionamento da mamografia, ele é visível em somente cerca de 30% das pacientes.

As incidências adicionais ou complementares

As incidências adicionais podem ser utilizadas para avaliar alguma parte específica da mama na avaliação de alguma suspeita ao exame físico ou para melhor avaliação de algum achado nas mamografias básicas. A maioria das incidências complementares deve ser utilizada nas incidências CC e perfil para melhor caracterização das lesões e localização.

O advento da TS tornou desnecessárias algumas incidências complementares.

Perfil absoluto - *C-view* (Figura 3)

É sempre realizada como incidência complementar magnificada para avaliação de calcificações.

É útil para lesões visíveis na MLO, mas inaparentes na CC, para melhor avaliação da localização das lesões, comparando o deslocamento entre as incidências MLO e perfil, permitindo inferir se a lesão é medial ou lateral, pois lesões mediais sobem e lesões laterais descem em relação à incidência MLO. É possível traçar uma linha conectando as lesões.

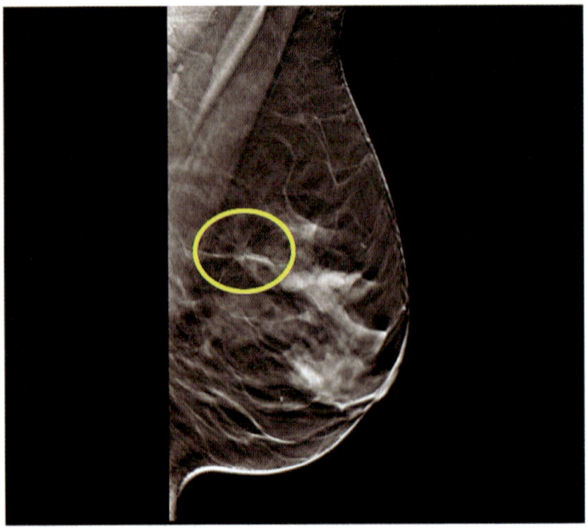

FIGURA 3 Incidência em perfil com tomossíntese identifica distorção arquitetural no quadrante superior da mama esquerda. Carcinoma ductal invasivo.

Compressões localizadas (Figura 4)

A compressão localizada ajuda a espalhar estruturas superpostas e pode empurrar uma lesão para mais perto do detector, reduzindo a baixa nitidez geométrica e o borramento.

Demonstra que estruturas que pareciam representar uma arquitetura significativa na verdade decorrem de superposição benigna de estruturas não relacionadas: sombra por somação.

Deve ser sempre utilizada para avaliação do contorno de nódulos, definir a existência ou não de assimetrias ou distorções arquiteturais, nesta última, podendo-se associar com magnificação para melhor avaliação.

Entretanto, a utilização da TS no rastreamento substitui as compressões localizadas na maioria dos casos para avaliação do contorno dos nódulos, assimetrias e distorções arquiteturais. Excepcionalmente, pode-se utilizar a compressão localizada com TS.

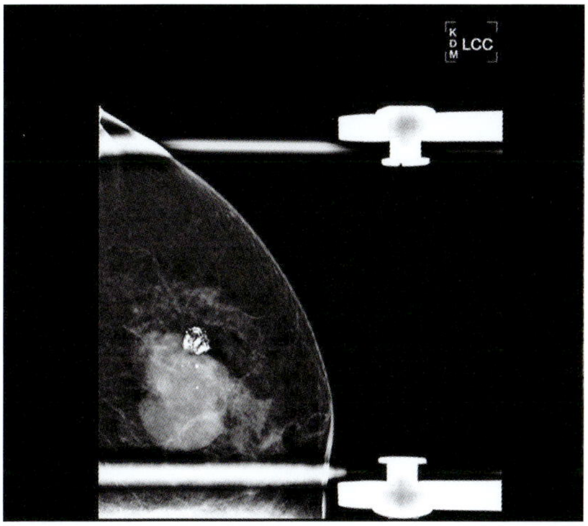

FIGURA 4 Compressão localizada na incidência craniocaudal (CC) para melhor definição do contorno do nódulo, notando-se que parte dele é circunscrito, parte microlobulado e outra parte indistinta. Na descrição, o que predomina é o pior achado, portanto, este nódulo apresenta um contorno indistinto e microlobulado.

Magnificações (Figura 5)

As magnificações geralmente são utilizadas para avaliação de calcificações e distorções arquiteturais, mas podem ser utilizadas para avaliação de calcificações no interior dos nódulos ou de assimetrias focais e sempre utilizadas nas incidências CC e perfil.

São realizadas aproximando-se a mama do ponto focal e afastando-a do detector, utilizando um ponto focal relativamente pequeno, com aumento da resolução por causa da divergência do feixe de raios X e da projeção das informações sobre uma maior área do sistema de registro.

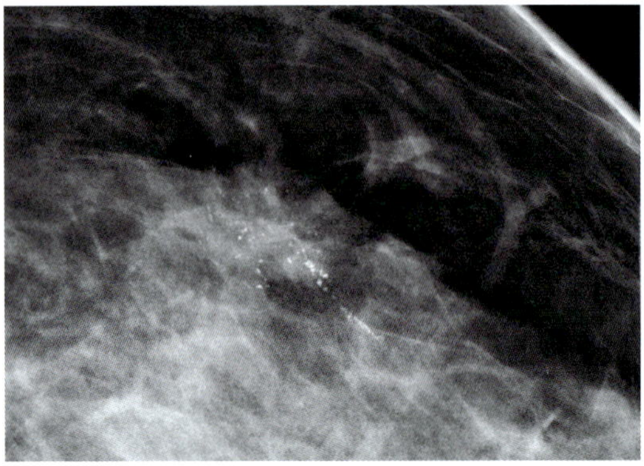

FIGURA 5 Magnificação de calcificações finas e lineares.

O distanciamento do alvo do detector, diminui a degradação da imagem relacionada com difusão e diminuição de ruído e não requer dose mais alta.

Imagens roladas

Esta incidência é utilizada para afastar a sobreposição de tecidos. É realizada utilizando o rolamento do topo da mama em uma direção e a base em outra, em geral utilizadas para avaliação de assimetrias ou para localização de lesões na incidência CC.

Tangencial (Figura 6)

Utilizada para depósitos de cálcio na pele sem o clássico aspecto de centro transparente dos depósitos cutâneos benignos; confirma a localização cutânea de possíveis microcalcificações aglomeradas intramamárias.

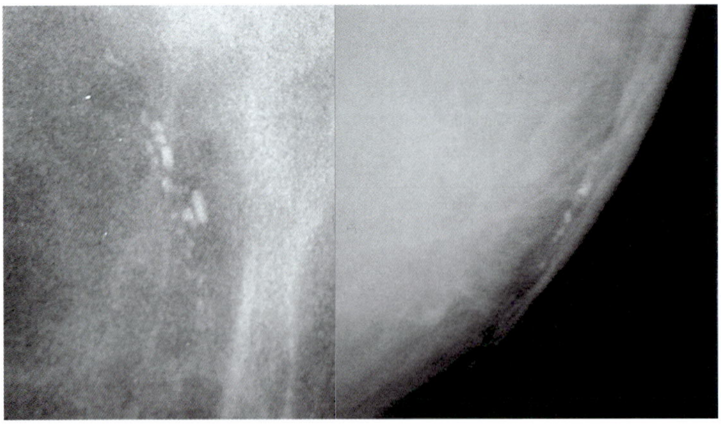

FIGURA 6 Incidência tangencial magnificada para melhor caracterização de calcificações cutâneas de aspecto atípico na mamografia padrão.

A incidência consiste em colocar marcador cutâneo na região de interesse e obtendo-se incidências tangenciais ao marcador.

A utilização da TS torna dispensável esta incidência.

Craniocaudal exagerada medial ou lateral

Permite projeção mais completa dos tecidos laterais ou mediais sobre o sistema de registro.

A paciente pode ser girada medialmente na incidência CC de modo que a metade lateral seja posicionada sobre o detector.

Lateromedial

O exame é utilizado colocando o detector próximo ao esterno, aproximando a lesão do detector, reduzindo o borramento e tornando a imagem mais nítida para lesões mediais na mama.

NOTA: Para facilitar a compreensão destas nomenclaturas das incidências, basta seguir o trajeto que o feixe de raios X faz ao sair do tubo: se ao sair do tubo o feixe de raios-X atinge primeiro a face lateral da mama e termina na face medial que se encontra em contato com o detector, trata-se de incidência em perfil lateromedial.

Perfil axilar ou Cleópatra (Figura 7)

É a antiga incidência Cleópatra, utilizada para avaliar lesões na projeção axilar e não deve incluir tecidos centrais ou mediais.

Caudocranial

A incidência é realizada girando o detector em cerca de 180º (superiormente), aproximando lesões superiores ao detector, tornando a imagem mais nítida.

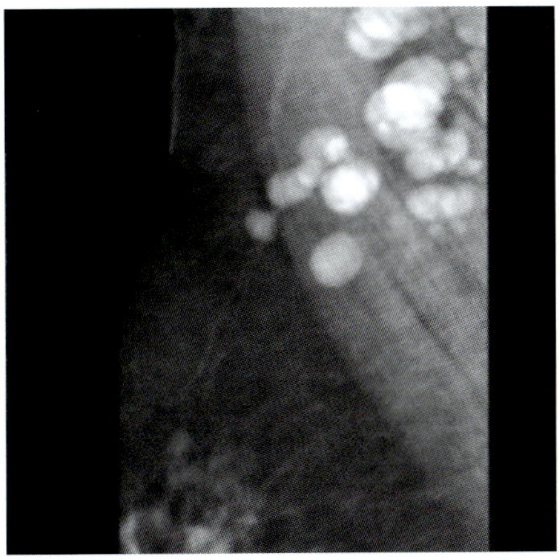

FIGURA 7 Incidência perfil axilar ou Cleópatra, indicada para avaliar lesões na projeção axilar.

Clivagem (Figura 8)

É indicada para avaliação de posteromediais.

Em razão da curva e da inclinação do tórax e da geometria da mama, sempre há tecidos que não são projetados sobre o detector. Os tecidos profundos são os mais comprometidos, em particular o quadrante superior interno e medial, em que os tecidos são fixos, sendo difícil tracioná-los para dentro do campo de visão das incidências básicas.

Por esse motivo a incidência clivagem, que posiciona a porção medial das 2 mamas no campo de visão, permite a identificação dos tecidos adjacentes ao esterno.

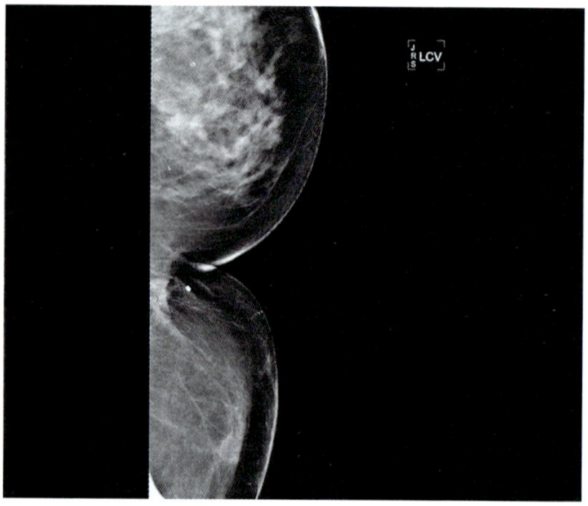

FIGURA 8 Incidência clivagem utilizada para avaliação de lesões posteromediais.

Anguladas seriadas ou oblíquas progressivas ou *step oblique*

Consiste em obter imagens adicionais em posição oblíqua, adicionando 15º a cada nova incidência. É o princípio da TS, anteriormente utilizada para diminuir a sobreposição dos tecidos.

Pendente

Pode ser utilizada com as mamas pendentes, em geral na realização na mesa de estereotaxia.

Manobras de Eklund (para implantes mamários)

Utilizada para pacientes com implantes mamários. É realizada com deslocamento posterossuperior do implante simultaneamente com tração anterior da mama, empurrando o implante contra a parede torácica e é utilizada tanto em implantes posteriores quanto anteriores ao músculo peitoral, enquanto o implante esteja livre de encapsulamento, porém não substitui as 2 incidências de rotina (Figura 9).

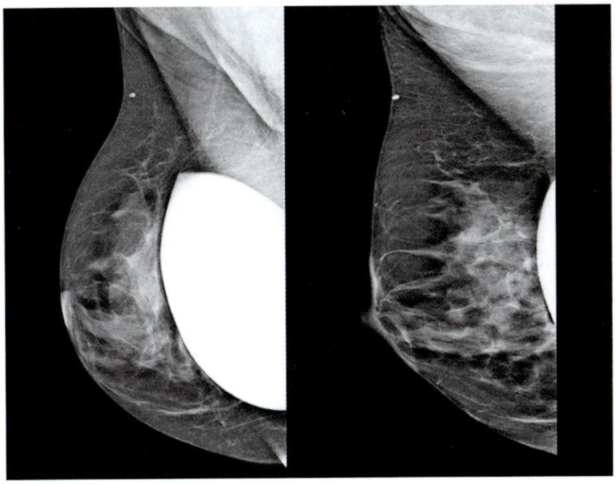

FIGURA 9 Incidência mediolateral oblíqua (MLO) padrão e com a manobra Eklund. É evidente a melhor identificação do parênquima mamário após o afastamento do implante.

O que observar na mamografia de boa qualidade

Boa qualidade de imagem: as estruturas mamárias (por exemplo, os ligamentos de Cooper), assim como as alterações, deverão estar nítidas, sem borramento (Figura 10).

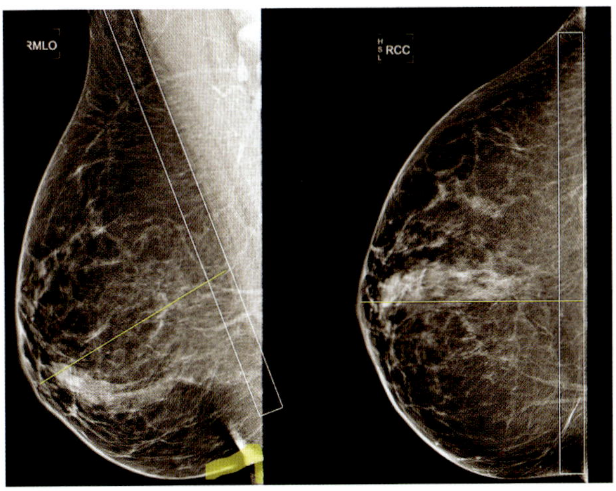

FIGURA 10 Mamografias ideais em mediolateral oblíqua (MLO) e craniocaudal (CC) direita. Linha amarela indicando a relação da papila com a musculatura peitoral nas 2 incidências. A diferença dessas medidas não pode ser maior que 1 cm. O retângulo indica a gordura retromamária que deve estar presente em ambas as incidências. Assim como a prega inframamária assinalada em amarelo na incidência MLO.

Bom posicionamento (Tabela 3)

O conhecimento dos diferentes tipos de aparelhos, saber avaliar a qualidade de um exame e a propedêutica adequada são requisitos fundamentais para quem trabalha com diagnósticos por imagem da mama, a fim de elaborar a melhor descrição das lesões, impressão diagnóstica e recomendação.

TABELA 3 Referências de bom posicionamento nas incidências mamográficas

	Mediolateral oblíqua (MLO)	Craniocaudal (CC)
Posição do mamilo	Perfilado e centrado	Perfilado e centrado
Prega inframamária	Evidente e aberta	Não aplicável
Gordura retromamária	Presente	Presente ou mesma quantidade de tecido evidente na MLO
Músculo peitoral	Presente até a linha do mamilo	Desejável

Sugestões bibliográficas

1. Goin JE, Haberman JD, Linder MK, Lambird PA. Analysis of mammography: a blind interpretation of BCDDP radiographs. Radiology. 1983;148(2):393-6.
2. Monticciolo DL, Newell MS, Hendrick E, Helvie MA, Moy L, Monsees B, et al. Breast Cancer Screening for Average-Risk Women: Recommendations From the ACR Commission on Breast Imaging. J Am Coll Radiol. 2017;1(9):1137-43.
3. Monticciolo DL, Newell MS, Moy L, Niell B, Monsees B, Sickles EA. Breast cancer screening in women at higher-than-average risk: Recommendations from the ACR. J Am Coll Radiol. 2018;15(3 Pt A):408-14.
4. Saslow D, Boetes C, Burke W, Harms S, Leach MO, Lehman CD, et al. American Cancer Society guidelines for breast screening with MRI as an adjunct to mammography. CA Cancer J Clin. 2007;57(2):75-89.
5. Skaane P, Sebuødegård S, Bandos AI, Gur D, Østerås BH, Gullien R, Hofvind S. Performance of breast cancer screening using digital breast tomosynthesis: results from the prospective population-based Oslo Tomosynthesis Screening Trial. Breast Cancer Res Treat. 2018;169(3):489-96.
6. Urban LABD, Schaefer MB, Duarte DL, Santos RP, Maranhão NM, Kefalas AL, et al. Recommendations of Colégio Brasileiro de Radiologia e Diagnóstico por Imagem, Sociedade Brasileira de Mastologia, and Federação Brasileira das Associações de Ginecologia e Obstetrícia for imaging screening for breast cancer. Radiol Bras. 2012;45(6):334-9.

3

Ultrassonografia modo B, color Doppler e elastografia

Juliana Hiraoka Catani
Érica Endo
Flávio Spinola Castro

Introdução

A ultrassonografia (US) é um método interativo, dinâmico e em tempo real que se tornou recurso indispensável para a avaliação mamária, tanto em conjunto como para complementação de outros métodos.

Tem como principais aplicações a avaliação complementar de alterações vistas na mamografia e na ressonância magnética (RM), avaliação de queixa clínica (queixa palpável ou fluxo papilar), avaliação da axila e para guiar procedimentos intervencionistas.

Apresenta sensibilidade reduzida em mamas grandes (com mais de 4 cm de espessura) adiposas (Figura 1), carcinomas *in situ*, lesões profundas e calcificações.

É o método inicial na avaliação de lesões palpáveis de pacientes com menos de 40 anos, lactantes e gestantes, porém, um resultado negativo não exclui a utilização de outros métodos de imagem para investigação diagnóstica frente a uma suspeita clínica relevante.

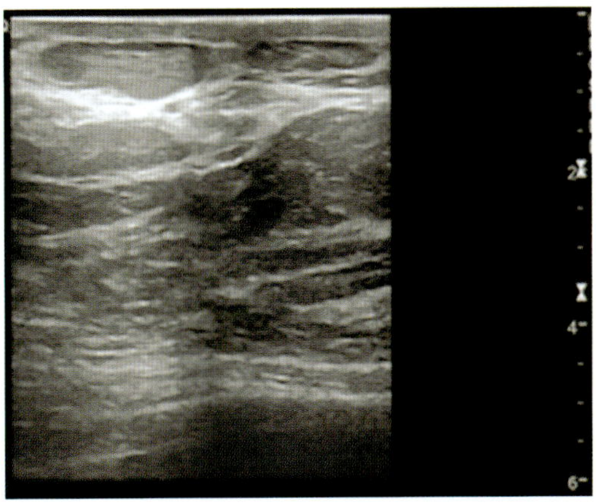

FIGURA 1 Ultrassonografia de mamas com predomínio de tecido adiposo.

É o método de escolha para orientar procedimentos diagnósticos invasivos da mama (biópsias percutâneas, localização pré-operatória, punção), pois não possui radiação ionizante, é realizado em tempo real, mais confortável para paciente, mais rápido, barato e tem fácil acesso.

O papel no rastreamento como complemento à mamografia de pacientes com mamas densas deve ser considerado em razão da diminuição da sensibilidade da mamografia e maior risco de câncer. Até 40% das lesões palpáveis em mamas densas não são visibilizadas à mamografia.

Em pacientes de alto risco, pode ser combinada com mamografia e/ou RM. Vários estudos confirmam a detecção de lesões adicionais pela ultrassonografia quando utilizada como rastreamento para pacientes com alto risco. Contudo, caso o rastreamento associe mamografia e RM, a realização da ultrassonografia não terá impacto significativo na detecção de lesões adicionais.

A correlação com achados clínicos e laboratoriais, exame de mamografia e outros métodos de imagem, bem como a comparação com exames anteriores são importantes para aumentar a sensibilidade e a especificidade, reduzindo o número de falsos-negativos e falsos-positivos.

Não é recomendado realizar a ultrassonografia sem mamografia para correlação diagnóstica, porém, na ausência, o Colégio Brasileiro de Radiologia, não proíbe a execução.

A ultrassonografia dirigida para achados da RM é denominada *second look*, e permite identificar alterações tênues que não são detectadas em um exame de rotina, permitindo prosseguir a investigação ou o controle de uma lesão por este método de imagem.

Entre 46 e 71% das lesões detectadas na RM são visibilizadas pela ultrassonografia; até 60,5% dos nódulos e até 30% das lesões não massa na RM são caracterizadas na ultrassonografia *second look*.

A ultrassonografia mamária é importante na avaliação de alterações palpáveis em todas as faixas etárias, permitindo correlação em tempo real da queixa clínica e achados de imagem. Associada à mamografia tem 97,3% de sensibilidade e 99,4% de valor preditivo negativo. Também é utilizada para avaliação de fluxo papilar patológico, demonstrando lesão intraductal em até 14% das pacientes avaliadas (frente a 34% na RM).

Tem importante papel no estadiamento de pacientes com câncer de mama e no controle de terapia neoadjuvante, com avaliação de achados mamários e das vias de drenagem linfática das mamas (cadeias axilares, torácicas internas, infra e supraclaviculares), sendo o método de escolha para avaliação da axila.

Técnica de exame

O aparelho de ultrassonografia emite e recebe ondas eletromecânicas de alta frequência (ultrassom) que são geradas por cristais piezoelétricos contidos no transdutor. De acordo com a impedância de cada tecido, são geradas as imagens em escala de cinza (modo B).

Para a realização do exame, o posicionamento adequado é essencial, visando à redução da espessura mamária e da mobilidade. A paciente deverá estar em decúbito dorsal com os membros superiores posicionados junto à cabeça (Figura 2).

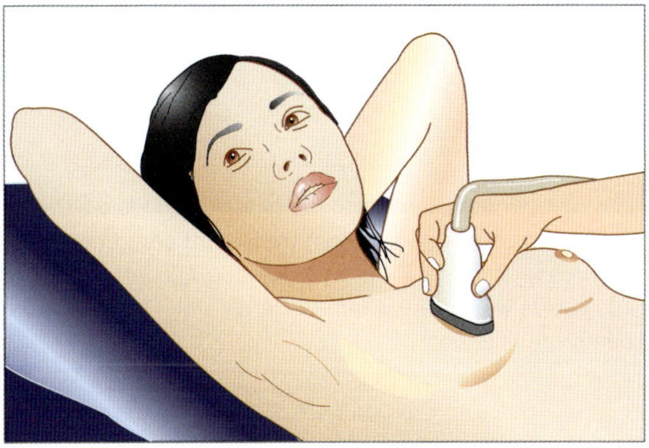

FIGURA 2 Posicionamento correto da paciente para realização do exame.

O transdutor utilizado é o linear, multifrequencial (12 a 18 MHz) e ajuste eletrônico de foco, permitindo penetração adequada do feixe de ultrassom para avaliação de toda a mama.

A varredura com o transdutor deverá ser feita em pelo menos 2 planos ortogonais, incluindo as regiões periféricas das mamas e vias de drenagem linfática. Como os ductos mamários são dispostos radialmente a partir da papila, e as lesões costumam crescer acompanhando os ductos, a varredura radial é favorecida por se orientar pela distribuição anatômica das estruturas.

O campo de visão deve incluir desde a pele até a parede torácica/superfície pleural. Na avaliação de lesão focal, o campo de visão pode incluir somente a lesão.

O ganho deve ser ajustado para que a gordura apareça cinza; o excesso de ganho cria ecos artefatuais; a falta de ganho faz com que nódulos apareçam como cistos e lesões hipoecoicas podem não ser caracterizadas. É necessário modificar o ganho de acordo com a profundidade da área avaliada, compensando a absorção do som pelos tecidos. A determinação da ecogenicidade das estruturas se faz pela comparação com a ecogenicidade da gordura.

A zona focal está relacionada com a resolução espacial, e deverá estar na profundidade da área avaliada, e devem ser utilizadas ao menos 2 focos no exame das mamas (Figura 3).

Deve ser aplicada pressão delicada sobre o transdutor durante o exame. Quanto menor a espessura do tecido, maior a resolução da imagem. O aumento da pressão pode ter efeito benéfico sobre a imagem adquirida, podendo reduzir sombras artefatuais, assim como pode dificultar a avaliação de estruturas compressíveis (ductos e vasos).

O recurso de imagem harmônica permite que ecos de baixa frequência sejam reduzidos, determinando aumento de contraste e eliminação de ecos internos artefatuais, o que permi-

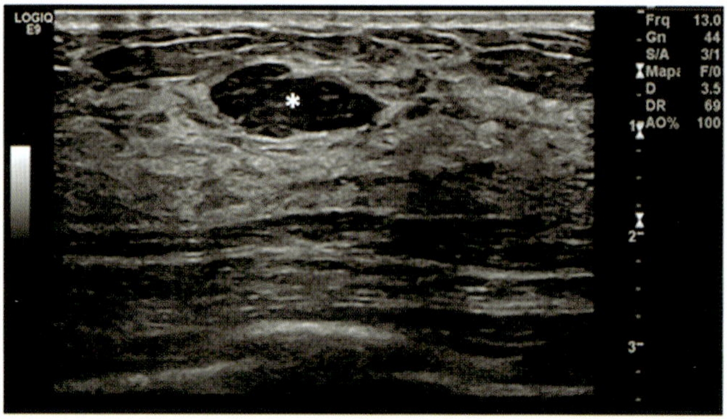

FIGURA 3 Ultrassonografia da mama realizada com transdutor com frequência de 13 MHz, 3 focos centrados na zona de interesse, com ganho e profundidade ajustados para que a imagem mostre com resolução adequada desde a pele até a superfície pleural. Observa-se nódulo hipoecoico (em relação à gordura) no centro da imagem*.

te melhor caracterização de lesões císticas (Figura 4). O tecido é insonado com determinada frequência e recebe múltiplos da mesma frequência (x → 1x, 2x).

O recurso de imagem composta permite adquirir imagens em múltiplos ângulos a partir de um plano de insonação, reduzindo ecos artefatuais e aumentando o contraste da imagem, porém há perda de qualidade nos planos mais profundos.

Existem atualmente equipamentos de ultrassonografia automatizada que permitem uma avaliação de imagens obtidas no plano axial com possibilidade de reconstrução. As vantagens são um exame menos operador-dependente e alta reprodutibilidade. As desvantagens incluem a não avaliação da axila, avaliação limitada de regiões periféricas e profundas e reconvocações em caso de imagens indeterminadas.

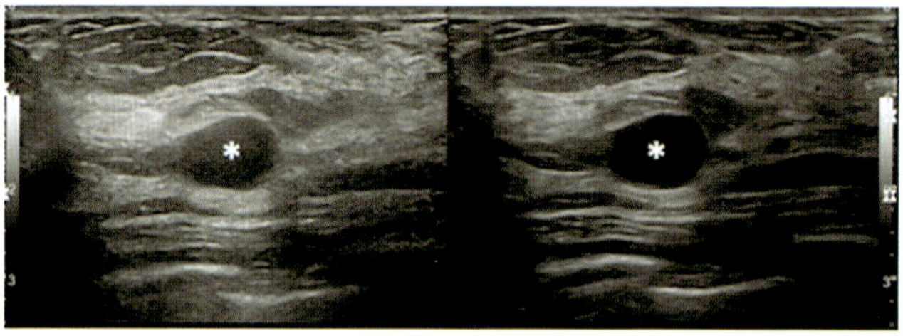

FIGURA 4 Cisto simples (apontado com * nas imagens) sem recurso de harmônica (à esquerda) e com utilização de harmônica (à direita). Nota-se aumento do contraste e eliminação de ecos, melhor caracterizando a lesão cística.

Doppler colorido e elastografia

A avaliação com Doppler colorido e a elastografia são técnicas não invasivas presentes nos aparelhos mais modernos de ultrassonografia. Têm a característica de ser de fácil realização, não aumentando de forma significativa o tempo de exame de uma ultrassonografia em modo B. Ambas as técnicas são consideradas em achados associados na última edição do Colégio Americano de Radiologia (ACR) BI-RADS, sendo recomendada em conjunto com os achados da ultrassonografia.

A avaliação por meio de mapeamento colorido na mama baseia-se na justificativa que lesões malignas ou inflamatórias podem ocasionar angiogênese e estes vasos são identificados na periferia ou interior das lesões. Normalmente essa avaliação é realizada com modo *power* Doppler, mais sensível na visualização de pequenos vasos, não tendo importância fatores como a direção do fluxo e tampouco a avaliação espectral. Pelo mapeamento colorido pode-se fazer o diagnóstico de algumas lesões específicas, como linfonodo intramamário e identificar vasos em lesões sólidas intraductais ou intracísticas. A avaliação de nódulos deve ser associada aos achados da ultrassonografia, salientado que nenhum padrão vascular é específico de um diagnóstico particular. A técnica consiste na visualização da área de interesse com o modo Doppler, realizando pequena compressão na mama, pois pequenos vasos podem não ser identificados com muita pressão do transdutor. O tamanho da janela da região de interesse pode ser alterado, por exemplo em lesões menores, adaptando o tamanho, aumentando o potencial de identificação de vasos menos calibrosos.

Pelo ACR BI-RADS, os achados por mapeamento colorido são classificados como:

- Ausente, quando nenhum vaso é identificado na região de interesse, comuns nos cistos simples e alguns nódulos benignos (Figura 5).
- Vascularização interna, quando vasos (por vezes mais de um) são identificados no interior da lesão, achado mais comum nas neoplasias malignas, mas também podem caracterizar linfonodos intramamários (Figuras 6 a 8).
- Vascularização periférica, quando vasos são achados circundando a lesão, mais comuns em processos inflamatórios e nódulos sólidos benignos. Importante salientar que estes achados podem se sobrepor e por vezes lesões benignas apresentam vascularização interna e exuberante e lesões malignas podem apresentar vascularização ausente ou periférica (Figura 9).

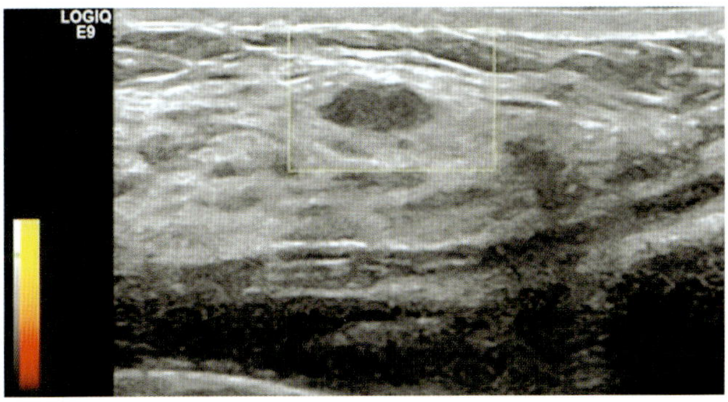

FIGURA 5 Vascularização ausente (sem vasos identificáveis ao mapeamento).

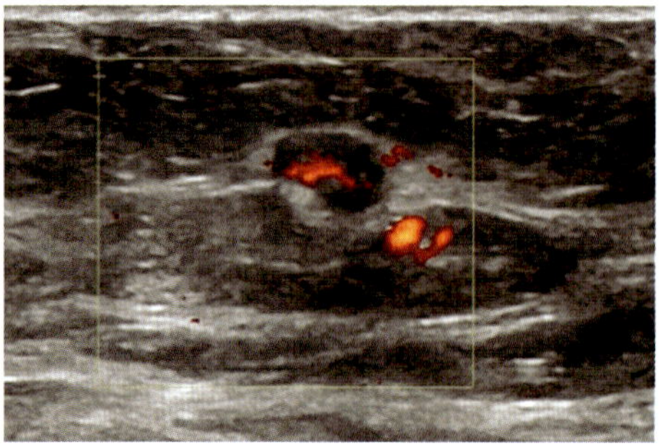

FIGURA 6 Linfonodo intramamário com fluxo hilar evidente.

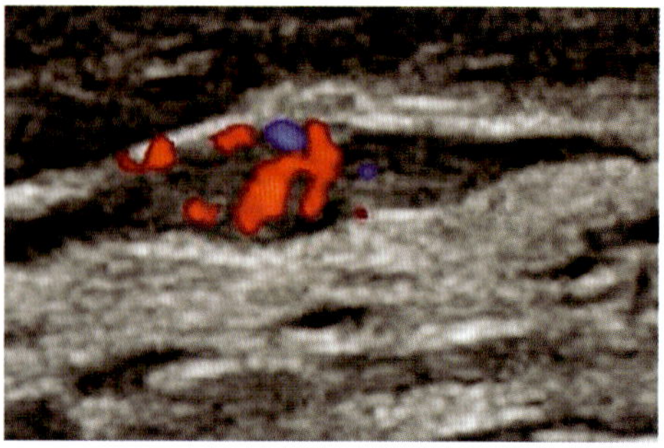

FIGURA 7 Ducto com nódulo ecogênico com fluxo exuberante ao mapeamento colorido.

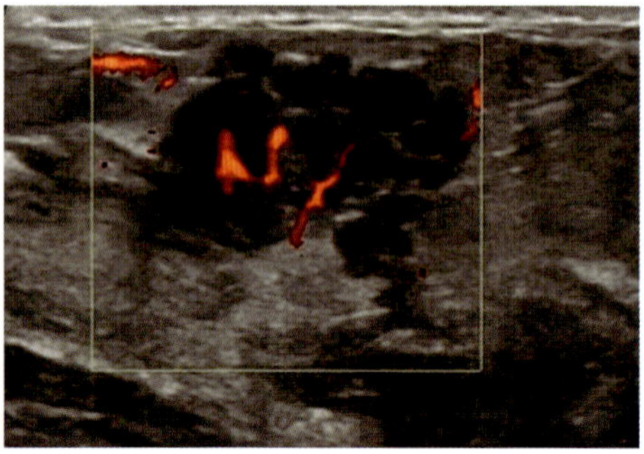

FIGURA 8 Vascularização interna (mais de um vaso no interior da lesão).

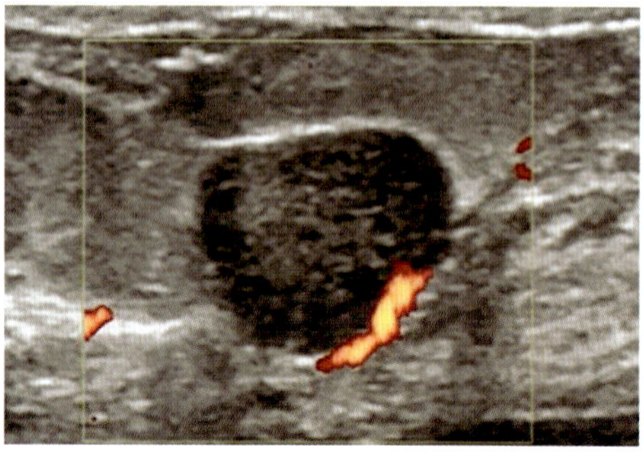

FIGURA 9 Vascularização periférica. Vaso único na periferia do nódulo.

A elastografia avalia a rigidez dos tecidos moles, baseando-se no princípio de que na mama, normalmente, lesões benignas são macias e móveis, e lesões malignas são mais rígidas e imóveis. Existem dois tipos de elastografia, sendo a mais utilizada a chamada qualitativa, baseada na compressão (*strain*) e o método quantitativo, baseado em estímulo do próprio transdutor, através de ondas de cisalhamento (*shear wave*).

A elastografia chamada *strain* é realizada de maneira semelhante ao Doppler colorido, com a tela dividida para localizar a lesão em uma e outra com a janela de elastografia para avaliar a elasticidade. Existe uma escala de cores que vai do azul até o vermelho, passando pelo verde e amarelo. Não existe padronização na definição destas cores, podendo o azul significar áreas mais duras e vermelho mais macias ou o contrário.

No ACR BI-RADS, os achados da elastografia são divididos em: (1) duro; (2) intermediário; e (3) macio, sendo que esta relação é feita com tecido adiposo adjacente (Figura 10).

Vários trabalhos estão sendo realizados com este tipo de elastografia, demonstrando a utilidade na acurácia do diagnóstico do câncer de mama e no potencial de diagnóstico diferencial de nódulos verdadeiros e ilhotas de gordura ou nódulos sólidos e cistos espessos.

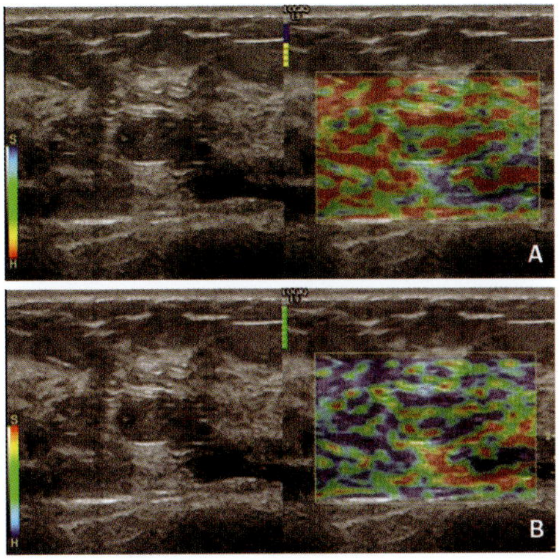

FIGURA 10 Elastografia (*strain*) com escala de cores invertida (na parte lateral esquerda) com áreas duras em vermelho em **A** e com áreas duras em azul em **B**.

Também na indicação ou não de biópsias percutâneas, a elastografia tem demonstrado utilidade, principalmente naqueles casos de lesões circunscritas, porém duras na elastografia e em lesões com alguma alteração de contorno, porém macias ao método que podem ter a conduta alterada (Figuras 11 e 12).

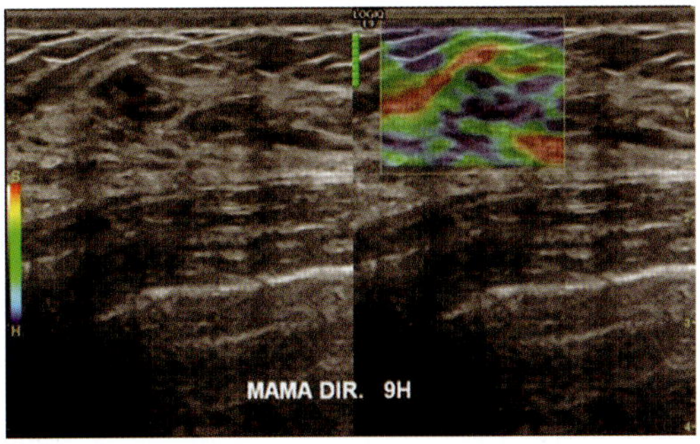

FIGURA 11 Elastografia (*strain*) com nódulo na parte esquerda e em tons azuis à esquerda (mais duro em relação ao tecido circundante).

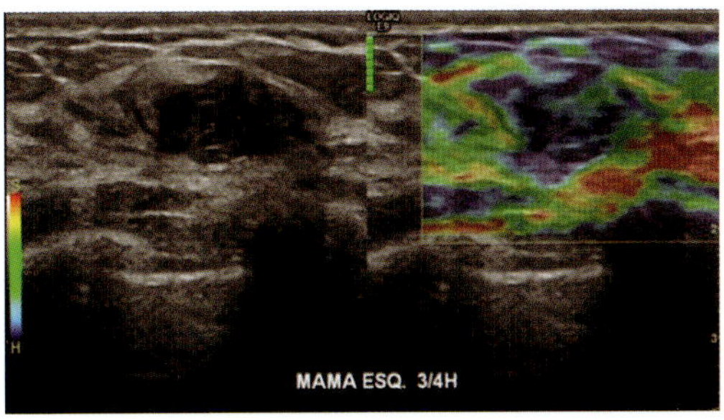

FIGURA 12 Imagem hipoecogênica sugestiva de ilhota de gordura à esquerda e com elastografia (*strain*) demonstrando ser mais dura em relação as outras áreas, confirmando nódulo verdadeiro.

A elastografia por ondas de cisalhamento mede a velocidade de propagação, maior em tecidos mais duros. Neste método, o cursor é colocado diretamente na lesão (Figura 13) e um valor direto é obtido em metros por segundo (m/s) ou Kilopascal (Kpa).

Trabalhos vêm sendo desenvolvidos na obtenção dos chamados números de corte, a partir do qual uma lesão é considerada ou não suspeita. Por esta técnica, o componente operador-dependente da compressão manual é minimizado, com valores mais confiáveis. Importante salientar que os achados ultrassonográficos devem ser soberanos em casos de lesão suspeitas ou claramente benignas independentemente dos achados de elastografia.

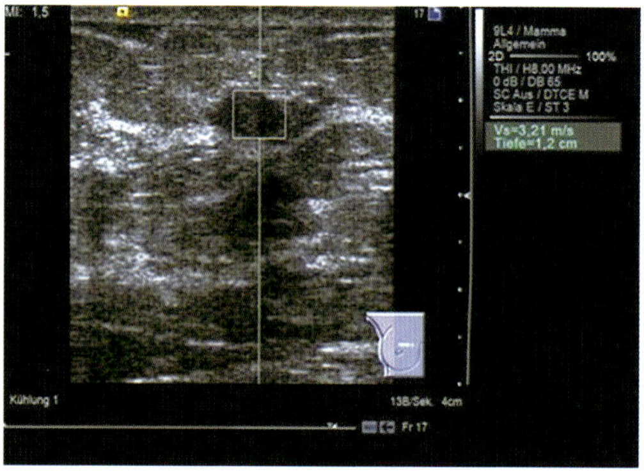

FIGURA 13 Elastografia (*shear wave*) com cursor na lesão e resultado à direita em m/s.

Documentação do exame

Segundo a versão americana do ACR BI-RADS, a documentação deve conter a mama que está sendo estudada, a lateralidade e colocar o *body mark*, dessa forma é possível identificar eventuais erros de lateralidade e quadrante (Figura 14).

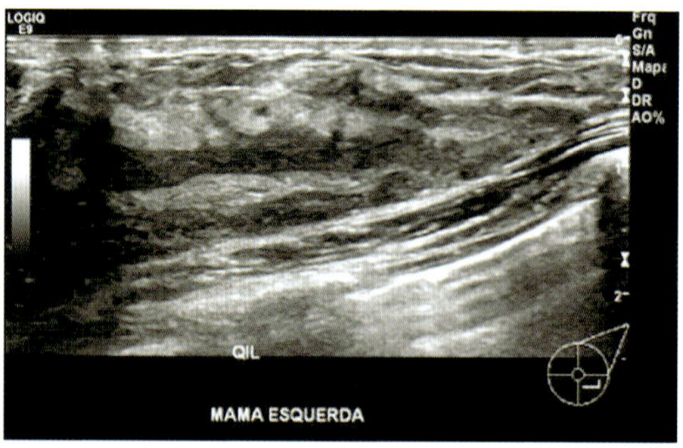

FIGURA 14 Documentação adequada com identificação da mama que está sendo estudada, a lateralidade e *body mark*.

Documentação de achados

Na área de interesse, as lesões devem ser documentadas com e sem medida nos 2 planos ortogonais (3 medidas nos 3 eixos: longitudinal, transverso e anteroposterior) (Figura 15). As medidas podem ser dadas em milímetros ou centímetros, arredondando-se para apenas uma casa decimal. Exemplo: lesões que medem cerca de 0,45 a 0,49 cm, arredondar para 0,5 cm.

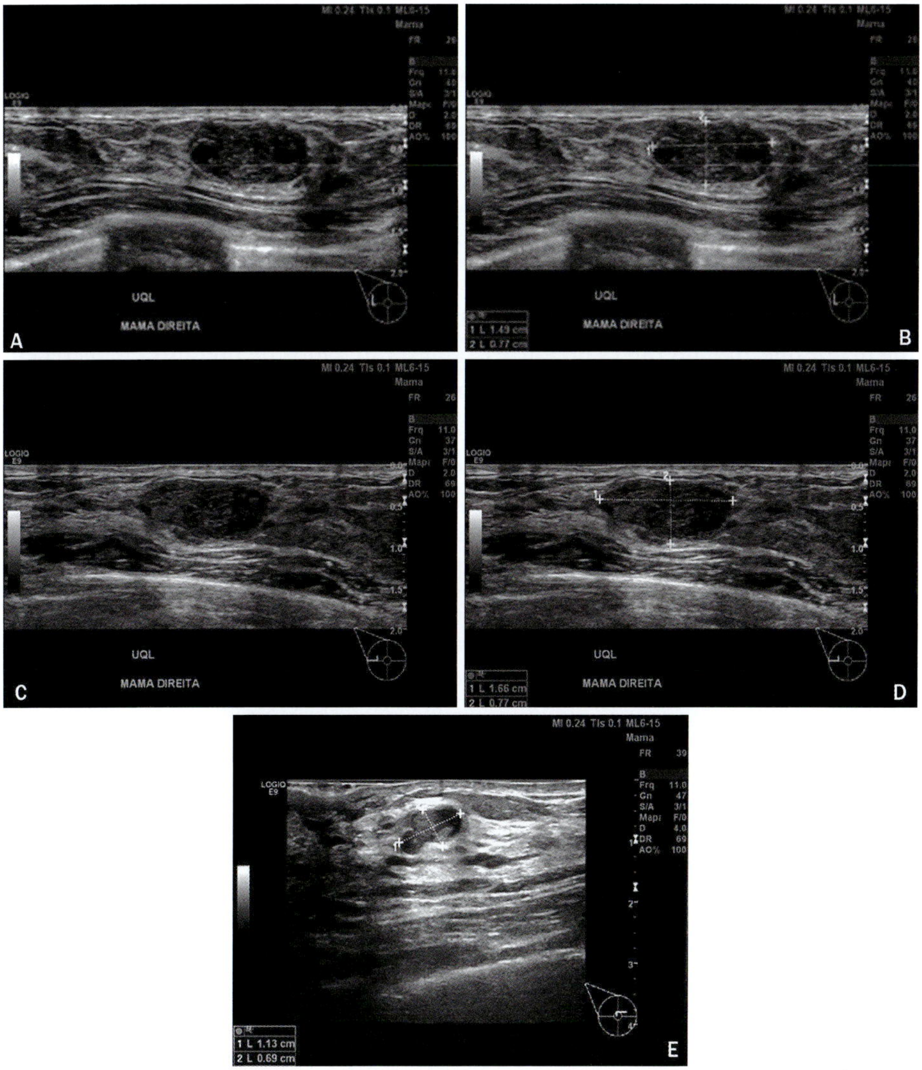

FIGURA 15 (A, B) Documentação de nódulo com e sem medida no eixo transverso; (C, D) documentação de nódulo com e sem medida nos eixos longitudinal e anteroposterior; (E) outro exemplo de documentação de outro nódulo nos eixos longitudinal e anteroposterior.

A documentação correta dos achados e das medidas nos 3 eixos são fundamentais para controles mais acurados de estabilidade e conferência dos achados, já que, dessa forma, a impressão visual da conspicuidade da lesão identificada não é afetada pelo caliper, assim como as medidas podem ser confrontadas nos 3 eixos e não apenas em 1 eixo (Figura 16).

» Maior eixo da lesão e o plano ortogonal - 3 medidas (pele/papila)

» Margem posterior obscurecida - 2 medidas

» Aproximar (mm ou cm)
- 0,45 - 0,49 cm = 0,5 cm / 0,11 - 0,14 cm = 0,1 cm

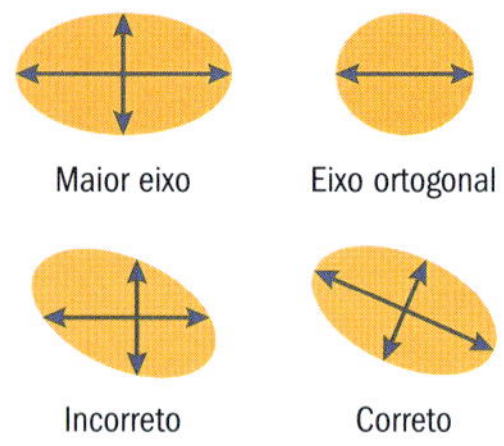

FIGURA 16 Medidas do nódulo e aproximação das medidas.

Classicamente considera-se crescimento significativo, lesões que crescem em volume maior que 20% no intervalo entre exames. Em dados de literatura mais recente, aumentos acima de 50% do maior diâmetro ou do diâmetro anteroposterior podem ser considerados suspeitos.

Quando a lesão for muito distante da papila, a utilização do recurso panorâmico é preferível em relação à divisão da tela em 2 para dar uma medida aproximada e isso vale também para a avaliação de grandes massas, quando não for possível utilizar ou não couber no modo trapezoidal (Figuras 17 e 18).

Como já discutido, a utilização do Doppler colorido pode trazer informações úteis para análise final de uma lesão, deve ser sempre utilizada e documentada, seja para análise de nódulos sólidos, nódulos complexos sólidos císticos, cistos com conteúdo espesso, microcistos agrupados, ductos com conteúdo ecogênico ou lesões intraductais (Figura 19).

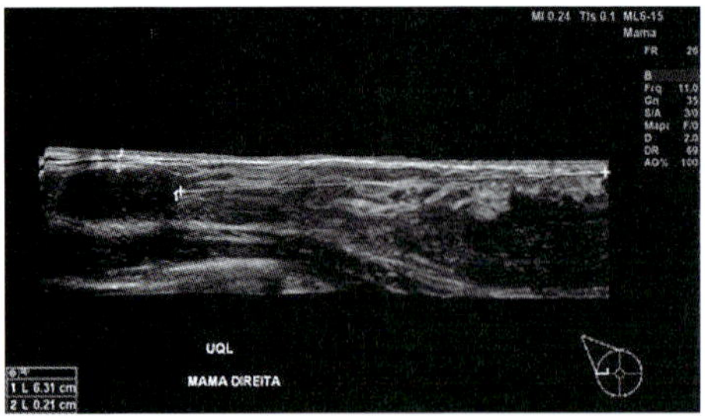

FIGURA 17 Documentação de nódulo com distância da papila e da pele, com o recurso panorâmico para medir lesões distantes da papila.

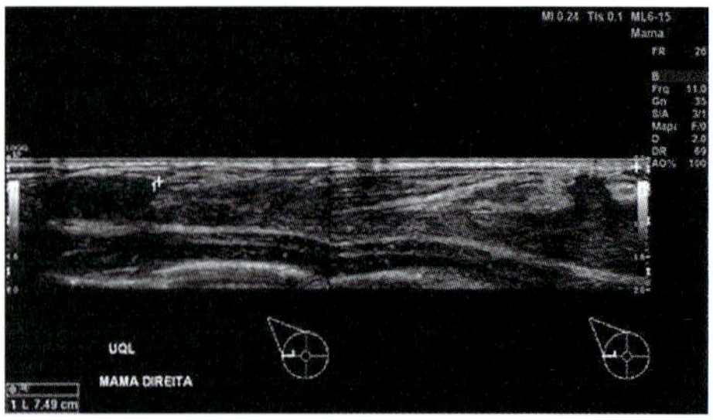

FIGURA 18 Documentação de nódulo com distância da papila e da pele, com tela dividida para medir lesões distantes da papila.

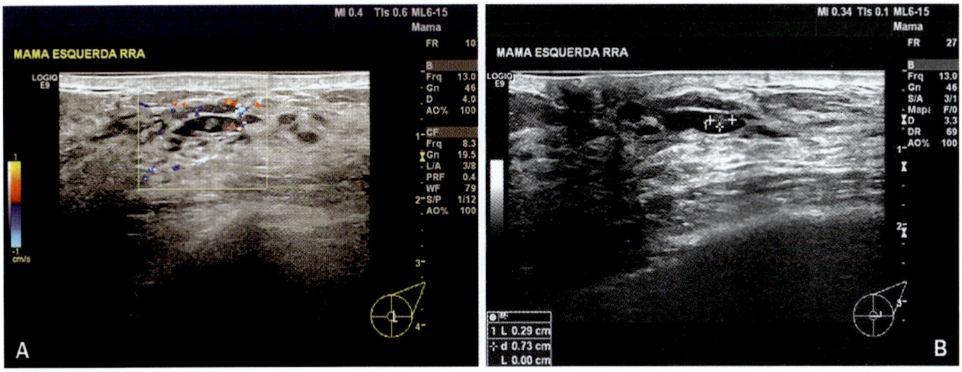

FIGURA 19 (**A**) Documentação de nódulo intraductal, com fluxo central ao Doppler colorido. Notar que a região retroareolar está documentada no sentido radial, alinhando o transdutor com os ductos. (**B**) Mensuração do nódulo intraductal.

Embora no ACR BI-RADS seja recomendada a mensuração dos cistos simples nos 2 planos ortogonais, tendo em vista que esses achados não representam probabilidade de malignidade, muitos consideram irrelevantes todas estas informações.

Na prática diária, acredita-se ser suficiente mensurar apenas o maior eixo dos maiores cistos, entretanto, caso possuam expressão mamográfica, é recomendado documentar e medir no maior eixo para comprovar que o tamanho do achado mamográfico realmente corresponde ao achado ultrassonográfico e não apenas a localização.

Múltiplos nódulos sólidos bilaterais são considerados como categoria 2 pelo ACR BI-RADS, desde que tenham características semelhantes sugestivas de benignidade.

Entretanto, caso um nódulo tenha característica suspeita, a categoria deve ser dada baseada na lesão de maior suspeição.

Posto isso, segundo o ACR BI-RADS, a documentação pode ser feita de 2 formas: documentar o maior em cada quadrante ou em cada mama, porém caso opte-se por documentar todos, o ideal é seguir o protocolo de lesões únicas (3 medidas, localização e distância da papila) (Figura 20).

Caso apresentem correlação com a mamografia, é importante sinalizar quais deles apresentam essa correspondência, assim como no caso dos cistos simples.

Documentação no rastreamento

Os planos de escolha para o rastreamento e para a avaliação das lesões são fundamentais para realização de um exame adequado (Figura 21).

Os planos horizontal e transverso são utilizados de rotina nos exames de rastreamento, enquanto os planos radial e antirradial são excelentes para avaliação de lesões da região retroareolar e avaliação dos ductos.

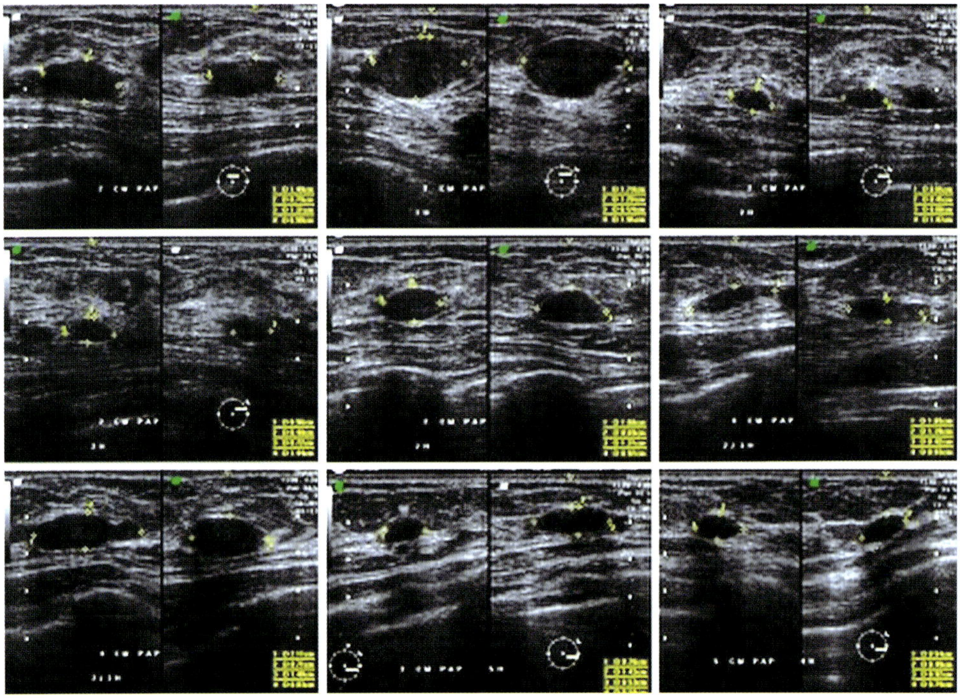

FIGURA 20 Documentação de múltiplos nódulos sugestivos de benignidade.

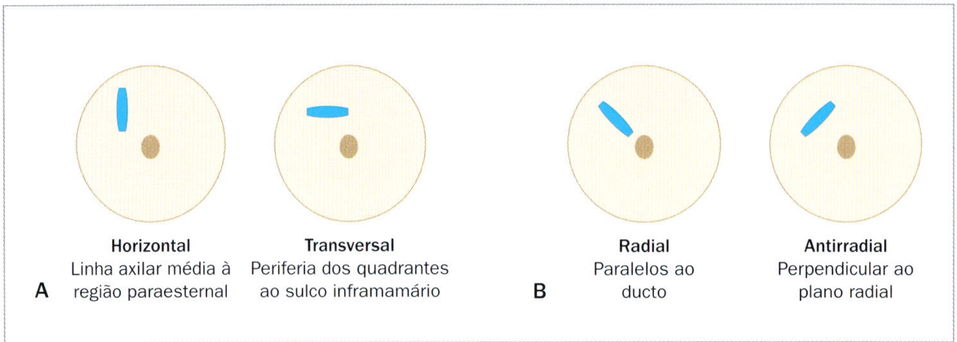

FIGURA 21 (A, B) Esquemas de varreduras na ultrassonografia mamária.

A documentação no rastreamento para mamas sem alterações deve conter os 4 quadrantes e a região retroareolar.

A documentação das axilas não é obrigatória, nem pelo ACR, nem pelo Colégio Brasileiro de Radiologia (CBR), mas pode ser realizada como uma cortesia na realização do exame de mamas.

Segundo parecer da Comissão Nacional de Mamografia do Colégio Brasileiro de Radiologia e Diagnóstico por Imagem (CBR), ratificado pela Associação Médica Brasileira (AMB), na valoração da ultrassonografia mamária, a avaliação das axilas não é englobada. Sendo assim, a cobrança para avaliação das axilas deve ser solicitada pelo médico assistente e devem ser utilizados os 2 códigos disponíveis na Tabela CBHPM (ou similares) para cobrança dos exames.

Técnica de avaliação e de documentação dos implantes mamários

A avaliação ultrassonográfica de portadoras de implantes mamários deve constar de 2 etapas separadas, com ajustes diferentes no aparelho para a avaliação do parênquima e depois para a avaliação do implante.

A primeira fase consiste na avaliação do parênquima, colocando os focos, com ganho e profundidade ajustados voltados para avaliação, esquecendo o implante (Figura 22).

A segunda fase consiste na avaliação da integridade do implante, esquecendo o parênquima. A documentação do implante com o recurso panorâmico ainda pode auxiliar na avaliação da integridade do implante, dando uma visão geral em perspectiva, melhorando a diferenciação entre artefatos e rotura (Figura 23).

A elaboração do laudo de ultrassonografia deve conter a indicação do exame, a composição mamária, descrição sucinta da lesão de acordo com o ACR BI-RADS, comparação com exames anteriores, impressão final e recomendação.

Os exames de ultrassonografia são operadores-dependentes, portanto, o conhecimento do método, o domínio da aparelhagem, correta documentação e correlação com exames são fundamentais para diferenciar os profissionais do mercado, tornando o radiologista imprescindível para diagnóstico e manejo do paciente.

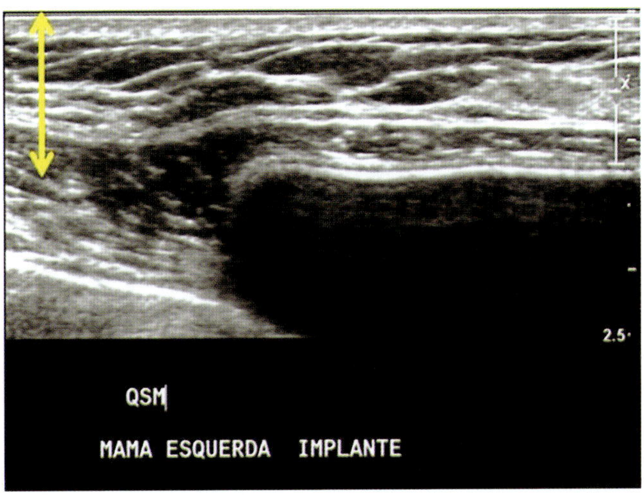

FIGURA 22 Documentação do parênquima mamário de paciente com implante. Os focos, com ganho e profundidade ajustados para que o parênquima, demonstram com resolução adequada desde a pele até o início do implante.

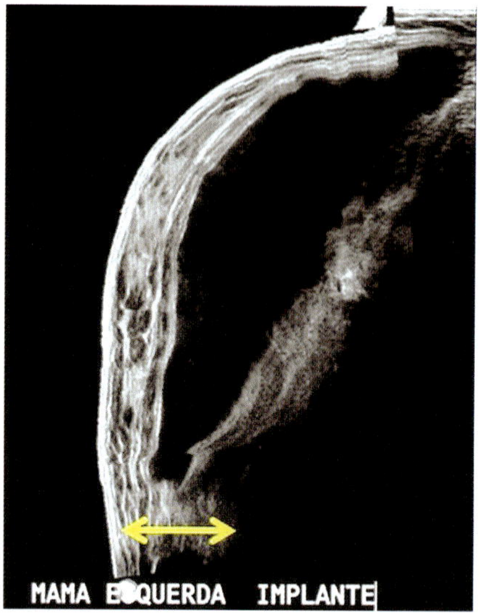

FIGURA 23 Documentação do implante com o recurso panorâmico. Os focos, com ganho e profundidade, são ajustados apenas para o implante, englobando a pele até o bordo posterior do implante.

Sugestões bibliográficas

1. American College of Radiology. ACR Practice parameter for the performance of a breast ultrasound examination. Available from: https://www.acr.org/-/media/acr/files/practice-parameters/us-guidedbreast.pdf [Accessed 14 Nov. 2021].
2. Barr RG, Destounis S, Lackey LB 2nd, Svensson WE, Balleyguier C, Smith C. Evaluation of breast lesions using sonographic elasticity imaging: a multicenter trial. J Ultrasound Med. 2012;31(2):281-7.
3. Berg WA. STATdx | Breast Imaging Modalities - Ultrasound. Available from: https://my.statdx.com/ [Accessed 14 Nov. 2021].
4. Berg WA, Zhang Z, Cormack JB, Mendelson EB. Multiple bilateral circumscribed masses at screening breast US: consider annual follow-up. Radiology. 2013;268(3):673-83.
5. Bick U. Intensified surveillance for early detection of breast cancer in high-risk patients. Breast Care (Basel). 2015;10(1):13-20.
6. Brem RF, Lenihan MJ, Lieberman J, Torrente J. Screening breast ultrasound: past, present, and future. AJR Am J Roentgenol. 2015;204(2):234-40.
7. Cho N, Jang M, Lyou CY, Park JS, Choi HY, Moon WK. Distinguishing benign from malignant masses at breast US: Combined US elastography and color Doppler US—Influence on radiologist accuracy. Radiology. 2012;262(1):80-90.
8. Hooley RJ, Scoutt LM, Philpotts LE. Breast ultrasonography: state of the art. Radiology. 2013;268(3):642-59.
9. Itoh A, Ueno E, Tohno E, Kamma H, Takahashi H, Shiina T, et al. Breast disease: clinical application of US elastography for diagnosis. Radiology. 2006;239(2):341-50.
10. Leung JWT, Sickles EA. Multiple bilateral masses detected on screening mammography. Am J Roentgenology. 2000;175(1):23-9.

11. Melnikow J, Fenton JJ, Whitlock EP, Miglioretti DL, Weyrich MS, Thompson JH, Shah K. Supplemental Screening for Breast Cancer in Women With Dense Breasts: A Systematic Review for the U.S. Preventive Services Task Force. Ann Intern Med. 2016;164(4):268-78.
12. Mendelson EB, Bõhm-Vélez M, Berg WA, et al. ACR BI-RADS® Ultrasound. ln: Reston VA, editor. ACR BI-RADS® Atlas, Breast lmaging Reporting and Data System. American College of Radiology, 2013.
13. Watanabe T, Kaoku S, Yamaguchi T, Izumori A, Konno S, Okuno T, et al. Multicenter prospective study of color Doppler ultrasound for breast masses: utility of our color Doppler method. Ultrasound Med Biol. 2019;45(6):1367-79.

4

Ressonância magnética das mamas

Luciano Fernandes Chala
Carlos Shimizu

Introdução

A ressonância magnética (RM) das mamas é um exame que pode ser utilizado para fins de rastreamento, diagnóstico e planejamento terapêutico do câncer de mama, assim como avaliação de implantes mamários de silicone. Uma das principais características da RM é a avaliação morfológica em conjunto com a vascularização sanguínea por meio de contraste endovenoso à base de gadolínio, o que confere o aspecto funcional deste método. Essa associação permite detectar pequenas lesões malignas em meio ao parênquima mamário, muitas vezes oculto à mamografia e à ultrassonografia, sendo a razão pela maior sensibilidade da RM na detecção do câncer de mama em relação a estes métodos de imagens, visto que cânceres precisam de novo aporte sanguíneo, mesmo em fases iniciais.

Os estudos iniciais com RM mostraram sensibilidade de 71 a 77% e posteriormente com o acúmulo de experiência dos radiologistas, associado à melhora tecnológica dos aparelhos de RM, a sensibilidade saltou para acima de 90% como nos estudos alemão EVA Trial e no italiano HIBCRIT-1. A especificidade sempre foi alvo de críticas no início da RM de mamas, porém estudos subsequentes mostraram-na variando entre 83 a 98% (a da mamografia é de 95%). Algo interessante a se destacar é o aumento da especificidade nas RM prevalentes nos exames de rastreamento, mostrando que a menor especificidade está em boa parte, relacionada ao primeiro exame (incidente).

O objetivo deste capítulo é discorrer sobre aspectos técnicos, protocolos e principais indicações da RM de mamas.

Técnica

O exame de RM de mamas permite não somente a avaliação do parênquima mamária, mas também axilas, músculos peitorais, parede torácica, arcos costais e esterno e para que seja atingida a qualidade adequada para se avaliar estas estruturas, é necessário seguir alguns parâmetros:

- Campo magnético ≥ 1,5 T.
- Exame bilateral e simultâneo das 2 mamas para que possa ser realizada comparação.
- Bobina dedicada para exames da mama.
- Paciente posicionada em decúbito ventral para que a mama se afaste da parede torácica, facilitando a análise do parênquima e a pesquisa de lesões, assim como reduzir o artefato de movimentação da respiração.

Atualmente recomenda-se tanto para RM de rastreamento como diagnóstica, as seguintes sequências:

1. T2 com ou sem saturação de gordura.
2. T1 pré-contraste com ou sem saturação de gordura.
3. T1 pós-contraste com ou sem saturação de gordura. Esta sequência é repetida, no mínimo 2 vezes, para que possa ser avaliada a dinâmica de realce de uma lesão.
4. Subtração a partir das sequências pós e pré-contraste.

Tanto o American College of Radiology (ACR) como o European Society of Breast Cancer Specialists (EUSOMA) estabelecem pré-requisitos mínimos para a sequência T1 pré e pós-contraste (Tabela 1).

TABELA 1 Pré-requisitos mínimos para a sequência T1 pré e pós-contraste (ACR; EUSOMA)

T1 pós-contraste	Fases	Espessura	Tempo	Gap
ACR	2 ou mais	≤ 3 mm	< 4 min	0 mm
EUSOMA	2 ou mais	≤ 3 mm	< 2 min	não especificado

O plano de aquisição pode ser axial, sagital ou coronal. Existem vantagens e desvantagens para cada plano: o axial permite a aquisição mais rápida e a comparação com a mama contralateral; o sagital demanda mais cortes, porém, a resolução é maior em razão do tamanho do FOV (*field of view*) e o coronal é mais suscetível a artefatos da respiração e os vasos que perpendiculares ao plano podem ser confundidos com focos de realce.

A espessura mínima de 3 mm do T1 pré e pós-contraste é facilmente atingida com os aparelhos mais recentes que ao possibilitarem cortes com espessuras mais finas permitem que, com o ajuste adequado da fase e frequência do FOV e matriz, a obtenção de um voxel cúbico ou isotrópico gere reconstruções 2D ou 3D com alta qualidade sem as falhas comumente encontradas nos voxels retangulares.

Para a técnica de saturação de gordura no serviço dos autores, utiliza-se pulso de radiofrequência coincidente com o pico de ressonância da gordura para o aniquilamento do sinal do mesmo tanto para as sequências T2 e T1 dinâmico pré e pós-contraste.

A RM para avaliação exclusiva de implantes de silicone é realizada com sequências específicas e sem o meio de contraste endovenoso a base de gadolínio. Nessa situação, utilizam-se somente sequências ponderadas em T2 com saturações seletivas e combinadas da água, gordura e silicone para pesquisa de rotura intra e extracapsulares. Para pacientes com implantes de silicone e que estejam realizando a RM para fins de rastreamento ou diagnóstico, utilizam-se as sequências pré e pós-contraste já listadas com acréscimo de algumas sequências específicas para avaliação do silicone (ver protocolos adiante).

Contraste

O contraste utilizado é a base de gadolínio sendo administrado por via endovenosa por meio de bomba automática de infusão com velocidade de 2 a 3 mL/segundo, seguido de *flush* de soro fisiológico de 10 a 20 mL. A dose recomendada do meio de contraste de gadolínio é de 0,1 mmol/kg.

Protocolos

No Instituto de Radiologia (InRad) e no Instituto do Câncer do Estado de São Paulo (ICESP) do Hospital das Clínicas da Universidade de São Paulo, utilizam-se os seguintes protocolos:

- Exame para rastreamento ou diagnóstico (Figura 1):
  - Axial T1 sem saturação de gordura pré-contraste.
  - Axial T2 com saturação de gordura pré-contraste.
  - Axial difusão (b0 e b750 s/mm^2) pré-contraste.
  - Axial dinâmico (1 fase pré e 4 fases pós-contraste) com saturação de gordura.
  - Subtração.
- Exame com foco na avaliação de implantes de silicone:
  - Axial T2 com saturação de gordura e silicone.
  - Axial T2 com saturação de gordura e água.
  - Sagital T2 com saturação de gordura e silicone.
  - Sagital T2 com saturação de água.
- Exame para rastreamento ou diagnóstico nas pacientes com implantes de silicone:
  - Axial T1 sem saturação de gordura pré-contraste.

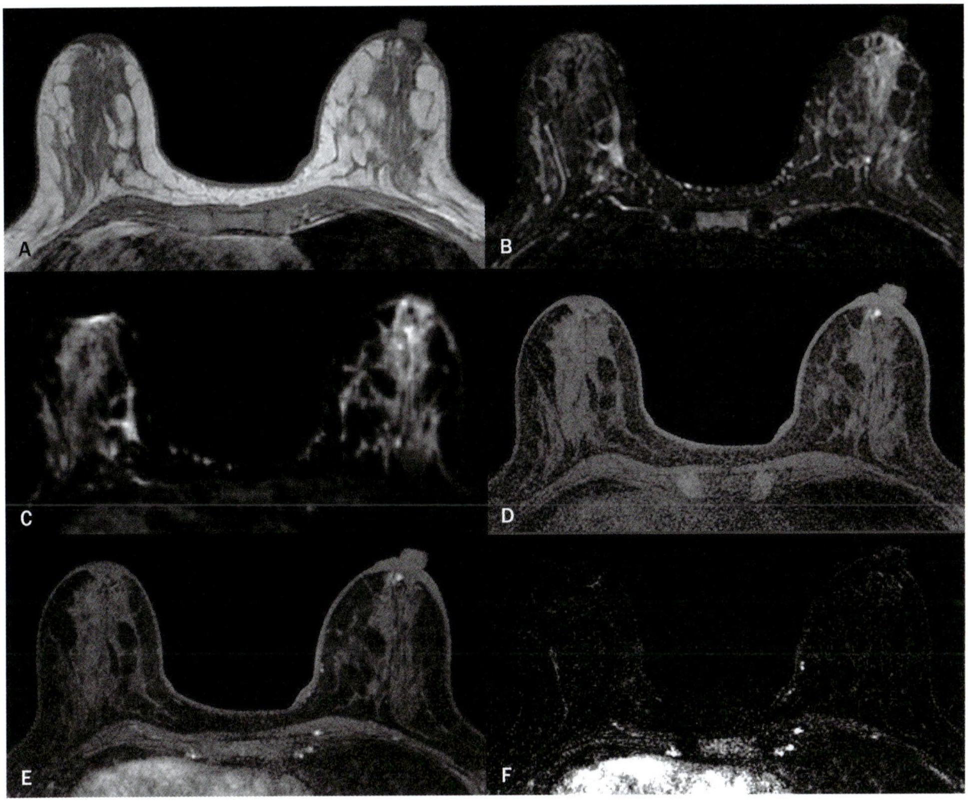

FIGURA 1 Exemplos de sequências de RM. (**A**) T1 pré-contraste sem saturação de gordura; (**B**) T2 pré-contraste com saturação de gordura; (**C**) Difusão; (**D**) T1 pré-contraste com saturação de gordura; (**E**) T1 pós-contraste com saturação de gordura; (**F**) Subtração.

- Axial T2 com saturação de gordura e silicone pré-contraste.
- Axial T2 com saturação de gordura e água pré-contraste.
- Axial difusão (b0 e b750 s/mm^2) pré-contraste.
- Axial dinâmico (1 fase pré e 4 fases pós-contraste) com saturação de gordura.
- Subtração.

Orientações pré-exame

A fase ideal do ciclo menstrual nas pacientes pré-menopausa para se realizar a RM de mamas é entre os dias 6 a 13 do ciclo. Nessa fase, há menor realce do parênquima mamário, o que facilita a pesquisa de lesões focais e evita-se que o realce do parênquima seja interpretado como patológico, gerando controles ou biópsias desnecessárias. Na presença de terapia de reposição hormonal, o grupo do EUSOMA recomenda a suspensão 4 semanas antes da realização da RM. Essa prática, entretanto, não é obrigatória e comum em nosso meio.

Uso do gadolínio na gestação

Os estudos com gadolínio na gestação são limitados e ainda não está claro a influência nos embriões humanos, embora nenhum trabalho tenha demonstrado eventos adversos do uso durante a gestação. Estudos demonstraram que o gadolínio atravessa a barreira placentária, atinge a circulação fetal e o líquido amniótico.

Por esse motivo, a RM de mamas com gadolínio deve ser evitada na gestação, sendo preconizado o uso da mamografia e ultrassonografia como métodos preferenciais para a avaliação mamária nesta situação.

Indicações

Embora a RM de mamas seja o exame mais sensível para detecção do câncer de mama, o emprego de forma mais abrangente encontra limitações no alto custo, necessidade do meio de contraste de gadolínio e certa escassez de profissionais com expertise no método aptos a interpretar os achados, bem como conduzir uma biópsia percutânea orientada pela RM. No início da popularização desse método, os primeiros trabalhos mostraram baixa especificidade e por conseguinte, alto número de falsos-positivos, que aliado à falta de locais e profissionais treinados para realizar a biópsia percutânea de mama orientada por RM, geraram intenso debate sobre o real benefício frente aos resultados. O avanço da tecnologia dos aparelhos possibilitou exames com melhor resolução espacial e temporal que aliado ao acúmulo do conhecimento na área e aumento da experiência dos radiologistas, levou à melhora na especificidade do método com menor índice de falsos-positivos.

A seguir, serão listadas as principais indicações da RM de mamas.

Rastreamento de alto risco

O rastreamento com RM das pacientes com alto risco para câncer de mama já está bem estabelecido em razão da performance superior quando comparada à mamografia e à ultrassonografia.

Aproximadamente 5 a 10% de todos os cânceres de mama estão associados a mutações genéticas, sendo mais frequentes nas mutações de BRCA1 e BRCA2, as quais elevam o risco para câncer de mama de 50 a 85% e 45%, respectivamente. Outras mutações genéticas também estão associadas com maior risco para câncer de mama como TP53 (síndrome de Li-Fraumeni), PTEN (síndromes de Cowden e Bannayan-Riley-Ruvalcaba).

Uma outra forma de se estimar o aumento do risco para câncer de mama é por modelos estatísticos que estimam o risco de desenvolver câncer de mama e mutações genéticas, como modelo de Gail, BRCAPRO, BOADICEA e Tyrer-Cuzick por meio de informações da idade, histórias hormonal, reprodutiva ou familiar/pessoal de câncer de mama.

Com base em situações como as exemplificadas, a *American Cancer Society* (ACS) publicou os critérios para rastreamento com RM nas pacientes consideradas de alto risco.

Recomendações da ACS para uso da RM no rastreamento, em conjunto com a mamografia:

- **Rastreamento anual por RM é recomendado (com base em evidências):**
  - Portadores de mutação no gene BRCA.
  - Parentes de 1º grau de portadores de mutação no gene BRCA, não testados.
  - Risco vital de 20 a 25% ou mais, calculado pelo BRCAPRO ou outros modelos para cálculo de risco.
- **Rastreamento anual por RM é recomendado (com base no consenso de especialistas):**
  - Radioterapia com irradiação torácica entre os 10 e 30 anos de idade.
  - Síndrome de Li-Fraumeni e parentes de 1º grau.
  - Síndromes de Cowden e Bannayan-Riley-Ruvalcaba e parentes de 1º grau.
- **Não há evidências suficientes a favor ou contra o rastreamento (avaliar caso a caso):**
  - Risco vital entre 15 e 20% definido pelo BRCAPRO ou outros modelos de cálculo de risco.
  - Carcinoma lobular *in situ* ou hiperplasia lobular atípica.
  - Hiperplasia ductal atípica.
  - Mamas com padrão denso à mamografia.
  - Mulheres com antecedente pessoal de câncer de mama, incluindo carcinoma ductal *in situ*.
  - Recomendação contra de RM no rastreamento (baseado no consenso de especialistas).
  - Mulheres com risco vital inferior a 15%.

Estadiamento pré-operatório

Este tema é, provavelmente, um dos que mais gera debates na literatura acerca da indicação da RM. Vários estudos retrospectivos mostraram que a RM para estadiamento não trouxe benefícios para a paciente por diversos fatores, tais como não reduzir taxas de reoperações, aumentar o número de mastectomias, gerar biópsias desnecessárias e postergar a cirurgia. Esses estudos serviram como base, incluindo metanálises, como argumentos para não se indicar a RM como um método de estadiamento pré-operatório do câncer de mama. O contraponto em relação a estes estudos é o fato de serem retrospectivos e muitos deles com viés de seleção dos casos que fizeram a RM pré-operatória, em razão da alta taxa de cânceres em estágio avançado, subtipos histológicos/moleculares agressivos e pacientes jovens. Esses fatores por si só, independentemente da RM, estão associados à maior taxa de mastectomias e à necessidade de reoperação por margens positivas. Os estudos que podem mensurar de forma imparcial e sem esses vieses são os estudos controlados e randomizados.

Até o presente momento foram publicados 4 estudos controlados e randomizados comparando o estadiamento pré-operatório com e sem a RM. O estudo britânico, publicado em 2010 – *Comparative Effectiveness of MRI in Breast Cancer* (COMICE) – mostrou que a RM não reduziu reoperações e aumentou o número de mastectomias. O estudo holandês *Mammography of Nonpalpable Breast Tumours* (MONET) publicado em 2011, mostrou que a RM aumentou o número de reoperações e não teve influência sobre o número de mastectomias. Estes 2 estudos foram os primeiros randomizados e controlados a serem concluídos e suscitaram críticas. No estudo COMICE, havia pouca experiência dos centros médicos em que os exames foram realizados e não havia a disponibilidade de biópsia por RM. No estudo MONET, apenas um terço das pacientes apresentavam câncer de mama e boa parte dos casos era de carcinoma ductal *in situ* com calcificações à mamografia.

Diferentemente dos 2 estudos anteriormente citados, o estudo sueco *Preoperative MRI of the breast* (POMB) publicado em 2014 mostrou menor número de reoperações no braço da RM e não houve diferenças no número de mastectomias entre os braços RM e controle. Um aspecto importante deste estudo foi a faixa etária estudada, abaixo de 56 anos, implicando no benefício da RM principalmente no grupo de mulheres na pré-menopausa.

No estudo finlandês *Preoperative Magnetic Resonance Imaging in Patients with Stage I Invasive Ductal Breast Cancer: a Prospective Randomized Study* publicado em 2018, houve maior número de mastectomias e menor número de reoperações nas pacientes que realizaram a RM.

Há ainda um estudo multicêntrico publicado em 2021 e conduzido pelo grupo da Universidade de Milão, o *Preoperative Breast MRI in Clinical Pratice: Multicenter International Prospective Meta-Analysis* (MIPA). Este estudo demonstrou que a RM estava associada a 11,3% mais mastectomias e 3,2% menos reoperações no subgrupo de cirurgias conservadoras.

Diante dos estudos citados, fica claro que ainda não há uma resposta definitiva sobre o real papel da RM no estadiamento pré-operatório. O que parece ficar claro é que nem todas as pacientes se beneficiam da RM neste cenário e que é eficaz para determinados subgrupos, como pacientes de alto risco, discrepância de tamanhos > 1 cm entre a mamografia e a ultrassonografia, presença de componente *in situ* extenso associado à doença invasiva, carcinoma lobular invasivo, suspeita de invasão da fáscia profunda do músculo peitoral e para avaliação de candidatas para irradiação parcial da mama.

Avaliação de doença residual pós-cirurgia com margens positivas

Neste cenário, saber a extensão e se há multifocalidade de lesões residuais é fundamental para o planejamento cirúrgico em que ainda há alterações relacionadas ao pós-operatório recente que possa limitar a avaliação com a mamografia e a ultrassonografia.

Controle de quimioterapia neoadjuvante

A quimioterapia neoadjuvante (QTN) é administrada antes do tratamento cirúrgico com o objetivo de se reduzir o tamanho do tumor para permitir o tratamento cirúrgico adequado, preferencialmente a cirurgia conservadora e, neste cenário, é importante que a mensuração do tumor seja o mais preciso possível.

Vários estudos demonstraram superioridade de RM em relação ao exame clínico, mamografia e ultrassonografia em correlacionar o tamanho tumoral encontrado na imagem com as medidas da patologia. O estudo ACRIN 6657 publicado em junho de 2018, estudou de forma prospectiva o papel da RM, exame clínico e mamografia na avaliação pré-operatória da doença residual e resposta completa após a QTN e a RM foi a mais acurada quando utilizada a medida do maior diâmetro tumoral.

Pesquisa de carcinoma oculto

Nos casos de metástase axilar por câncer de mama sem primário conhecido na mama pela mamografia e ultrassonografia, a RM está indicada e pode detectar o foco original em mais da metade dos casos.

Suspeita de recorrência com mamografia e ultrassonografia inconclusivas

Na suspeita de recorrência tumoral à mamografia e à ultrassonografia em uma paciente submetida a tratamento prévio, a RM pode ser útil, principalmente pela capacidade em diferenciar alterações arquiteturais pós-cirúrgicas de lesão tumoral por conta do realce pós-contraste.

Fluxo papilar sanguinolento com mamografia e ultrassonografia negativas

Nas situações de fluxo papilar sanguinolento, a investigação inicia-se com a mamografia e a ultrassonografia no intuito de verificar se há lesões focais que possam estar relacionados ao sintoma. Em caso negativo, a RM está indicada pela possibilidade de alteração no planejamento terapêutico em sabendo a localização exata da lesão responsável pelo fluxo papilar, que pode ser um papiloma ou um foco de carcinoma ductal.

Avaliação da integridade dos implantes de silicone

Tanto a mamografia quanto a ultrassonografia apresentam limitações para pesquisar roturas de implantes de silicone, principalmente as roturas em posições posteriores de difícil acesso por estes métodos. A sensibilidade da RM para detecção de rotura dos implantes varia de 78 a 89%, sendo possível avaliar toda a área do implante. Em geral, a RM está indicada para avaliação de rotura quando há sintomas clínicos (dor, assimetria, mudança na forma) relacionados ao implante, a mamografia e a ultrassonografia são inconclusivas.

A Food and Drug Administration (FAD) americano recomenda a avaliação com RM dos implantes de silicone para pesquisa de rotura silenciosa 3 anos após a colocação e a cada 2 anos a partir de então.

Protocolos especiais

RM Abreviada

A RM abreviada consiste em um protocolo abreviado da RM de mamas com contraste realizada habitualmente com o objetivo de reduzir o tempo de exame, reduzindo custos e tornando o método mais acessível para fins de rastreamento do câncer de mama. Em 2014, Kuhl et al. publicaram um estudo de RM abreviada de rastreamento em 443 mulheres com risco moderado para câncer de mama (< 15%) que consistia de uma fase pré-contraste, uma fase pós-contraste com subtração e reconstrução volumétrica com MIP baseada nestas 2 primeiras fases, totalizando aproximadamente 3 minutos de aquisição de imagens. Neste estudo, a performance do protocolo abreviado foi igual à do protocolo tradicional, abrindo grande debate sobre a possibilidade de rastreamento com RM para pacientes além do alto risco.

O Eastern Cooperative Oncology Group (ECOG-ACRIN Cancer Research Group) *Abbreviated Breast MRI and Digital Tomosynthesis Mammography in Screening Women With Dense Breasts* publicado em 2020 demonstrou maior taxa de detecção de cânceres invasivos em mamas densas pela RM abreviada comparada à tomossíntese (taxa de detecção de 11,8/1.000 mulheres rastreadas por RM abreviada em comparação com 4,8/1.000 por tomosíntese).

Difusão

A difusão consiste em uma sequência realizada sem a necessidade do contraste endovenoso à base de gadolínio e baseia-se no movimento browniano das moléculas de água. Este movimento das moléculas de água pode refletir a integridade da membrana celular e a densidade celular em um tecido tumoral maligno que pode ser quantificado pelo coeficiente de difusão aparente (CDA).

Em um tumor maligno, há alta concentração celular e as membranas destas células limitam o movimento das moléculas de água, gerando um ambiente de restrição à difusão e baixos valores do CDA. Esta característica pode ser um parâmetro a ser utilizado para caracterização de lesões malignas na mama.

No tratamento com QTN, há morte celular do tumor maligno e, consequentemente, redução da restrição à difusão e valores altos do CDA. A mudança destes parâmetros pode ser utilizada para se mensurar resposta à QTN.

Embora não haja consenso sobre os valores de CDA para diferenciação entre lesões benignas e malignas, alguns autores sugerem que valores < 1,25 × 10-3 mm^2/segundo são específicos para malignidade e > 1,4 × 10-3 mm^2/segundos indicam lesões benignas. Valores intermediários a estes são considerados como inespecíficos.

A difusão é uma técnica promissora, principalmente pela capacidade em avaliar componentes teciduais sem a necessidade do contraste endovenoso, porém ainda está sob investigação e necessita de mais estudos para validar o conhecimento atual, assim como para padronizar a técnica e valores de CDA. No presente momento da prática, a difusão ainda é utilizada apenas para fins de pesquisa, não sendo indicada para caracterização definitiva de achados de imagem, assim como para definição de conduta.

A European Society of Breast Imaging (EUSOBI) publicou em 2020 um consenso com os parâmetros técnicos e de avaliação para os exames de Difusão em um esforço de padronização de protocolos e critérios de interpretação deste método.

Sugestões bibliográficas

1. American College of Radiology. ACR Practice Parameter for the Performance of Contrast-Enhanced Magnetic Resonance Imaging (MRI) of the Breast Res. 34 – 2018. Available from: https://www.acr.org/-/media/ACR/Files/Practice-Parameters/MR-Contrast-Breast.pdf. [Accessed 22 Nov. 2021].
2. American College of Radiology. ACR Manual On Contrast Media 2021. Available from: https://www.acr.org/-/media/ACR/Files/Clinical-Resources/Contrast_Media.pdf. [Accessed 22 Nov. 2021].
3. Brück N, Koskivuo I, Boström P, Saunavaara J, Aaltonen R, Parkkola R. Preoperative magnetic resonance imaging in patients with stage i invasive ductal breast cancer: a prospective randomized study. Scand J Surg. 2018;107(1):14-22.
4. Gonzalez V, Sandelin K, Karlsson A, Åberg W, Löfgren L, Iliescu G, et al. Preoperative MRI of the breast (POMB) influences primary treatment in breast cancer: a prospective, randomized, multicenter study. World J Surg. 2014;38(7):1685-93.
5. Heller SL, Heacock L, Moy L. Developments in Breast Imaging: Update on New and Evolving MR Imaging and Molecular Imaging Techniques. Magn Reson Imaging Clin N Am. 2018;26(2):247-58.
6. Kuhl CK, Schrading S, Strobel K, Schild HH, Hilgers R-D, Bieling HB. Abbreviated breast magnetic resonance imaging (MRI): first postcontrast subtracted images and maximum-intensity projection-a novel approach to breast cancer screening with MRI. J Clin Oncol. 2014;32(22):2304-10.
7. Mann RM, Kuhl CK, Kinkel K, Boetes C. Breast MRI: guidelines from the European Society of Breast Imaging. Eur Radiol. 2008;18(7):1307-18.
8. Mann RM, Kuhl CK, Moy L. Contrast-enhanced MRI for breast cancer screening. J Magn Reson Imaging. 2019;50(2):377-90.
9. Morris EA, Comstock CE, Lee CH, et al. ACR BI-RADS® Magnetic Resonance Imaging. In: ACR BI-RADS® Atlas, Breast Imaging Reporting and Data System. Reston, VA, American College of Radiology; 2013. Available from: https://www.acr.org/-/media/ACR/Files/RADS/BI-RADS/BIRADS-Reference-Card.pdf.
10. Sardanelli F, Boetes C, Borisch B, Decker T, Federico M, Gilbert FJ, et al. Magnetic resonance imaging of the breast: recommendations from the EUSOMA working group. Eur J Cancer. 2010;46(8):1296-316.

11. Saslow D, Boetes C, Burke W, Harms S, Leach MO, Lehman CD, et al.; American Cancer Society Breast Cancer Advisory Group. American Cancer Society guidelines for breast screening with MRI as an adjunct to mammography. CA Cancer J Clin. 2007;57(2):75-89.
12. Sardanelli, F., Trimboli, R.M., Houssami, N. *et al.* Solving the preoperative breast MRI conundrum: design and protocol of the MIPA study. *Eur Radiol* 2021. https://doi.org/10.1007/s00330-021-08240-x.
13. Comstock CE, Gatsonis C, Newstead GM, et al. Comparison of Abbreviated Breast MRI vs Digital Breast Tomosynthesis for Breast Cancer Detection Among Women With Dense Breasts Undergoing Screening. JAMA. 2020;323(8):746–756. doi:10.1001/jama.2020.0572.
14. Baltzer, P., Mann, R.M., Iima, M. *et al.* Diffusion-weighted imaging of the breast — a consensus and mission statement from the EUSOBI International Breast Diffusion-Weighted Imaging working group. *Eur Radiol* **30,** 1436–1450 (2020). https://doi.org/10.1007/s00330-019-06510-3.

Seção III

Alterações mamárias – guia prático

5

Mamografia

Juliana Hiraoka Catani

Introdução

O léxico da mamografia inclui descritores para composição mamária, nódulos, calcificações, assimetrias, achados associados e localização da lesão.

A avaliação final inclui a categorização em BI-RADS 0 a 6, sendo:

- BI-RADS 0: avaliação incompleta, sendo necessárias imagens adicionais incluindo compressão localizada ou magnificação, ou ainda complementação com ultrassonografia.
- BI-RADS 1: achados negativos, ou seja, ausência de calcificações, nódulos ou distorção arquitetural.
- BI-RADS 2: achados benignos, incluindo calcificações, cistos, lesões contendo gordura, fibroadenomas calcificados, implantes e linfonodos intramamários.
- BI-RADS 3: achados provavelmente benignos e que necessitam de controle com intervalo precoce para determinar estabilidade, incluindo nódulo circunscrito e não calcificado, assimetria focal sem achados associados, e calcificações puntiformes agrupadas. O risco de malignidade é menor que 2%; o seguimento inclui exame diagnóstico unilateral em 6 meses, seguido de exame bilateral em 12 e 24 meses. Em caso de estabilidade, a paciente volta a realizar exame de rastreamento conforme faixa etária e risco.
- BI-RADS 4: achado suspeito. Pode ser subdividido em: (a) probabilidade entre 2 e 10% de malignidade; (b) probabilidade intermediária, entre 10 e 50%; e (c) alta probabilidade de malignidade, entre 50 a 95%.
- BI-RADS 5: achados altamente suspeitos, com probabilidade maior que 95%.
- BI-RADS 6: achado com diagnóstico comprovado de malignidade.

Composição da mama

Levar em consideração a possibilidade de um nódulo ser obscurecido por tecido fibroglandular adjacente: mamas predominantemente adiposas (Figura 1), mamas com densidades fibroglandulares esparsas (Figura 2), mamas heterogeneamente densas, o que pode ocultar pequenos nódulos (Figura 3), mamas extremamente densas, o que diminui a sensibilidade da mamografia (Figura 4).

Descrição dos achados

Nódulo

Lesão tridimensional e que ocupa espaço, vista em 2 incidências mamográficas, com bordas convexas.

Forma (Figura 5)

A. Oval.
B. Redonda.
C. Irregular.

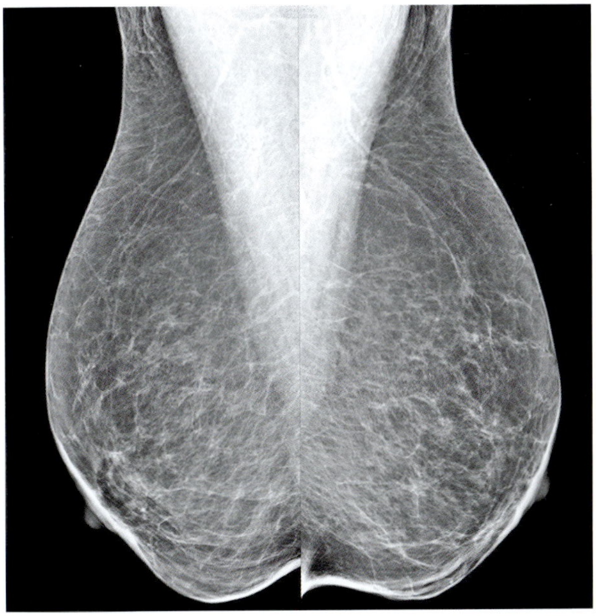

FIGURA 1 Mamas predominantemente adiposas.

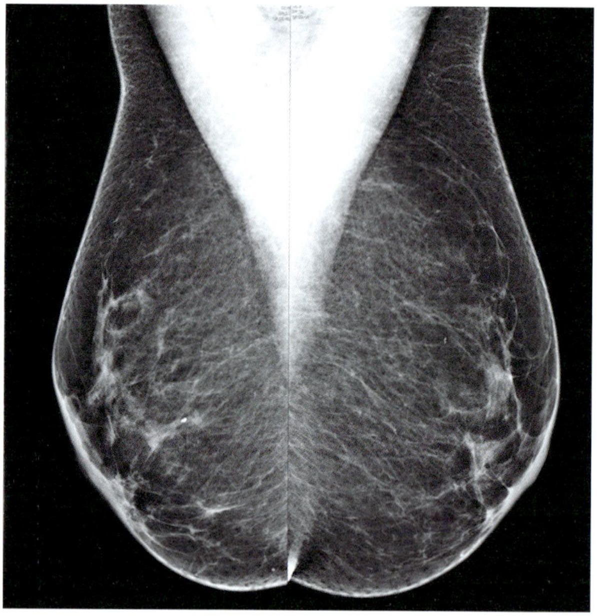

FIGURA 2 Mamas com densidades fibroglandulares esparsas.

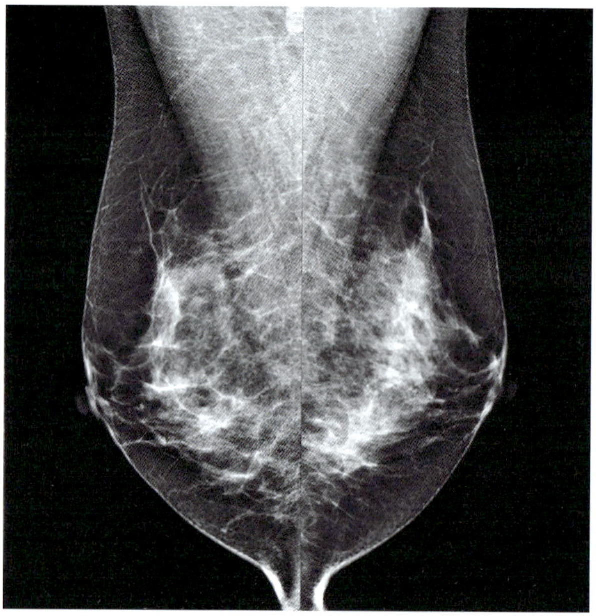

FIGURA 3 Mamas heterogeneamente densas, o que pode ocultar pequenos nódulos.

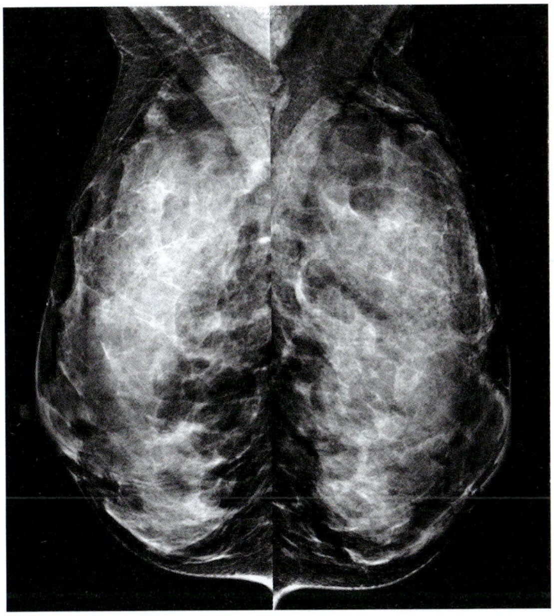

FIGURA 4 Mamas extremamente densas, o que diminui a sensibilidade da mamografia.

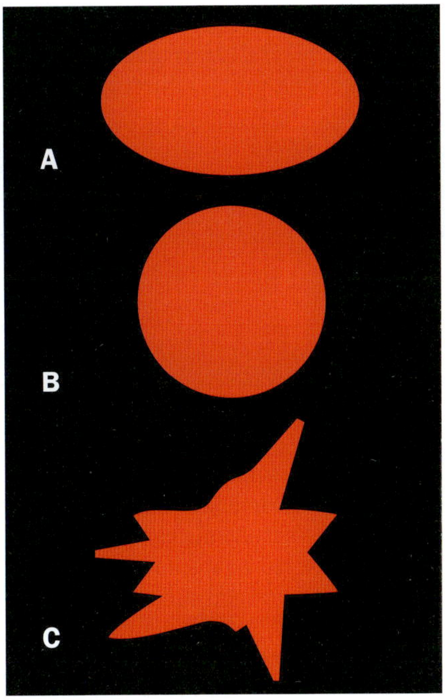

FIGURA 5 Forma dos nódulos: (**A**) oval; (**B**) redonda; (**C**) irregular.

Margem (Figura 6)

A. Circunscrita: pelo menos 75% bem definida (não obscurecida), pode ter até 3 lobulações; um nódulo em que qualquer porção da margem seja indistinta, microlobulada ou espiculada deve ser classificado com base no componente mais suspeito.
B. Obscurecida: oculta por tecido fibroglandular adjacente (em amarelo) ou sobreposto (> 25% da margem).
C. Microlobulada: múltiplas lobulações – achado suspeito.
D. Indistinta: não é possível demarcar a margem ou parte dela em relação ao tecido adjacente – achado suspeito.
E. Espiculada: linhas irradiadas a partir do nódulo (espículas) – achado suspeito.

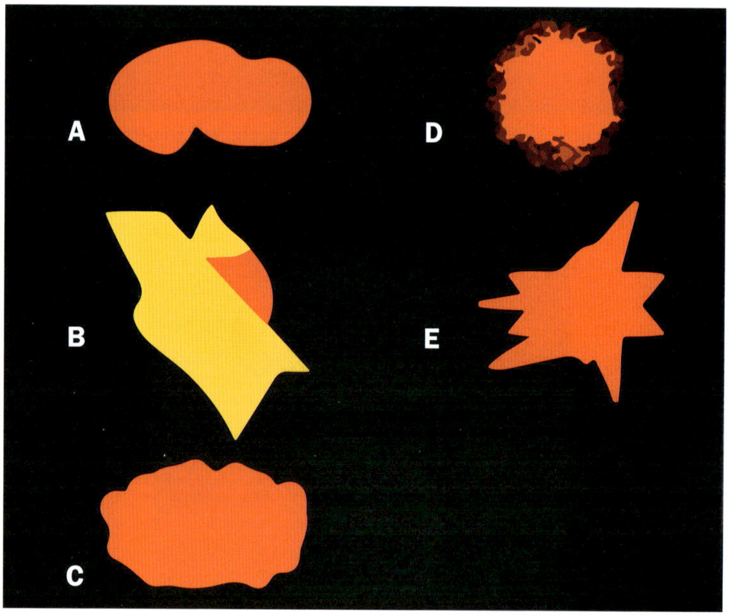

FIGURA 6 Margens dos nódulos. (**A**) Circunscrita: pelo menos 75% bem definida (não obscurecida), pode ter até 3 lobulações; um nódulo em que qualquer porção da margem seja indistinta, microlobulada ou espiculada deve ser classificado com base no componente mais suspeito; (**B**) obscurecida: oculta por tecido fibroglandular adjacente (em amarelo) ou sobreposto (> 25% da margem); (**C**) microlobulada: múltiplas lobulações – achado suspeito; (**D**) indistinta: não é possível demarcar a margem ou parte dela em relação ao tecido adjacente – achado suspeito e (**E**) espiculada: linhas irradiadas a partir do nódulo (espículas) – achado suspeito.

Densidade

Quantifica a atenuação da radiação pela lesão em relação à atenuação esperada de um volume igual de tecido fibroglandular mamário normal.

Geralmente os nódulos malignos têm densidade igual ou mais alta do que um volume igual de tecido fibroglandular normal.

A. Alta densidade (Figura 7).
B. Densidade igual (Figura 8).
C. Baixa densidade (Figura 9).
D. Conteúdo adiposo (Figura 10).

Exemplos de nódulos com várias combinações de forma, margem e densidade (Figuras 11 a 18).

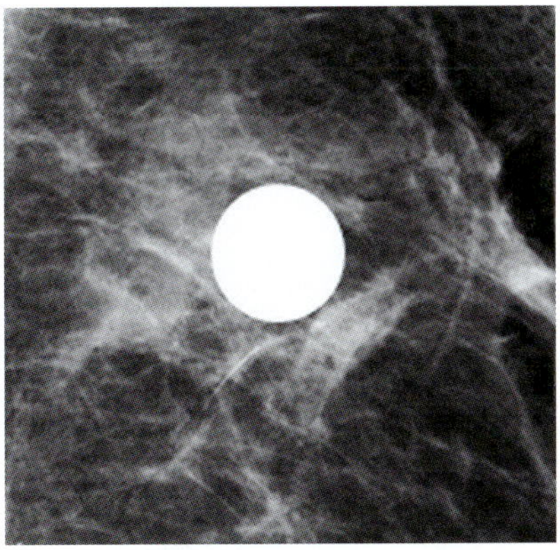

FIGURA 7 Alta densidade.

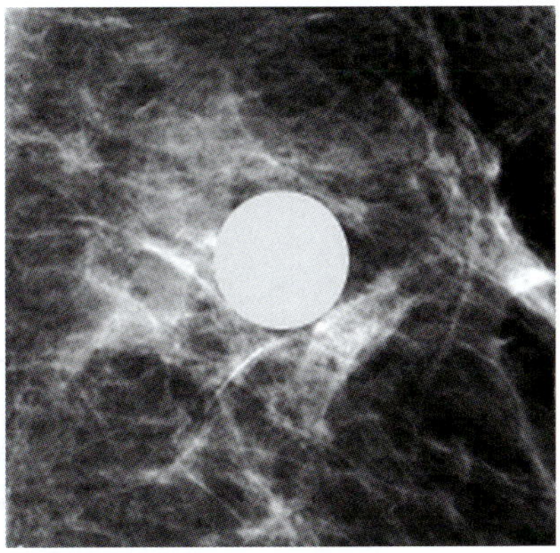

FIGURA 8 Densidade igual.

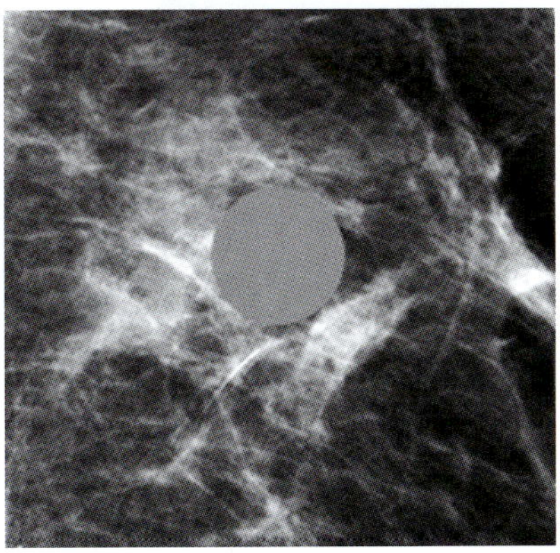

FIGURA 9 Baixa densidade.

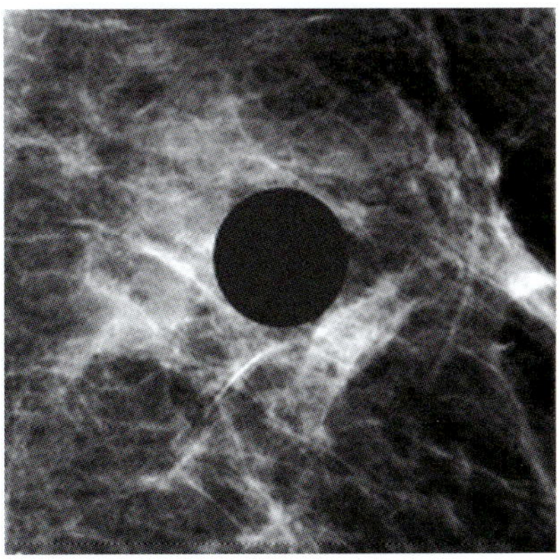

FIGURA 10 Conteúdo adiposo.

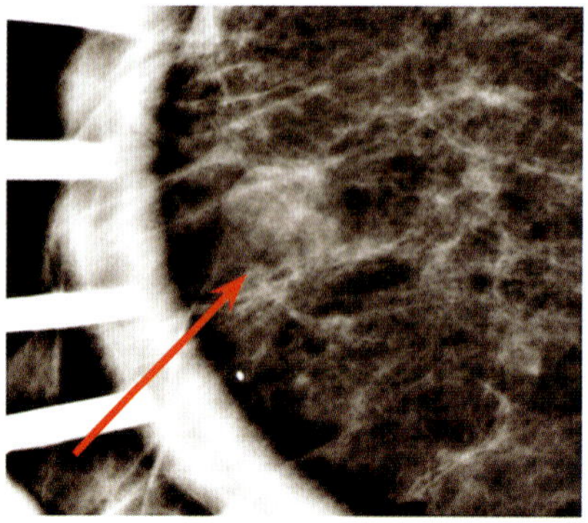

FIGURA 11 Nódulo com forma oval e margem circunscrita, com densidade igual ao tecido fibroglandular adjacente.

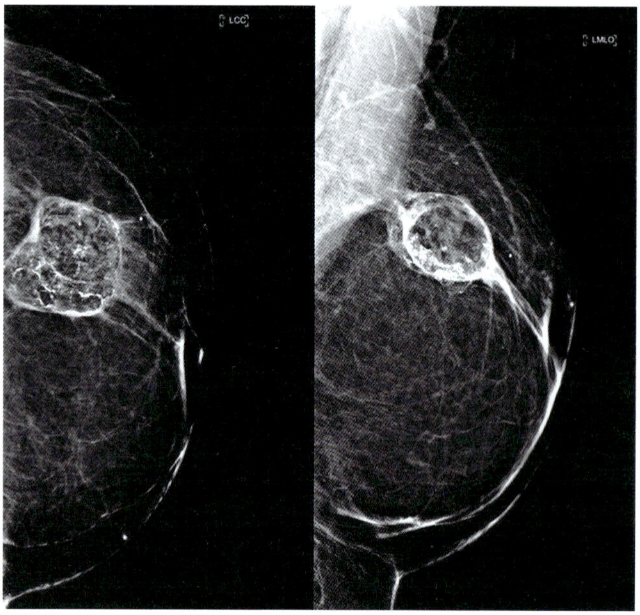

FIGURA 12 Nódulo com conteúdo adiposo e calcificações distróficas, associado à distorção arquitetural em paciente com antecedente de cirurgia conservadora – cisto oleoso.

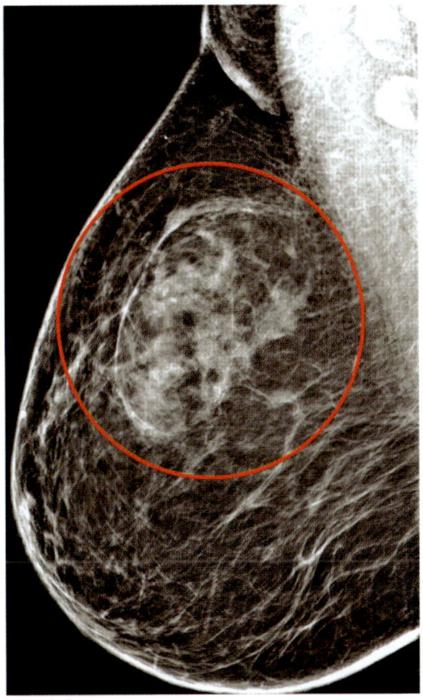

FIGURA 13 Nódulo oval e circunscrito com densidade mista, com aspecto de "mama dentro da mama" – fibroadenolipoma, achado benigno.

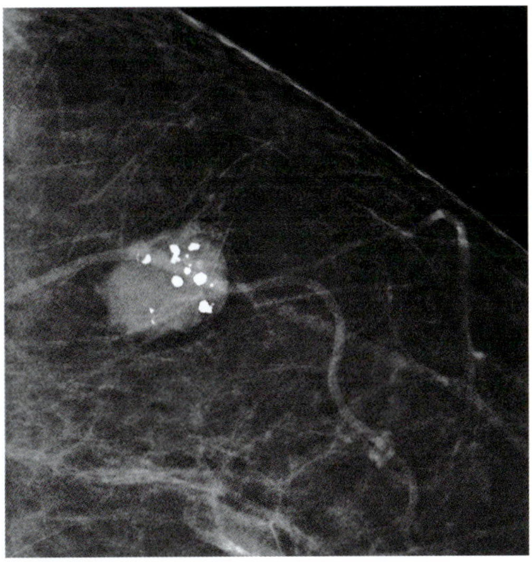

FIGURA 14 Nódulo com densidade igual, oval e circunscrito, com calcificações grosseiras, achado benigno (fibroadenoma em involução).

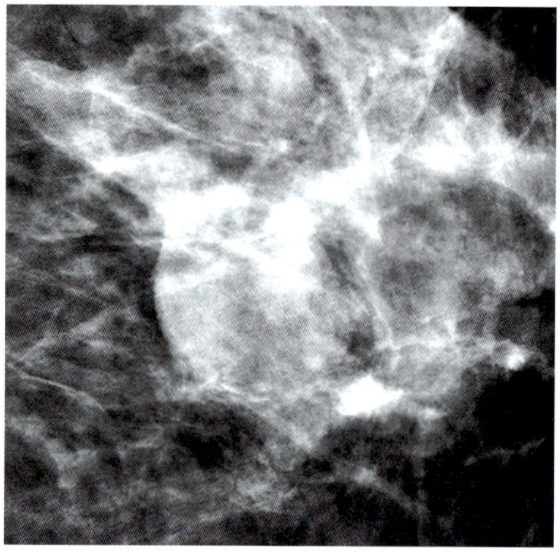

FIGURA 15 Nódulo com densidade igual, oval e obscurecido, cístico à correlação ultrassonográfica (benigno).

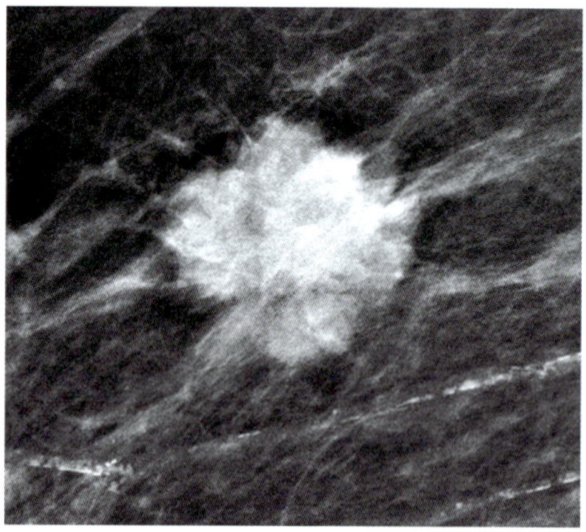

FIGURA 16 Nódulo de alta densidade, forma irregular e margem espiculada.

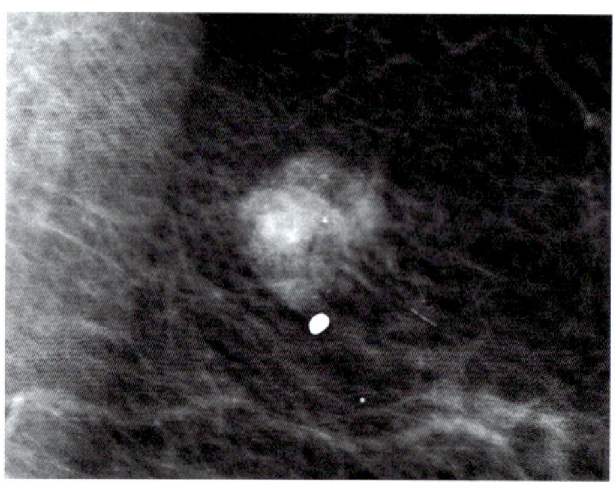

FIGURA 17 Nódulo de densidade igual, irregular e indistinto, achado suspeito.

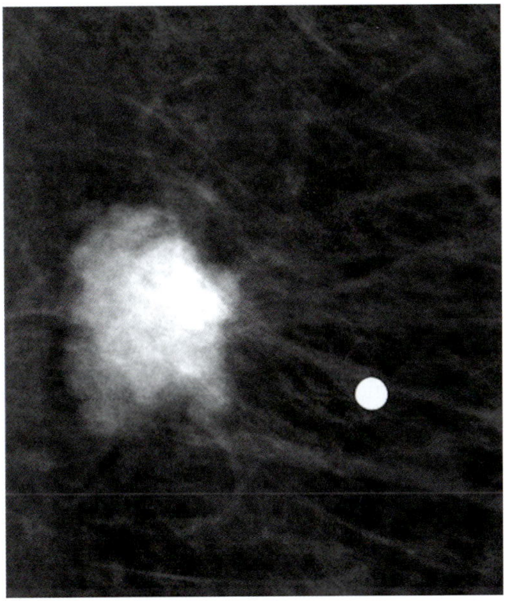

FIGURA 18 Nódulo de alta densidade, irregular e microlobulado (com marcador de lesão palpável), achado suspeito.

Calcificações

É necessário magnificação em CC e perfil para avaliar morfologia e distribuição, bem como tangencial ou tomossíntese para caracterizar calcificações cutâneas.

Tipicamente benignas

A. Cutâneas: centro radiotransparente.
B. Vasculares: em linhas paralelas ("trilho de trem") ou tubulares.
C. Grosseiras ou "semelhantes a pipoca": calcificações grandes (> 2 a 3 mm em seu maior diâmetro), secundárias ao processo de involução de um fibroadenoma.
D. Grandes, semelhantes a bastonetes: estão associadas à ectasia ductal, com distribuição ductal, geralmente com > 5 mm.
E. Redondas ("puntiformes" é uma subclassificação das calcificações redondas, quando < 0,5 mm); a categorização do BI-RADS dependerá da distribuição dessas calcificações, bem como da estabilidade.
F. Anelares: calcificações finas, benignas, que aparecem como cálcio depositado na superfície de uma esfera, apresentando centro radiotransparente; tem entre 1 mm e 1 cm geralmente.
G. Distróficas: após trauma, cirurgia, alteração actínica.

H. "Leite de cálcio": calcificações geralmente sedimentadas em cistos; na incidência em perfil, apresentam-se mais definidas em relação à CC, com forma de meia-lua ou linear.
I. Fios de sutura: cálcio depositado sobre material de sutura, com forma linear ou tubular.

Morfologia suspeita

Calcificações associadas à malignidade geralmente são muito pequenas e frequentemente exigem magnificação para melhor caracterização da morfologia e da distribuição:

- Amorfas: calcificações pequenas e tênues, cuja morfologia não pode ser determinada – achado suspeito, exceto nos casos em que se apresentam difusas em ambas as mamas.
- Heterogêneas grosseiras: calcificações entre 0,5 e 1 mm, irregulares e coalescentes, menores que as calcificações distróficas; suspeitas, exceto nos casos em que se apresentam difusas ou como vários grupamentos em ambas as mamas.
- Pleomórficas finas: geralmente com < 0,5 mm, com forma e tamanhos variados.
- Lineares finas ou lineares finas ramificadas: calcificações finas, lineares e irregulares, menores que 0,5 mm; essas calcificações podem ser classificadas como BI-RADS 4C, independentemente da distribuição.

Distribuição

Indica a disposição das calcificações na mama:

- Difusa: aleatórias em toda a mama – geralmente é associada à benignidade.
- Regional: ocupam mais de 2 cm de extensão; a avaliação geral de calcificações regionais deve incluir a morfologia.
- Agrupada: pelo menos 5 calcificações distando até 2 cm entre si; a avaliação geral de calcificações agrupadas deve incluir a morfologia.
- Linear: dispostas em linhas; geralmente suspeitas (com exceção de calcificações vasculares e em bastonete).
- Segmentar: sugere depósitos em um ducto ou ductos e ramificações, suspeitas.

Exemplos de vários tipos de calcificações estão nas Figuras 19 a 32.

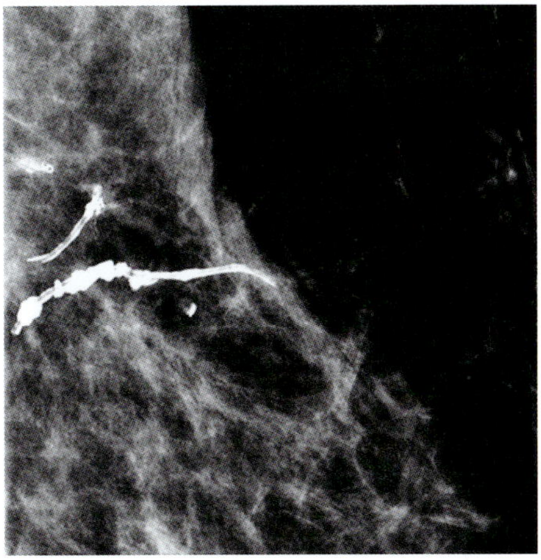

FIGURA 19 Calcificações em fio de sutura, benignas.

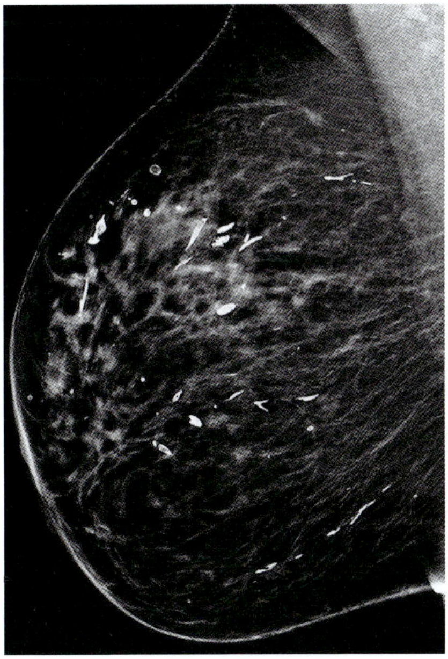

FIGURA 20 Calcificações em bastonete, difusas na mama direita, achado benigno.

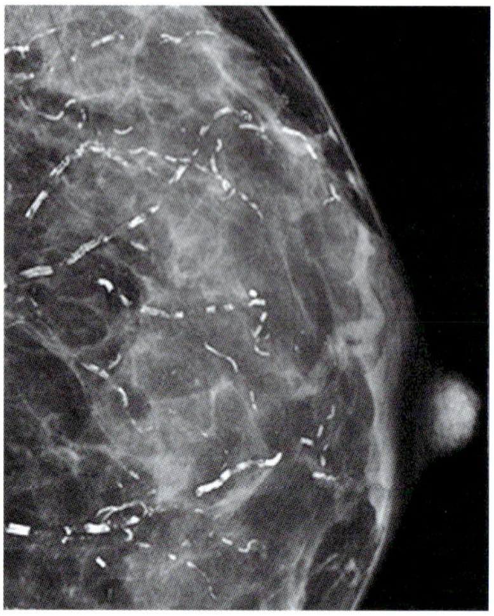

FIGURA 21 Calcificações vasculares, benignas.

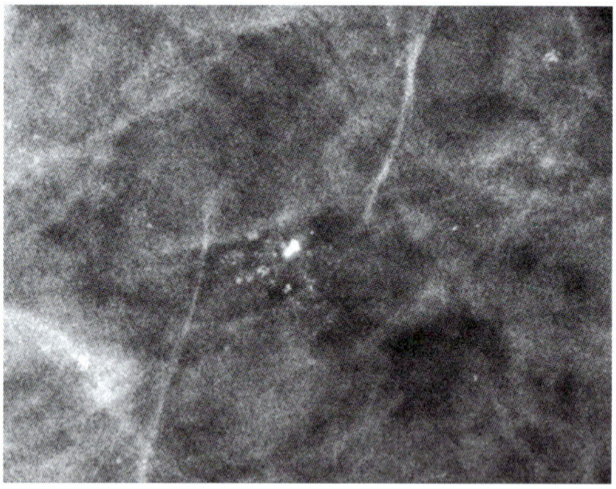

FIGURA 22 Calcificações amorfas agrupadas (< 2 cm de extensão), achado suspeito.

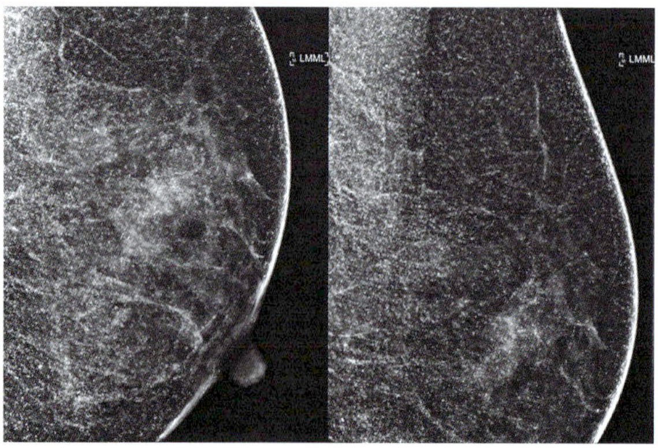

FIGURA 23 Calcificações cutâneas difusas, benignas.

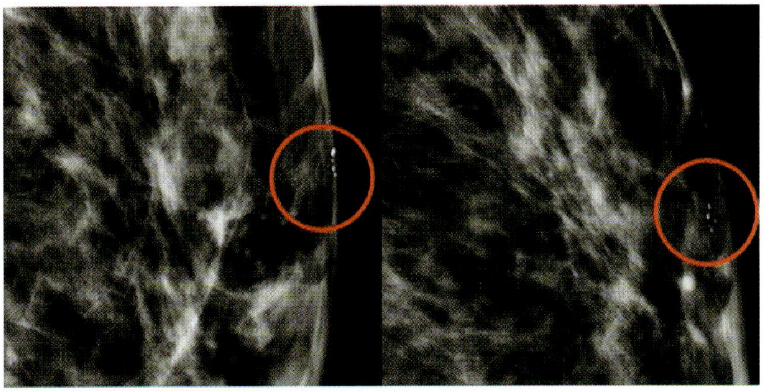

FIGURA 24 Calcificações cutâneas, benignas.

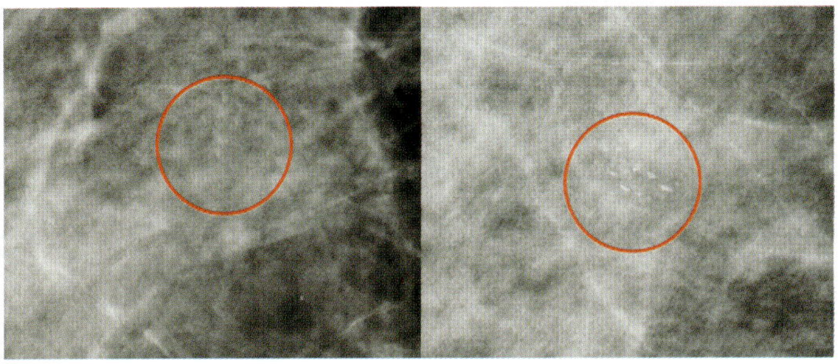

FIGURA 25 Calcificações tênues na incidência CC (esquerda), que adquirem morfologia em "meia-lua" na incidência em perfil (à direita).

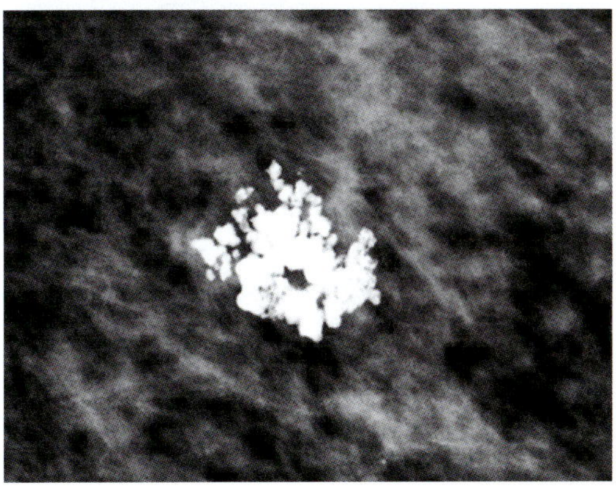

FIGURA 26 Calcificação em "pipoca", benigna.

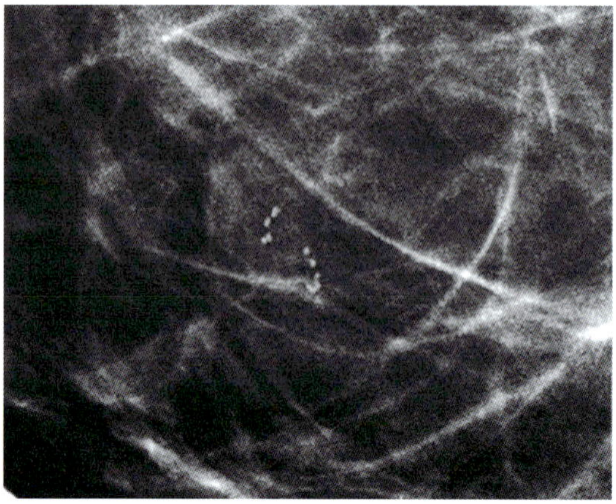

FIGURA 27 Calcificações puntiformes agrupadas – avaliar estabilidade: podem ser benignas (se estáveis/biopsiadas), provavelmente benignas (se primeiro exame/controle) ou suspeitas (se novas/com mudança em relação ao exame prévio).

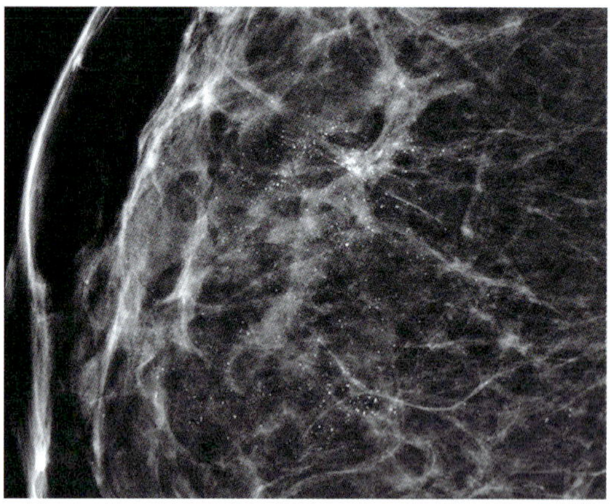

FIGURA 28 Calcificações puntiformes regionais na mama direita; é necessário avaliar estabilidade para classificação final do BI-RADS.

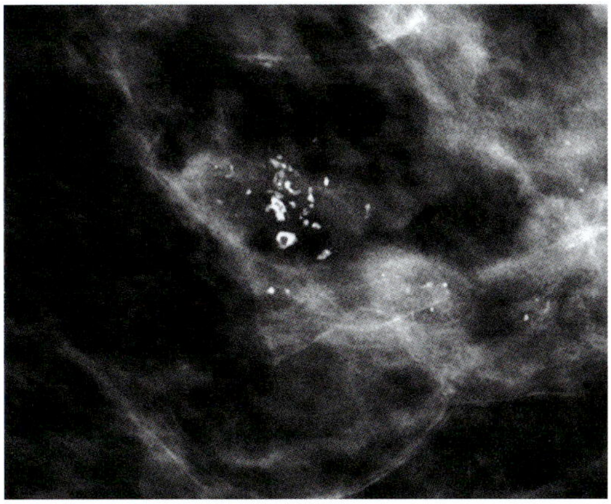

FIGURA 29 Calcificações grosseiras e heterogêneas agrupadas, achado suspeito.

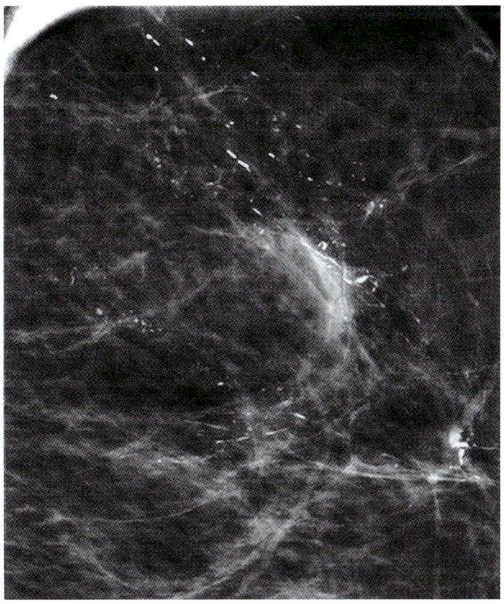

FIGURA 30 Calcificações lineares ramificadas em distribuição segmentar, achado suspeito (4C).

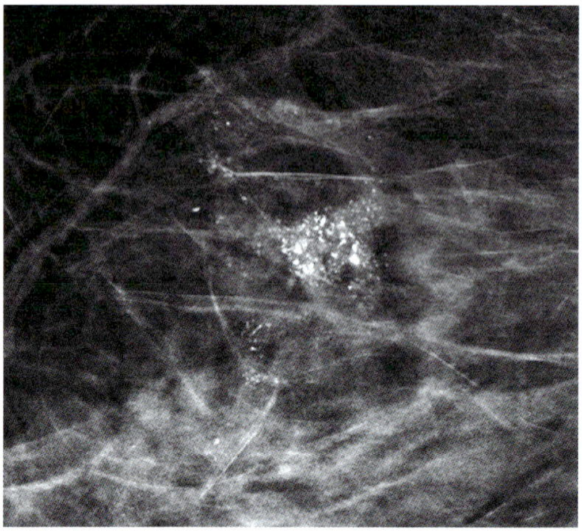

FIGURA 31 Calcificações pleomórficas finas agrupadas, achado suspeito.

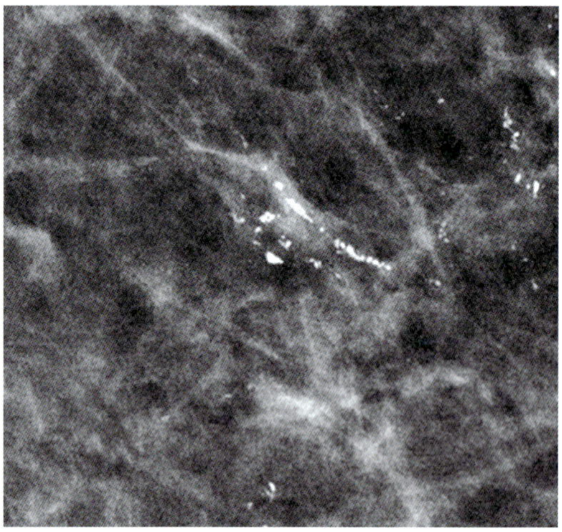

FIGURA 32 Calcificações puntiformes com distribuição linear, achado suspeito.

Assimetrias

Necessário avaliação complementar com perfil, compressão localizada, imagens roladas, tomossíntese e ultrassonografia para identificar possível nódulo ou distorção associados:

A. Assimetria: visível apenas em uma incidência mamográfica, geralmente representa sobreposição de tecido fibroglandular (Figura 33).
B. Assimetria global: ocupa pelo menos um quadrante, sem outros achados associados – achado benigno (Figura 34).

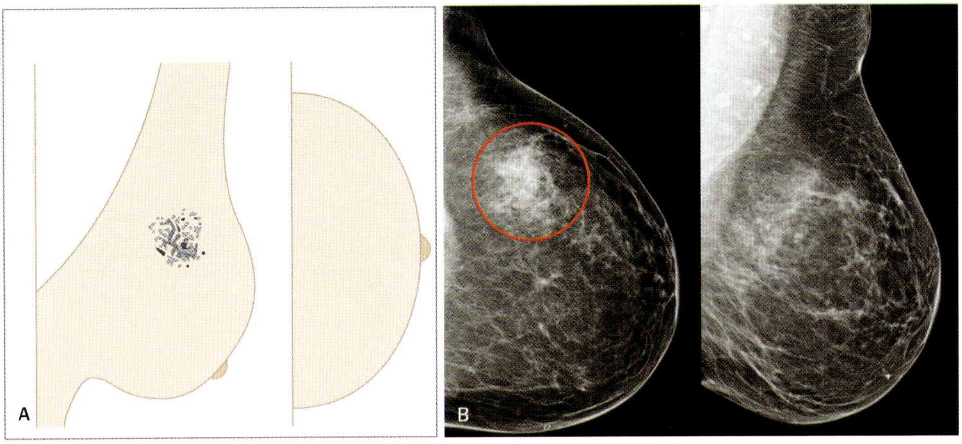

FIGURA 33 (**A**, **B**) Assimetria vista apenas na incidência CC, sugerindo sobreposição de tecido fibroglandular.

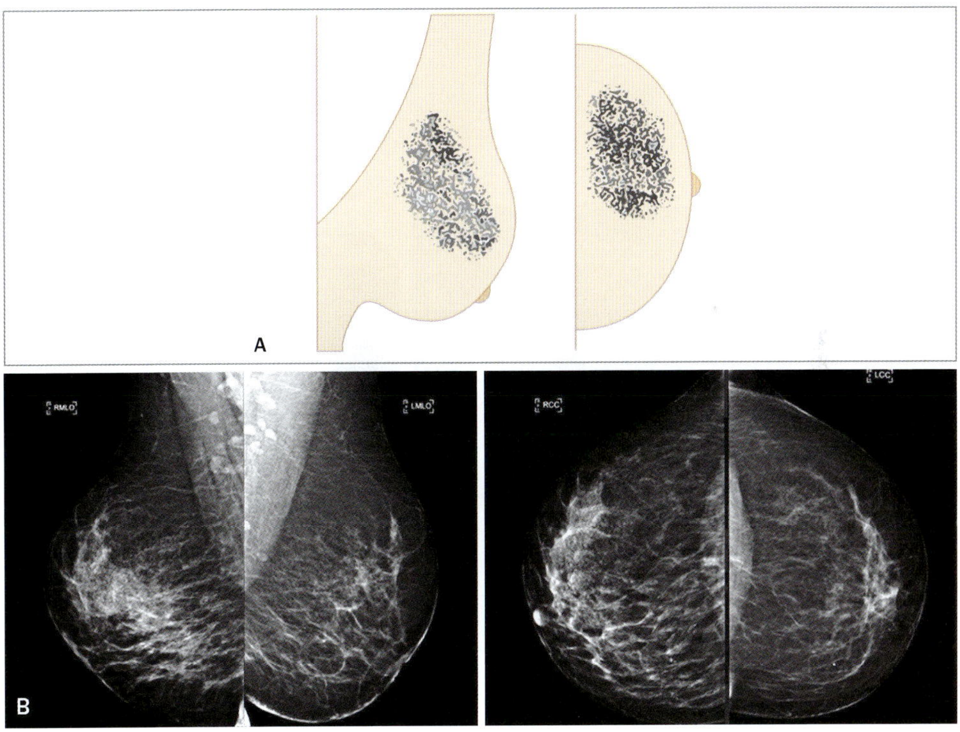

FIGURA 34 (**A**, **B**) Assimetria global na mama direita (amamentação preferencial à direita).

C. Assimetria focal: visível em 2 incidências, sem margens convexas, ocupando menos de 1 quadrante; pode corresponder a uma ilha de tecido fibroglandular; sem outros achados associados, tem características provavelmente benignas. Se houver achado associado (distorção arquitetural, calcificações), a assimetria será um achado suspeito (Figura 35).

D. Assimetria em desenvolvimento: assimetria focal nova ou que tenha aumento das dimensões ou da densidade quando comparada com exames prévios – achado suspeito (Figura 36).

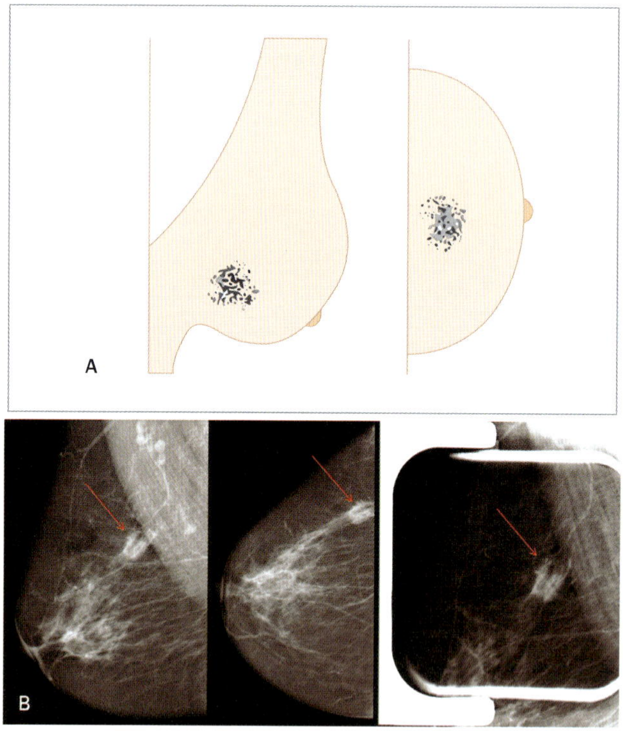

FIGURA 35 (A, B) Assimetria focal no terço posterior do QSL da mama direita, que persiste à compressão localizada, sem outros achados associados, provavelmente benigna.

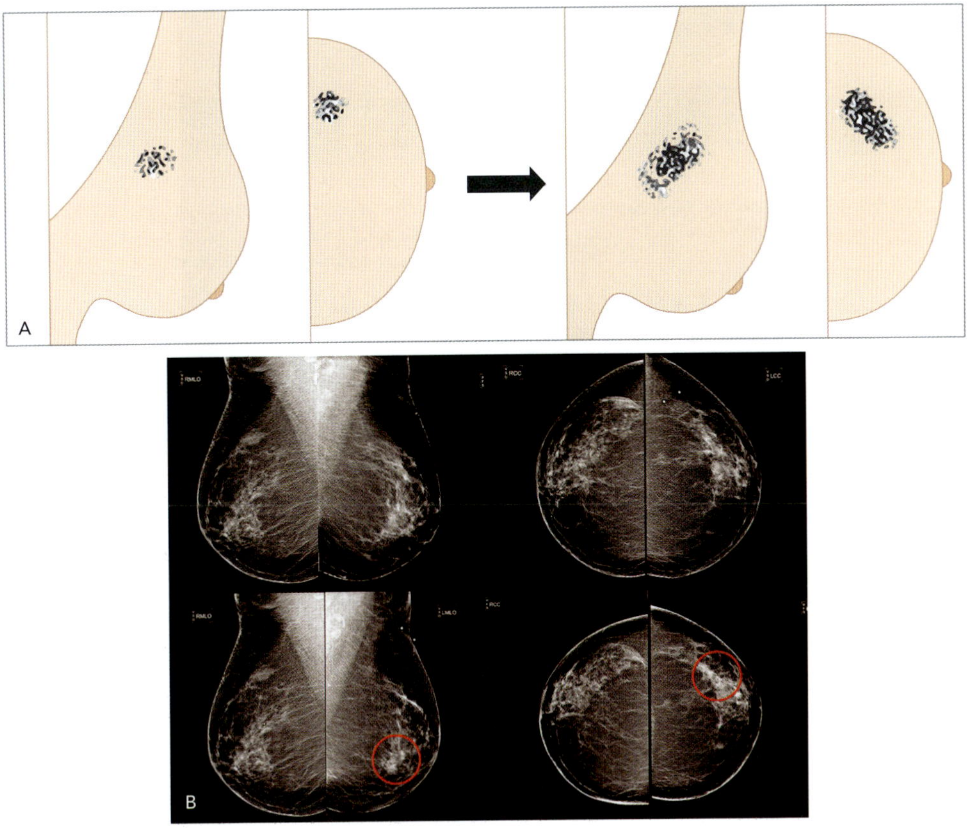

FIGURA 36 (A, B) Assimetria focal no QIL da mama esquerda, nova em relação ao exame prévio. Realizada biópsia percutânea com resultado de carcinoma mamário invasivo de tipo não especial.

Distorção arquitetural

Apresentam-se como linhas finas, espiculadas irradiando-se a partir de um ponto, além de retração focal e retificação na margem anterior ou posterior do parênquima (sinal da tenda).

Terceira apresentação mais comum de doença maligna detectada no rastreamento mamográfico, representando aproximadamente 6% das alterações.

Realizar imagens adicionais em perfil e com compressão localizada para melhor caracterização da lesão, bem como avaliação com ultrassonografia.

A avaliação com tomossíntese, quando possível, ajuda na melhor delimitação da lesão (Figura 37).

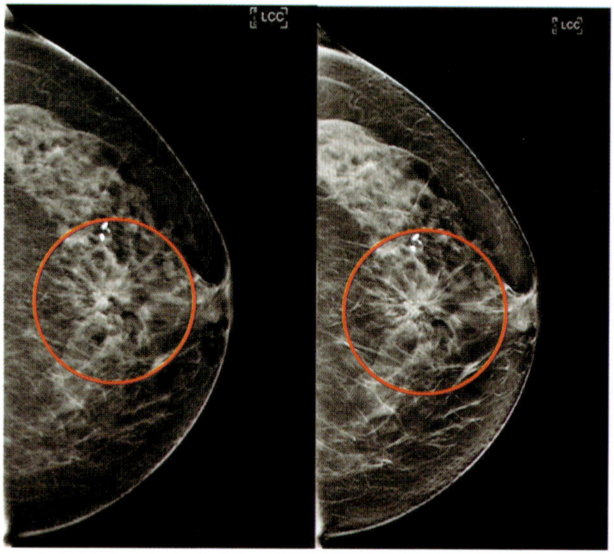

FIGURA 37 Distorção arquitetural na mama esquerda (mamografia digital e imagem sintetizada (*C-view*)).

Linfonodo intramamário

Linfonodos intramamários apresentam-se como nódulos com centro radioluscente, reniformes e perivasculares (Figura 38).

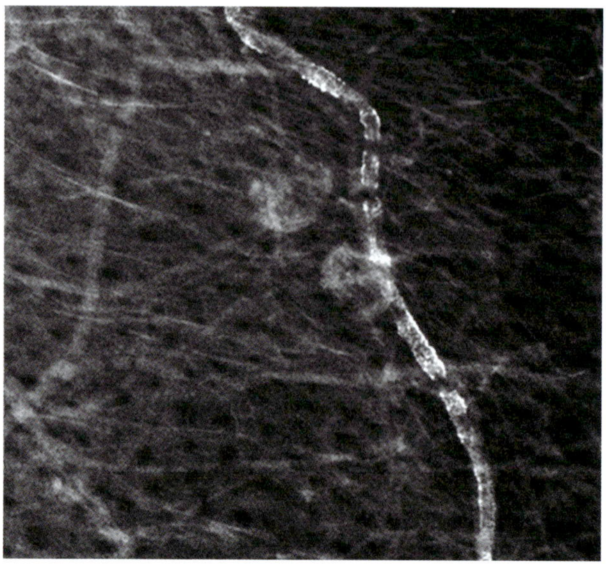

FIGURA 38 Linfonodos intramamários (nódulos com centro radioluscente, reniformes e perivasculares).

Achados associados

A. Retração da pele.
B. Retração da papila.
C. Espessamento da pele.
D. Espessamento trabecular.
E. Adenopatia axilar.
F. Distorção arquitetural.
G. Calcificações.

Localização da lesão

A. Lateralidade.
B. Quadrante e projeção na "face de relógio".
C. Profundidade.
D. Distância da papila.

Exemplos de achados associados estão nas Figuras 39 a 43.

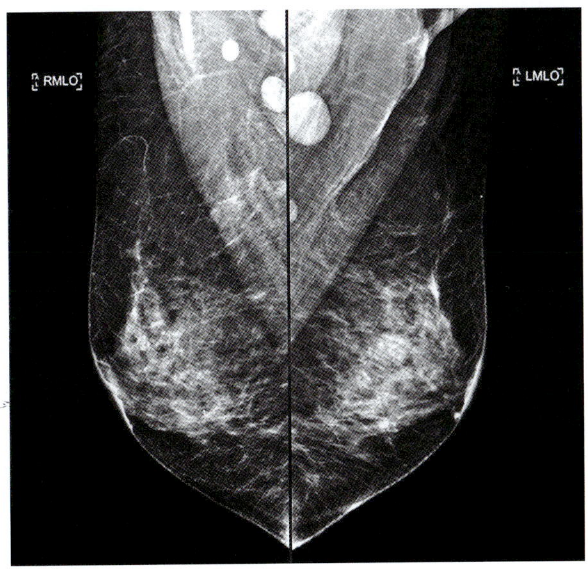

FIGURA 39 Paciente com diagnóstico de doença mista do tecido conjuntivo, apresentando linfonodos globosos em ambas as axilas, achado benigno.

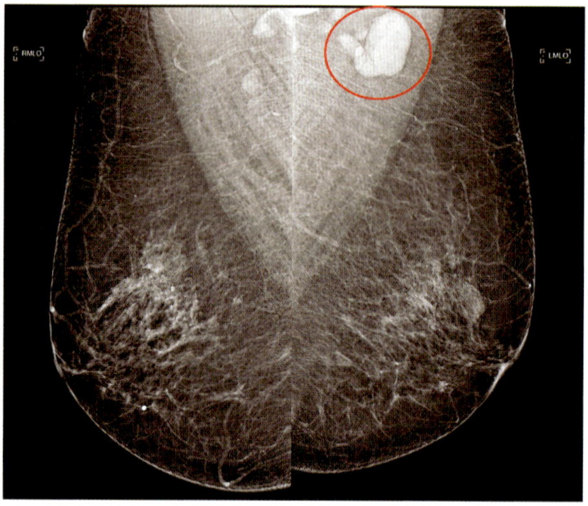

FIGURA 40 Linfonodo axilar globoso e sem hilo evidente à esquerda, sem outros achados na mama (BI-RADS 4); core biópsia confirmou linfoma.

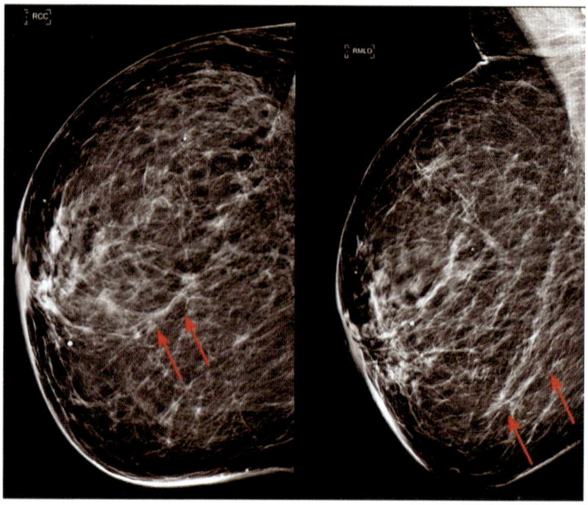

FIGURA 41 Distorção arquitetural na JQI da mama esquerda, secundária à mamoplastia.

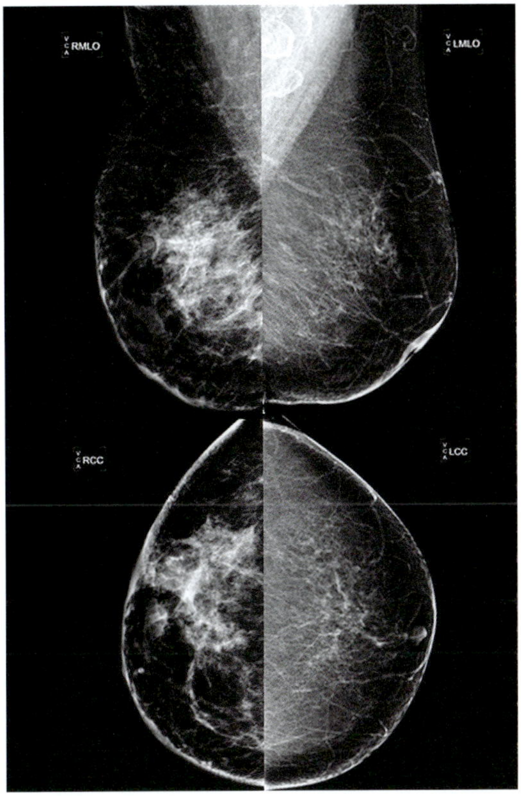

FIGURA 42 Assimetria global na mama direita associada ao espessamento cutâneo difuso e retração do complexo areolopapilar; carcinoma inflamatório.

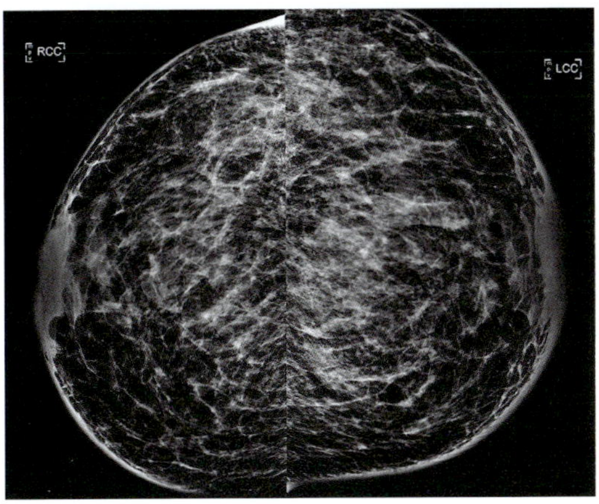

FIGURA 43 Espessamento cutâneo e trabecular bilateral e simétrico em paciente com síndrome nefrótica.

Casos especiais

Mama masculina

Ginecomastia é a alteração mais comum na mama masculina, caracterizada por nódulo/ massa palpável, móvel, dolorosa e subareolar (Figuras 44 e 45).

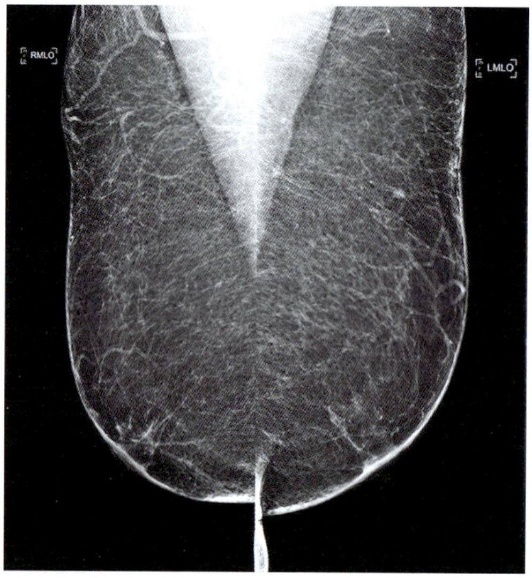

FIGURA 44 Aumento volumétrico de tecido adiposo em paciente do sexo masculino – pseudoginecomastia.

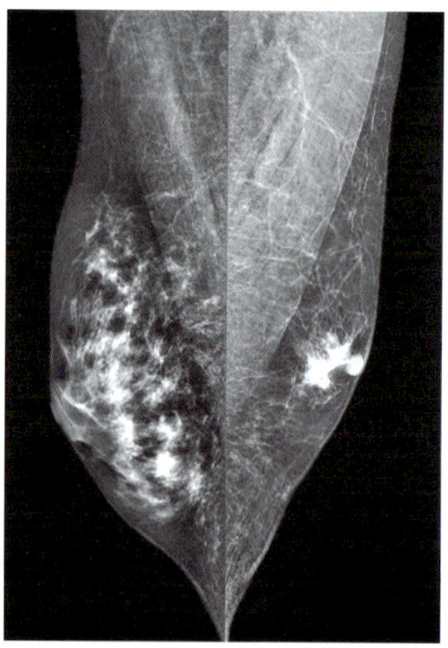

FIGURA 45 Paciente do sexo masculino apresentando tecido denso e heterogêneo em ambas as mamas, com predomínio na região retroareolar – ginecomastia.

Síndrome de Poland

Deformidade ou ausência de arcos costais, agenesia total ou parcial da musculatura peitoral (Figura 46).

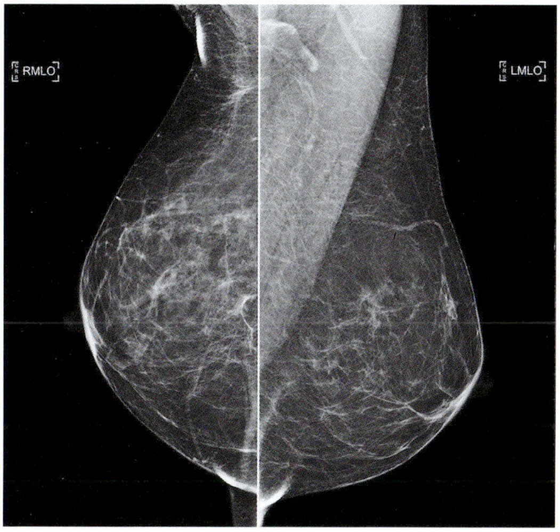

FIGURA 46 Agenesia do músculo peitoral à direita - síndrome de Poland.

Músculo esternal

Estrutura muscular acessória na porção medial da mama, que pode ser confundida com tumor à mamografia (Figura 47).

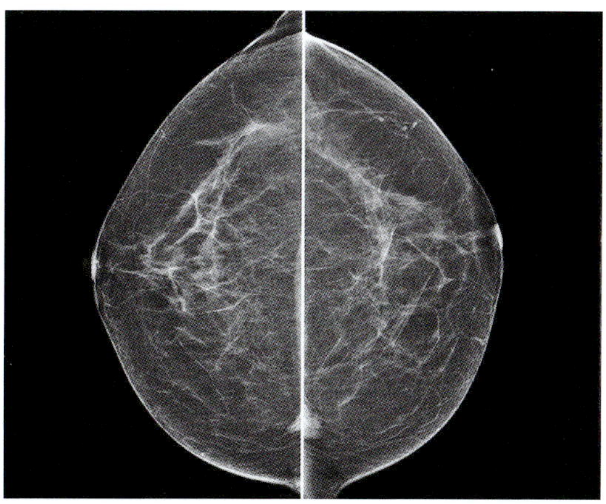

FIGURA 47 Músculo esternal. Estrutura muscular acessória na porção medial da mama, que pode ser confundida com tumor à mamografia.

Sugestões bibliográficas

1. Geller BM, Barlow WE, Ballard-Barbash R, Ernster VL, Yankaskas BC, Sickles EA, et al. Use of the American College of Radiology BI-RADS to Report on the Mammographic Evaluation of Women with Signs and Symptoms of Breast Disease. Radiology. 2002;222(2):536-42.
2. Michaels AY, Birdwell RL, Chung CS, Frost EP, Giess CS. Assessment and Management of Challenging BI-RADS Category 3 Mammographic Lesions. Radiographics. 2016;36(5):1261-72.
3. Rao AA, Feneis J, Lalonde C, Ojeda-Fournier H. A Pictorial Review of Changes in the BI-RADS Fifth Edition. Radiographics. 2016;36(3):623-39.
4. Regina J. Hooley, MD. STATdx | Breast Imaging Modalities - Mammography [online] Available at: https://my.statdx.com/ [Accessed 27 Feb. 2019].
5. Roberts-Klein S, Iuanow E, Slanetz PJ. Avoiding pitfalls in mammographic interpretation. Can Assoc Radiol J. 2011;62(1):50-9.
6. Sickles EA, D'Orsi CJ, Bassett LW, et al. ACR BI-RADS® Mammography. ln: ACR BI-RADS® Atlas, Breast lmaging Reporting and Data System. Reston VA: ACR; 2013.

6

Ultrassonografia

Vítor Chiarini Zanetta

Introdução

A ultrassonografia (US) mamária na prática diária tem basicamente 3 papéis: rastreamento complementar (associado ou não à mamografia [MG]), diagnóstico – para avaliar uma queixa clínica específica, como uma massa palpável ou descarga papilar e guiar procedimentos intervencionistas na mama. Neste capítulo, serão abordadas as duas primeiras indicações, com ênfase na interpretação dos achados de imagem normais e anormais e a condução dos casos.

O primeiro grande desafio na US mamária é o reconhecimento do que é normal, uma vez que a anatomia mamária é relativamente simples, mas as diferentes composições de tecido fibroglandular, tecidos adiposo e ductal, fornecem aspectos de imagens diferentes e há grande variedade do que é "normal". Inclusive para uma mesma paciente, variações de peso, idade e variações hormonais nos períodos de puberdade, lactação e menopausa alteram o aspecto de imagem.

A mama apresenta de 15 a 20 lobos, divididos e unidos entre si por tecido interlobular conjuntivo. Cada lobo apresenta uma forma relativamente piramidal, apontando para a papila. Bandas de tecido conjuntivo emergem do tecido conjuntivo interlobular, penetram no subcutâneo e se aderem à derme, configurando os ligamentos suspensórios dos lobos (ligamentos de Cooper).

Os lobos mamários contêm cerca de 20 a 40 lóbulos. A unidade funcional da mama, do ponto de visto histológico, é a unidade ductal lobular terminal (UDLT), consistindo de um lóbulo e ducto terminal extralobular. O sistema ductal que deriva de cada lóbulo conflui progressivamente e aumenta de calibre até que emerge como um ducto único de cada lobo, o qual drenará por um orifício na papila. Do ponto de vista prático, precisa-se saber que os lobos não são bem delimitados, especialmente pela sobreposição e ainda que a ultrassonografia consiga definir algumas UDLTS individualmente, não é preciso procurar individualizá-las minuciosamente. Na realidade, a anatomia aplicada durante os exames de US mamária baseia-se, principalmente, nas zonas mamárias.

A mama pode ser dividida em 3 zonas. A zona mais superficial é a pré-mamária (subcutâneo) constituída principalmente de gordura, a intermediária é a zona mamária, delimitada pelas fáscias mamárias anterior e posterior e contendo quantidades variáveis de gordura, tecido fibroglandular e ductal; e a zona mais profunda é a retromamária, constituída principalmente de gordura. Existem implicações importantes nesta divisão anatômica: as lesões originárias nas zonas pré-mamária e retromamária são normalmente de natureza adiposa ou dos anexos cutâneos, enquanto as lesões originárias na zona mamária são doenças verdadeiras da mama. Essa divisão não é exata em decorrência da embriologia tecidual e doenças mamárias podem acometer primária ou secundariamente as zonas pré e retromamárias, mas ajuda no desenvolvimento da propedêutica radiológica das lesões. Além disso, o entendimento dessa divisão auxilia na correlação entre os diferentes métodos de imagem (Figura 1).

Correlação entre os métodos

A correlação entre US e MG é frequentemente necessária na prática clínica. Uma alteração identificada na mamografia de rastreamento ou diagnóstica, especialmente se não relacionada à calcificações, será em algum momento analisada por intermédio da ultrassonografia, por exemplo:

- Um nódulo isodenso visualizado pela primeira vez à MG deverá ser avaliado pela US, para definir se este tem conteúdo cístico, por exemplo um cisto simples (BI-RADS 2), ou conteúdo sólido (BI-RADS 3 ou até mesmo 4)
- Uma possível assimetria focal, antes de ser classificada como assimetria focal à MG, deverá ter toda complementação necessária realizada na MG (compressão localizada, magnificação na suspeita de microcalcificações associadas, entre outros) e também deverá ser avaliada pela US, para saber se há algum nódulo sólido ou outro tipo

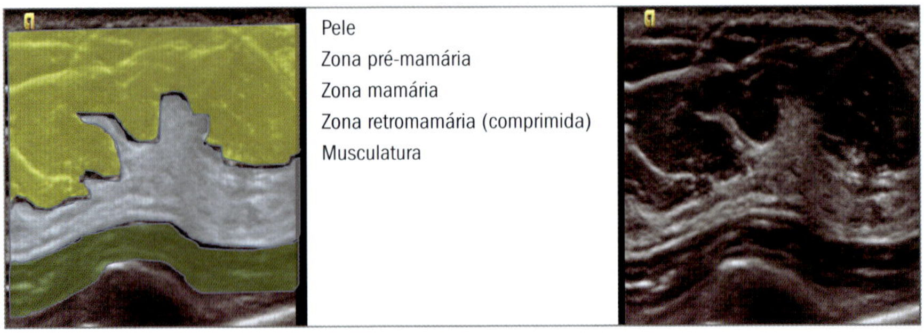

FIGURA 1 Esquema representando as zonas mamárias no plano da ultrassonografia. Reparar que a zona retromamária torna-se tão comprimida que é quase inaparente entre a musculatura e a zona mamária.

de alteração que justifique a densidade mamográfica assimétrica. Caso a US seja positiva, a conduta será baseada neste achado e, caso a US seja negativa, a conduta será baseada na MG.

- Um achado suspeito, como um nódulo espiculado à MG, é preferencialmente biopsiado utilizando-se a US como método para guiar o procedimento, por ser um método mais confortável para o médico e para a paciente, além de permitir a verificação da amostragem em tempo real, permitindo a certeza durante o procedimento de que a área alvo da biópsia está sendo adequadamente amostrada, algo que não é possível com a estereotaxia.

Estes exemplos, assim como outras situações que serão discutidas de maneira pormenorizada ao longo deste capítulo, ilustram a necessidade de uma correlação cuidadosa entre um achado mamográfico e um achado ultrassonográfico, para que haja certeza da correspondência entre ambos e evitar conclusões equivocadas desastrosas, como a suposição de que um achado ultrassonográfico separado e incidental corresponde à alteração mamográfica alvo da US.

Os pilares da correlação MG-US são: localização, tamanho e formato.

Localização

O primeiro passo na correlação é a procura da lesão no quadrante certo, uma vez que, nem sempre, a inferência de localização que é feita de uma lesão por meio das incidências rotineiras em MLO e CC na mamografia se traduz para o verdadeiro quadrante em que a lesão se situa na mama. A correlação de localização é sempre de preferência realizada primariamente com a incidência craniocaudal (CC), uma vez que os feixes de raios X incidem ortogonalmente na mama, de maneira que lesões localizadas nos quadrantes laterais ou mediais na CC, encontram-se verdadeiramente nestes. A incidência mediolateral-oblíqua (MLO), por sua vez, fornece imagens derivadas de feixes de raios X que incidem obliquamente na mama, de forma que eventualmente as lesões podem se projetar nos quadrantes inferiores na MLO, mas na realidade estarem localizadas nos quadrantes superiores e vice-versa. Nos casos em que uma lesão é visível somente na incidência MLO, pode-se realizar um perfil verdadeiro (lateromedial) para obter a localização precisa neste plano.

Na maioria das vezes, as lesões são observadas tanto na incidência craniocaudal quanto na MLO. Existe uma regra de triangulação prática que ajuda na busca da localização verdadeira da lesão no perfil a partir da sua localização na CC e MLO: lesões localizadas nos quadrantes mediais podem estar localizadas mais superiormente no perfil verdadeiro do que o visível na MLO e lesões nos quadrantes laterais podem estar localizadas mais inferiormente no perfil verdadeiro do que o visível na MLO. A Figura 2 exemplifica em quais quadrantes devemos procurar durante a ultrassonografia, de acordo com a localização da lesão nas incidências CC e MLO da mamografia.

Outro ponto importante é que na MG a compressão adequada faz com que a mama seja "alongada" anteroposteriormente, enquanto na US, a posição em decúbito faz com que a mama seja "achatada" anteroposteriormente. Assim, deve-se evitar a tentação de usar a distância da papila entre os métodos para localização da lesão, uma vez que pode haver grande divergência entre MG e ultrassonografia. Para estreitar ainda mais a correlação nos diferentes métodos, utiliza-se a relação dos planos teciduais (zonas mamárias), pois estas são constantes em todos os métodos (MG, US e ressonância magnética [RM]). Uma lesão na zona pré-mamária, circundada por gordura à MG, deverá ser circundada por gordura à US e estar localizada mais superficialmente que o tecido fibroglandular. Lesões na zona mamária e retromamária seguem a mesma lógica.

Feita a correlação da localização, deve-se prosseguir com a correlação de tamanho e forma.

Tamanho

As lesões podem sofrer considerável deformidade pelas forças de compressão entre os métodos, logo, o eixo mais confiável para correlação entre métodos é sempre o maior, admitindo-se uma pequena diferença entre os métodos.

Forma

A compressão à MG não somente afasta as lesões da parede torácica, mas também tende a girar as lesões no sentindo perpendicular à parede torácica e o inverso é verdadeiro para a

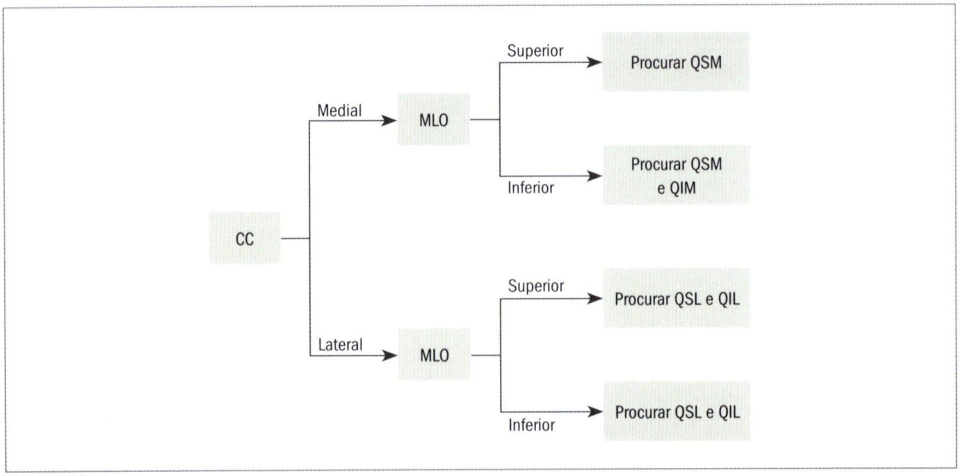

FIGURA 2 Esquema ilustrando em quais quadrantes e regiões mamárias deve-se procurar uma lesão durante a ultrassonografia, de acordo com a sua localização nas diferentes incidências da mamografia.

QSM: quadrante superomedial; QIM: quadrante inferomedial; QSL: quadrante superolateral; QIL: quadrante inferolateral.

US, ou seja: uma lesão que se apresenta perpendicular à parede torácica à MG, tende a se apresentar paralela à US. Essas forças de compressão também admitem a alteração de forma entre os métodos, sendo que uma lesão compressível com forma redonda à MG pode se apresentar oval à US. Caso a lesão seja endurecida e não compressível, não haverá este tipo de alteração na forma.

Caso a correlação entre localização, tamanho e forma seja bem estabelecida, pode-se concluir com segurança a correspondência entre os métodos. Por vezes, depara-se com cenários em que se tem a possibilidade de correspondência, mas sem segurança. Na prática clínica, são inúmeras as situações em que se tem incerteza da correspondência, apenas para ilustrar: caso se encontre um linfonodo intramamário à US em provável correspondência a um nódulo no quadrante superomedial à MG, depara-se com a seguinte questão: será este linfonodo na US de fato o nódulo na MG, não sendo visível o hilo gorduroso? Ou se está visualizando um linfonodo obscurecido na MG e o nódulo não foi identificado na US?

Toda vez que houver dúvida da correlação, ou simplesmente quando se deseja documentar a correlação para além de qualquer dúvida, pode-se utilizar um marcador cutâneo metálico colocado imediatamente superficial à lesão na US e realizar incidências CC e perfil na MG, devendo o marcador projetar-se na mesma altura da lesão em ambas as incidências. Uma confusão frequente nessas situações, é que o examinador inexperiente espera que o marcador esteja "em cima" da lesão, mas deve-se lembrar que o marcador aponta apenas projeção da lesão na pele (Figura 3).

Caso a lesão seja identificada à MG, mas biopsiada por US, deve-se colocar um marcador metálico (clipe metálico) no interior do sítio da biópsia ao término do procedimento, não somente para documentar que a lesão alvo realmente foi amostrada em MG CC e perfil após o procedimento, mas também para permitir a identificação do sítio da lesão no caso de tratamentos posteriores (por exemplo, uma lesão maligna com acentuada resposta à quimioterapia e que praticamente "desaparece", o clipe metálico permite a identificação do local que deve ser retirado na cirurgia).

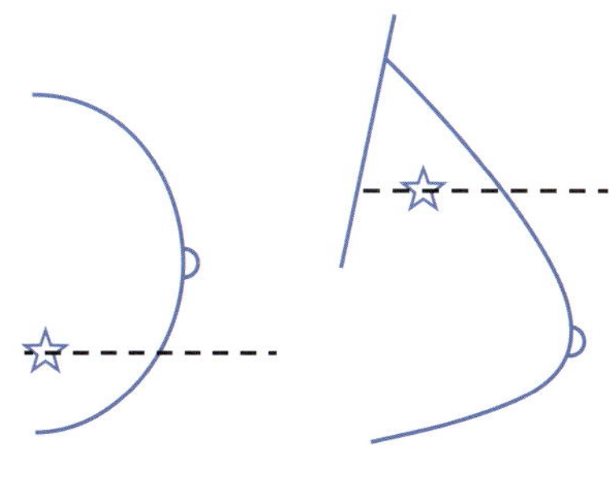

FIGURA 3 Correlação com o marcador.

Documentação das alterações

Existe uma forma predefinida de registro das alterações mamárias que deve ser sempre seguida. Na imagem deve-se informar a lateralidade e o quadrante mamário em que a alteração se encontra, com o uso associado do *body marker* mamário apontando a orientação do transdutor. O registro deve conter pelo menos 5 imagens: deve-se buscar o maior eixo da alteração mamária, registrar uma captura de tela (1), deve-se realizar a mensuração da lesão no seu maior eixo e no eixo ortogonal a este, com outra captura de tela (2). Em seguida, deve-se obter um terceiro eixo ortogonal da lesão, gira-se, portanto, o transdutor 90º, e busca-se o maior eixo da alteração neste novo plano. Novamente, é realizado um registro da imagem sem medida (3) e outro registro da imagem com a medida deste eixo (4). Além disso, deve-se obter a distância da pele e da papila da lesão mamária, sendo que estas informações frequentemente são fornecidas com uma imagem adicional que inclui a lesão e a papila (5). Ressalta-se que em algumas lesões periféricas pode não ser possível incluir na mesma imagem a lesão e a papila. Nesses casos, pode-se estimar a distância a partir do "número de transdutores" que cabem entre a lesão e a papila (o tamanho do transdutor é facilmente obtido medindo-se a largura da tela).

Esse tipo de registro detalhado é especialmente útil para alterações mamárias significativas, como nódulos ou cistos complexos. No caso de achados benignos, como cistos mamários simples, pode-se registrar apenas os maiores e reserva-se o registro detalhado apenas para eventuais cistos que provoquem dúvida (como um nódulo à MG que se revela como um cisto à US).

Alterações mamárias e léxico do BI-RADS

Nódulos sólidos

Nódulos sólidos são lesões relativamente frequentes na prática diária e a US é um excelente método para os avaliar. Ao avaliar um nódulo deve-se ter em mente que os métodos de imagem aplicados à mama não conseguem definir e diferenciar com segurança as principais doenças tumorais do ponto de vista histológico, uma vez que há grande sobreposição de características radiológicas aos diferentes tumores, sejam eles benignos ou malignos.

O principal objetivo dos exames de mama é classificar as alterações identificadas em três cenários: lesões definitivamente benignas (B2), para as quais não é necessário seguimento, lesões provavelmente benignas (B3), para as quais se pode realizar um seguimento com intervalos frequentes para que se assegure a benignidade e lesões suspeitas, as quais deve-se proceder com biópsia (B4 ou B5). O léxico do BI-RADS deve ser usado sempre (Quadro 1).

QUADRO 1 Léxico do BI-RADS para ultrassonografia

Forma	Orientação	Margem	Padrão de eco	Características acústicas posteriores
Oval	Paralela	Circunscrita	Anecoico	Nenhuma
Redonda	Não paralela	Não circunscrita	Hipoecoico	Reforço
Irregular		- Indistinta	Isoecoico	Sombra
		- Microlobulada	Hiperecoico	Padrão combinado
		- Angular	Heterogêneo	
		- Espiculada	Complexo (sólido-cístico)	

Armadilhas

Um nódulo é uma estrutura tridimensional, portanto, deve ser visualizado em 2 planos ortogonais, isso evita que artefatos como sombras derivadas de ligamentos da mama sejam caracterizadas como nódulos, uma vez que não persistem em diferentes incidências e é especialmente útil ao se avaliar lóbulos de gordura que permeiam o tecido fibroglandular. Quando esses lobos de gordura são encontrados, por vezes em uma incidência, assumem a forma nodular, mas ao rotacionar o transdutor, frequentemente identifica-se a evidente continuidade com o restante da gordura pré-mamária ou retromamária, o que dá certeza de tratar-se de um pseudonódulo.

Para os nódulos mamários, os principais fatores que influenciam a probabilidade de malignidade são a forma e a margem do nódulo. Foge do escopo deste livro explicar de maneira minuciosa os descritores do BI-RADS e é fundamental que o examinador ultrassonográfico esteja familiarizado com estes e, caso não esteja, o texto original do BI-RADS é repleto de exemplos para cada uma das categorias, entretanto, será aqui fornecida uma breve descrição com parte da interpretação no serviço do INRAD.

Forma

A forma de um nódulo pode ser oval, quando o nódulo é arredondado/elíptico. É interessante que a forma oval admite suaves lobulações – o texto do BI-RADS caracteriza suaves lobulações como um nódulo oval com até 2 ou 3 macrolobulações, mas mais importante do que contar número de lobulações é ver a forma geral do nódulo e responder a seguinte pergunta: "trata-se de um nódulo ovalado com lobulações ou um nódulo irregular?"

Outro ponto que causa dúvida frequente na análise é a forma redonda. Um nódulo sólido (isto é, um nódulo que não é cístico) raramente é redondo, mas quando for, deve-se lembrar que enquanto nódulos ovais sugerem benignidade à US, nódulos redondos ou irregulares não. A forma redonda ser uma característica de suspeição causa certa estranheza, mas deve-se lembrar que um nódulo redondo tem, por definição, os eixos anteroposterior e lateral equivalentes, o que representa uma tendência ao crescimento no eixo antiparalelo da mama. Deve-se usar apenas um descritor de forma para um nódulo, ou seja, não se deve combinar descritores (oval e irregular, irregular e redondo ou redondo e oval).

Orientação

Esta característica é derivada da comparação entre o maior eixo do nódulo com a pele, podendo um nódulo ser:

- Paralelo (à pele).
- Não paralelo (à pele).

Obviamente, deve-se optar por apenas um dos descritores, paralelo ou não paralelo, sendo que lesões não paralelas têm maior probabilidade de malignidade, enquanto lesões paralelas são mais associadas à natureza benigna.

Margem

A margem é o tipo de contorno do nódulo e não deve ser confundida com a forma. Pode-se dividir a margem em 2 grupos: circunscrita e não circunscrita.

- Circunscrita: transição abrupta e bem identificada em toda a lesão com o tecido circunjacente.
- Não circunscrita: se qualquer porção da margem não for definida, tem-se uma margem não circunscrita. Toda e qualquer margem não circunscrita é suspeita a princípio. As margens não circunscritas são subdivididas em indistinta, microlobulada, angular e espiculada.
  - Indistinta: limites mal definidos, sem "transição abrupta".
  - Angular: forma verdadeiras "pontas" no nódulo, frequentemente seguindo a direção dos ligamentos de sustentação (indica invasão destes).
  - Microlobulada: pequenas (micro) lobulações, que não permitem definir uma margem abrupta.
  - Espiculada: linhas que se irradiam do nódulo, dando a configuração de uma estrela.

Tem-se liberdade de usar mais de um descritor para margem para um nódulo quando houver mais de um tipo de margem, ou preferencialmente, incluir apenas o descritor mais suspeito.

Ecogenicidade

A ecogenicidade de qualquer lesão é definida comparando-se com a gordura mamária. Isso requer muita atenção para não confundir com a densidade na MG, que é comparada com o tecido fibroglandular. As lesões podem ser hipo, hiper, iso e heterogêneas, destacando-se alguns pontos:

- Anecogênicas são lesões do espectro cístico.
- Hipoecogênicas dependem fortemente de outras características para a avaliação.
- Isoecogênicas devem receber um exame minucioso para certificar-se de que seja uma lesão verdadeira e não pseudonódulo de gordura (ver armadilhas).

- Heterogêneas a princípio favorecem lesões malignas, mas deve-se lembrar que o fibroadenoma pode conter septos no interior (conferindo uma aparência heterogênea) e o hamartoma a rigor apresenta-se como uma lesão heterogênea, só que frequentemente com um padrão de ecotextura semelhante ao tecido da mama ("mama dentro da mama"), uma aparência que, uma vez considerada durante o exame, deve ser confirmada com a MG.
- Hiperecogênicas merecem atenção especial, pois algumas lesões com conteúdo gorduroso, como os lipomas ou cistos oleosos (achados presumivelmente benignos) podem apresentar-se hiperecogênicos, sendo fundamental a correlação com a MG, que é superior na caracterização definitiva de gordura – em que apresenta-se hipodensa.

Características acústicas posteriores fornecem pouca informação isoladamente:

- Nenhuma característica.
- Sombra acústica posterior.
- Reforço acústico posterior.
- Padrão combinado.

Calcificações

Calcificações são por si só um item à parte no BI-RADS de US, mas quando estão dentro de um nódulo afetam e muito a probabilidade de malignidade. Nessas situações, recomenda-se a correlação com a MG, uma vez que a USG é muito inferior para categorização do tipo de calcificação (micro ou macro) e distribuição. Alguns pontos importantes:

- Macrocalcificações (benignas) normalmente são visíveis pela US.
- Microcalcificações podem ou não serem visíveis pela US, mas são especialmente visíveis quando agrupadas.
- Macrocalcificações quase sempre exibem sombra acústica posterior, já microcalcificações podem ter sombra acústica, especialmente quando agrupadas.

Um nódulo com calcificações tem 2 diagnósticos possíveis: presumivelmente benigno (BI-RADS 2), quando forem grosseiras e indicarem um fibroadenoma em involução ou é um nódulo suspeito (BI-RADS 4). Se o US não for capaz de fornecer prontamente a diferenciação do tipo de nódulo com calcificações, deve-se lançar mão da MG.

Achados associados

Distorção arquitetural

A distorção arquitetural é especialmente difícil de ser caracterizada à US, sobretudo pelo examinador inexperiente. A distorção arquitetural na mamografia adquire uma imagem característica, em que um foco de tecido mamário parece ter sido "aspirado". Na US pode-se ver retificação e/ou espessamento dos ligamentos de Cooper, alteração do padrão ductal, compressão e/ou interrupção dos planos teciduais circunjacentes.

Alterações ductais

Serão tratadas especificamente na seção Avaliação ductal.

Alteração cutânea

- Espessamento:
  - Focal.
  - Difuso.
- Retração.

Edema

Vascularização

O padrão de vascularização é uma classificação que se aplica às lesões, podendo ser:

- Ausente, interna e periférica.

Na Figura 4 há um fluxograma para análise de um nódulo, em um primeiro exame de US, que foca no principal objetivo do exame de mama: a conduta, ou seja, classificar a lesão como um BI-RADS 2, 3 ou 4. A classificação de BI-RADS 0 deve ser utilizada sempre que uma informação adicional fornecida por outro método de imagem for necessária à classificação e puder alterar a conduta do nódulo.

Em primeiro lugar, ao se deparar com um nódulo sólido em um primeiro exame de US, seja ele complementar a um exame de MG ou um exame de US isolado, deve-se procurar entender a forma do nódulo e deve-se classificá-lo como oval, redonda ou irregular. Nódulos redondos ou irregulares são frequentemente suspeitos, independentemente das demais características de margem, ecogenicidade e orientação e merecem biópsia. Isso é uma regra geral e obviamente tem exceções, mas é interessante sempre lembrar que irregular e redondo são características a princípio suspeitas. Enquanto isso, os nódulos ovais são os mais frequentes na prática clínica e as demais características têm grande influência na decisão de conduta. Sabe-se que nódulos ovais, com margens circunscritas e com maior eixo de orientação paralelo à pele, são provavelmente benignos, isto é, tem mais de 98% de chance de se tratar de fibroadenomas ou outras lesões benignas, portanto, são classificados como BI-RADS 3. Essa frase é um pilar fundamental na prática clínica, para considerar um nódulo provavelmente benigno (B3), ele precisa atender todas essas características: oval, circunscrito e paralelo à pele. Caso o nódulo se enquadre em todas estas características, pode-se proceder com um controle intervalado indicado para lesões BI-RADS 3 (Figura 4).

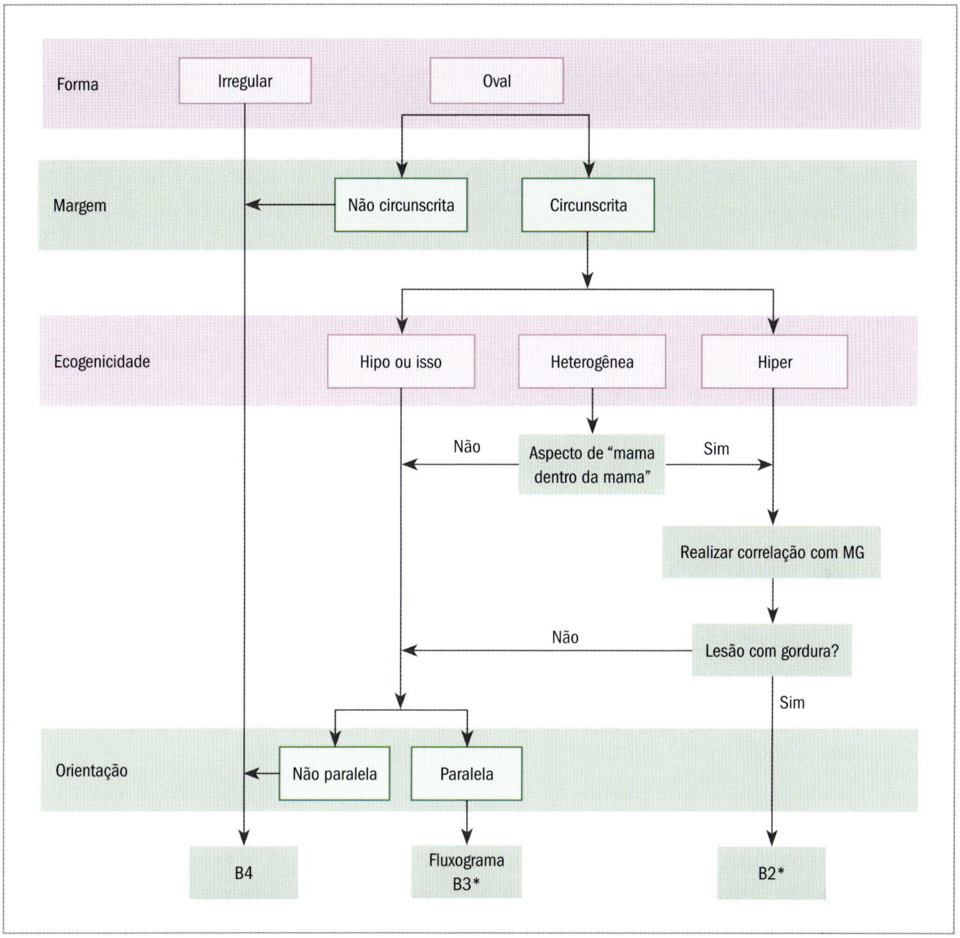

FIGURA 4 Fluxograma para análise de nódulos na ultrassonografia.

Quando o nódulo oval não preenche todos os critérios para ser classificado como B3 e não se tenha outra informação que favoreça a benignidade (calcificações grosseiras, conteúdo gorduroso) deve-se indicar o estudo histológico por biópsia. Esse cenário pode ocorrer de acordo com a margem do nódulo ou a orientação. Quando a margem não for circunscrita, seja ela angular, indistinta, espiculada ou microlobulada, mesmo que em uma pequena porção do nódulo, será suspeita. As margens indistintas ocorrem quando não se consegue ver com precisão todos os limites do nódulo e há a aparente continuidade do nódulo com o tecido circunjacente.

Lesões císticas

A chave na análise das lesões císticas é responder a seguinte pergunta: há algum componente sólido na lesão?

Caso a lesão seja redonda ou oval, com conteúdo anecogênico, com paredes finas e reforço acústico posterior, a resposta é claramente não e pode-se classificá-la como um cisto simples, achado definitivamente benigno (B2).

Caso a lesão se pareça com um cisto simples, mas porventura com conteúdo hipoecogênico (formando nível debris líquido ou preenchendo totalmente a lesão), se está diante de um cisto complicado. Nesse momento, a resposta passa a ser: talvez. É imprescindível utilizar o Doppler nessas lesões, uma vez que a evidência de fluxo vascular no interior da lesão é indicativa de conteúdo sólido verdadeiro e, portanto, altera a classificação da lesão para um nódulo complexo sólido-cístico. Caso não haja fluxo, se está diante de um cisto complicado. O problema dos cistos complicados é que quando não se consegue comprovar que o conteúdo é totalmente líquido, uma lesão sólida pode estar potencialmente obscurecida no interior e o Doppler não é capaz de captar o fluxo. Pode-se prosseguir com a seguinte anamnese radiológica:

- Caso haja um nível debris líquido, deve-se tentar mobilizar estes debris (por exemplo, pedindo à paciente que fique em decúbito lateral) e observar a movimentação dos debris, caso seja evidente que o conteúdo é líquido e móvel, pode-se classificar o achado como um cisto complicado benigno (cisto com conteúdo espesso – BI-RADS 2). O problema desta manobra é que alguns conteúdos líquidos são extremamente espessos e podem demorar muitos minutos para mobilizar.

Quando não houver mobilização ou quando o cisto for totalmente preenchido por conteúdo hipoecogênico (sem nível líquido), deve-se analisar se este achado é isolado ou múltiplo. Quando estiver diante de uma paciente com múltiplos cistos simples, em conjunto com outros cistos complicados, em ambas as mamas, pode-se presumir que este seja um padrão de alteração fibrocística da mama e, portanto, benigna. É por isso que no fluxograma (Figura 5), quando há cistos bilaterais, deve-se considerar benignidade, obviamente atentando-se que a análise minuciosa de cada uma destas lesões deve ser realizada com rigor e, se por ventura houver indícios de componente sólido associado ao componente cístico, deve-se classificar como um nódulo complexo sólido-cístico. Obviamente, se uma das lesões tiver uma ecogenicidade muito diferente das demais e que sugira componente sólido, deve-se evitar a "tentação" de caracterizá-la como um cisto complicado no contexto e basear a conduta desta lesão em características isoladas.

Os microcistos agrupados são lesões que contêm pequenos cistos (menores que 0,3 cm), com paredes finas e sem conteúdo sólido. Novamente o Doppler é fundamental e, na ausência de fluxo detectável, faz-se um raciocínio semelhante aos cistos complicados com conteúdo espesso. Quando isolados, são considerados BI-RADS 3. Quando bilaterais, pode-se presumir a benignidade e considerá-los BI-RADS 2 (Figura 5).

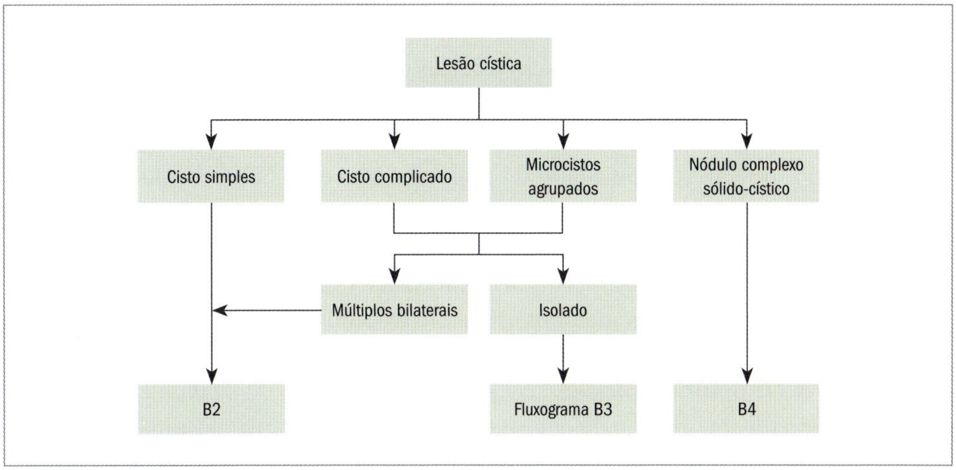

FIGURA 5 Fluxograma cistos.

Acompanhamento BI-RADS 3 ultrassonografia

O acompanhamento de lesões BI-RADS 3 deve ser feito por um período de 2 ou 3 anos, sendo que o primeiro ano o seguimento é semestral e nos demais, anual (Figura 6).

A classificação BI-RADS 3 deve ser usada somente quando se está diante do primeiro exame de US e identifica-se uma lesão que se encaixe nos critérios. Caso a paciente já tenha exames anteriores de US e no exame atual haja uma lesão com critérios que a classificariam como BI-RADS 3 e esta não foi descrita anteriormente, deve-se considerá-la como uma lesão nova (BI-RADS 4). Caso se esteja diante do primeiro exame de US e a lesão se encaixe nos critérios BI-RADS 3, deve-se proceder com o acompanhamento ultrassonográfico conforme descrito. Se em qualquer momento a lesão apresentar um crescimento significativo, a lesão se torna um BI-RADS 4 e deve ser biopsiada. De forma análoga, caso a lesão reduza de tamanho significativamente, será presumivelmente benigna e, portanto, BI-RADS 2. Caso a lesão permaneça com dimensões estáveis, ao término do seguimento ela será classificada como BI-RADS 2. Embora na literatura

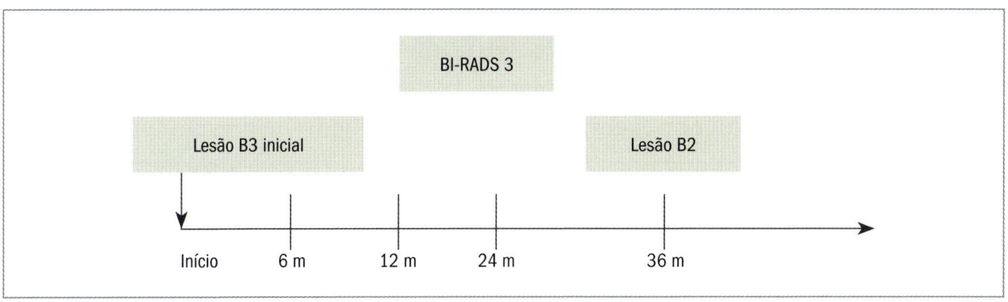

FIGURA 6 Fluxograma B3.

haja critérios numéricos sugeridos para se definir se uma variação de tamanho é significativa ou não, ressalta-se que diferenças técnicas e de observadores na mensuração das lesões podem justificar variações de dimensões inexistentes na realidade. Em dados de literatura mais recente, aumentos acima de 20% do maior diâmetro ou do diâmetro anteroposterior podem ser considerados suspeitos, havendo a taxa de malignidade de 4,9% neste grupo.

A correlação com exames anteriores deve ser sempre feita, mas neste caso de BI-RADS 3 é especialmente importante. Ainda que a lesão seja identificada pela primeira vez na US, se exames anteriores de outros métodos estiverem disponíveis (MG e RM) e for possível realizar uma correlação cuidadosa, pode-se usar essa informação para abreviar a conduta do BI-RADS 3. Na prática clínica esse cenário frequentemente se dá com pacientes que realizam acompanhamento anual com MG e eventualmente realiza-se uma US identificando-se um nódulo com critérios para BI-RADS 3:

- Nódulo totalmente obscurecido na MG – a correlação com exames anteriores não é possível e deve-se tratar o nódulo como um BI-RADS 3 inicial.
- Nódulo anteriormente obscurecido na MG e no exame atual visível (por exemplo, pela lipossubstituição habitual da mama com a faixa etária): BI-RADS 3 inicial.
- Nódulo retrospectivamente visível – por algum motivo este nódulo não foi mencionado nos relatórios anteriores, mas caso seja possível identificá-lo e mensurá-lo com segurança nas MG anteriores, pode-se comparar as medidas entre as MG e, em caso de estabilidade há mais de 3 anos, considerar automaticamente como um nódulo presumivelmente benigno (BI-RADS 2) e, caso não haja mais de 3 anos, pode-se acompanhar apenas pelo necessário tempo restante.
- De forma análoga, caso a área do nódulo seja claramente visível nas MG anteriores (não obscurecida pela densidade mamária) e o nódulo é novo – neste caso, o nódulo deve ser biopsiado (BI-RADS 4), em virtude do surgimento. Este exemplo ocorre mais frequentemente em mamas predominantemente adiposas ou com densidades fibroglandulares esparsas, em que esta correlação é facilmente realizada.

Uma situação que causa dúvida frequentemente é se a palpação da lesão deve influenciar a conduta. O fato de a lesão ser palpável relaciona-se ao tamanho, à superficialidade e à composição mamária. Não existe alteração do BI-RADS decorrente da palpação ou não dos nódulos, mas a boa prática clínica é feita com a valorização caso a caso desta informação, por exemplo, um relato fidedigno de crescimento da lesão pela paciente deve ser valorizado, enquanto a palpação de uma lesão em uma paciente que apresentou grande perda de peso pode ser mais bem justificada pela alteração na composição mamária. A US tem papel fundamental na avaliação de lesões palpáveis, por permitir a análise em tempo real. É conveniente sempre que se estiver examinando a área de queixa palpável assinalar nas imagens que a alteração (ou ausência dela) é palpável.

Lesões ductais

Os ductos normalmente apresentam um padrão de ramificação a partir da papila mamária, com calibre máximo de até 2 mm na região retroareolar, com redução progressiva do calibre. Achados ductais anormais na prática clínica são frequentes, sobretudo a ectasia ductal (ductos maiores que 3 mm) e na maior parte das vezes benignos. Algumas manobras auxiliam na avaliação ductal e devem ser empregadas sempre que necessário (Figura 7).

A análise ductal depende tanto do tipo de achado ultrassonográfico como da correlação clínica (Quadros 2 e 3).

Pode-se resumir a conduta ductal da seguinte forma:

- Achados ultrassonográficos sugestivos de benignidade não requerem biópsia.
- Achados compatíveis com processo patológico requerem biópsia.
- Achados ultrassonográficos de ectasia ductal indeterminados podem necessitar de biópsia na presença de achados clínicos indeterminados ou suspeitos (contanto que um justifique o outro).
- Achados clinicamente suspeitos requerem biópsia. Caso o alvo não seja identificado na US (por exemplo, apenas ductos com conteúdo espesso são identificados), pode-se sugerir a realização de uma RM ou ductografia. Ainda que a ductografia seja o padrão-ouro, é sabido que a disponibilidade da RM normalmente favorece a escolha desta. O laudo da US será BI-RADS 2, com uma recomendação de conduta dissociada (realizar RM ou ductografia para melhor avaliação da queixa clínica).

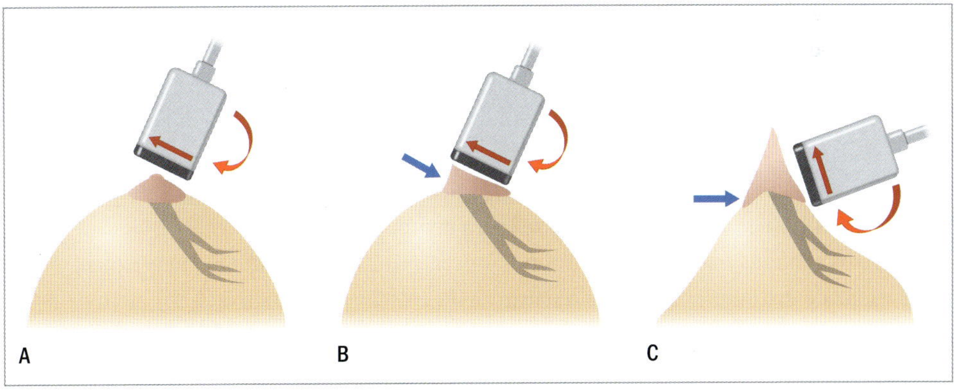

FIGURA 7 Técnicas para auxiliar investigação ductal na região retroareolar e papila, em que a sombra acústica dos ductos e anatomia da papila dificultam a avaliação. (**A**) pressão diferencial aplicada no transdutor para retificar o ducto mamário na região retroareolar e reduzir a sombra acústica inerente; (**B**) rolamento da papila: avaliação da papila com a técnica de retificação, em que além de se retificar os ductos, retifica-se também a papila permitindo a retificação dos ductos no interior da papila; (**C**) compressão bimanual, em que a mão com o transdutor aplica uma pressão e a mão livre fornece apoio para permitir a retificação ductal.

QUADRO 2 Análise ductal quanto a achados ultrassonográficos

Sugestivos de ectasia ductal benigna	Ectasia ductal indeterminada	Compatível com ectasia ductal patológica
Múltiplos ductos	Ducto único	
Bilateral	Unilateral	
Conteúdo anecogênico ou hipoecogênico espesso e móvel	Conteúdo hipoecogênico possivelmente sólido	Conteúdo intraductal sólido (Doppler + ou nodulação intraductal distinta)
Central (retroareolar)	Periférica	
Paredes ductais finas	Espessamento parietal ductal focal ou margens indistintas/irregulares	

QUADRO 3 Análise ductal quanto a correlação clínica

Clinicamente benigno	Clinicamente indeterminado	Clinicamente suspeito
Sem descarga papilar		
Descarga não espontânea	Descarga papilar espontânea	
Descarga multiductal	Descarga uniductal	
Descarga bilateral	Descarga unilateral	
Descarga esverdeada, amarelada ou leitosa		Descarga serosa ou sanguinolenta

Alterações pós-cirúrgicas – esperadas e suspeitas

Procedimentos cirúrgicos para processos benignos ou malignos promovem alterações na arquitetura mamária que podem se apresentar nos diferentes métodos de imagem, inclusive na US. Isso é especialmente verdadeiro nos casos oncológicos com radioterapia, nos quais as alterações actínicas somadas às alterações cirúrgicas podem promover uma variedade de alterações nos exames de imagem, por vezes com aparências suspeitas.

Entre os achados habituais recentes pós-operatórios há o seroma e o hematoma. A US não é capaz de distinguir ou sugerir a natureza da coleção (hemática ou não), nem de revelar se há uma infecção sobreposta, uma vez que o próprio processo inflamatório inerente à recuperação cirúrgica tem achados de imagem que se sobrepõem com os achados inflamatórios decorrentes de uma infecção associada (aumento de vascularização regional ao Doppler, densificação do tecido gorduroso, espessamento de pele regional). Normalmente as coleções pós-cirúrgicas apresentam-se com conteúdo complexo e septado à ultrassonografia, sendo fundamental estimar a quantidade pelo cálculo do volume. A decisão de punção cabe ao cirurgião responsável, e o contato para informar a quantificação e demais achados é parte da boa prática médica.

Sabe-se que estas coleções normalmente apresentam-se no primeiro mês pós-operatório, mas algumas podem ter apresentação mais tardia. É importante controlar estas coleções para assegurar que não esteja havendo evolução e espera-se a resolução em até 12 a 18 meses, sendo que o aumento da coleção é um sinal de alarme (Figura 8).

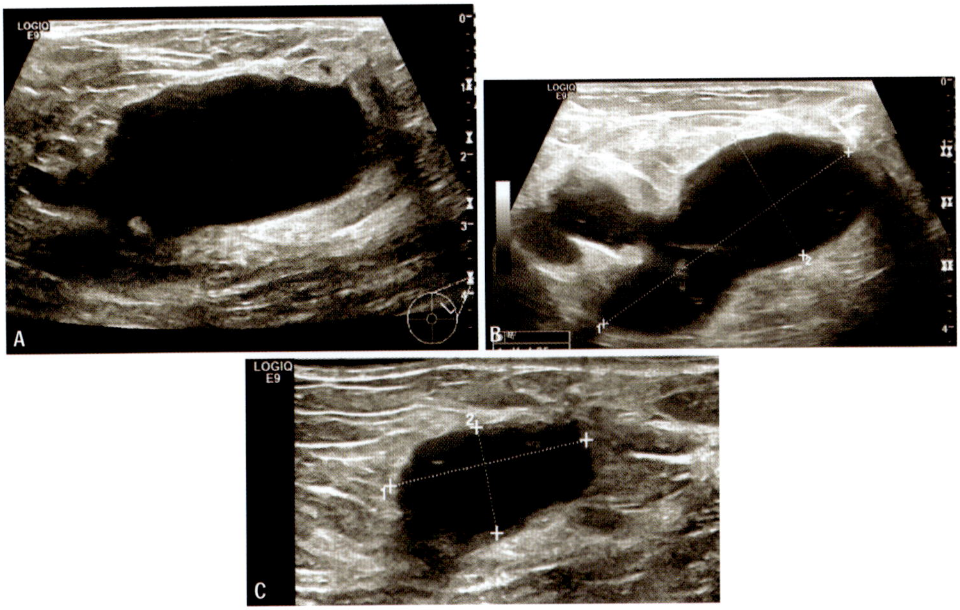

FIGURA 8 (**A**) Evolução natural de um hematoma pós-operatório imediato, mostrando uma coleção predominantemente anecogênica. (**B**) Uma semana pós-cirurgia mostrando aumento das dimensões do hematoma, o que exigiu controle seriado. (**C**) Um mês após cirurgia, demonstrando redução satisfatória do hematoma.

Conforme já mencionado, o tecido mamário vai apresentar modificações decorrentes da manipulação cirúrgica e as principais são o edema e o espessamento cutâneo. Estes achados são normalmente restritos aos locais da cirurgia, mas nos casos de radioterapia, podem envolver toda a mama. A intensidade destes achados varia com o tempo, sendo que o pico ocorre por volta de seis meses, quando ocorre uma redução gradual da intensidade com estabilização por volta de 2 anos após a cirurgia/radioterapia (Gráfico 1). No caso de uma evolução diferente da esperada, deve-se atentar para disseminação linfática, insuficiência cardíaca ou quadros infecciosos associados.

De maneira semelhante, o desenvolvimento de distorção arquitetural no sítio cirúrgico atinge um pico em cerca de 3 a 6 meses após a cirurgia, devendo regredir progressivamente após, até um ponto de estabilização (Gráfico 2).

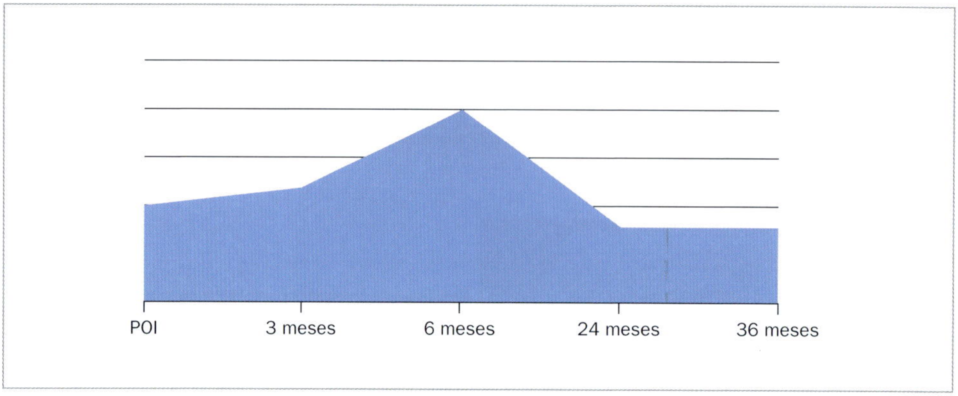

GRÁFICO 1 Intensidade do edema/espessamento cutâneo

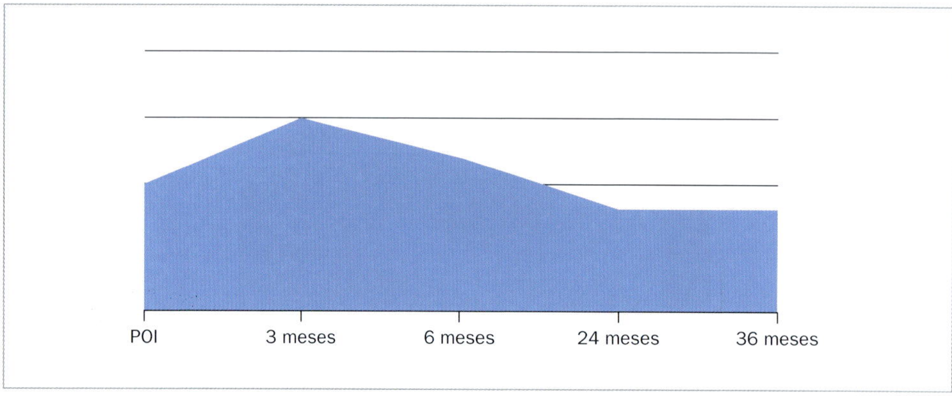

GRÁFICO 2 Intensidade da distorção arquitetural

O desenvolvimento de nodulações na região de manipulação cirúrgica associadas com distorção arquitetural no local é frequentemente decorrente de processos fibrocicatriciais, como a esteatonecrose. Estas alterações podem adquirir características muito suspeitas quando olhadas de maneira isolada:

- Distorção arquitetural.
- Nódulo irregulares hipoecogênicos.
- Nódulos complexos sólidos-císticos.

A chave na análise de todos os casos pós-cirúrgicos é em primeiro lugar os dados cirúrgicos. No caso de uma cirurgia oncológica, deve-se saber se de fato a lesão foi excisada com margens livres. O segundo passo fundamental é a evolução temporal, normalmente feita em conjunto com a MG, que permite na maior parte dos casos distinguir a natureza do processo como normal ou atípica. Algo de grande valia na avaliação de lesões que estejam gerando dúvida sobre a natureza cicatricial ou possivelmente maligna é a identificação de gordura no interior da lesão, um achado que favorece muito a esteatonecrose (Figuras 9 e 10).

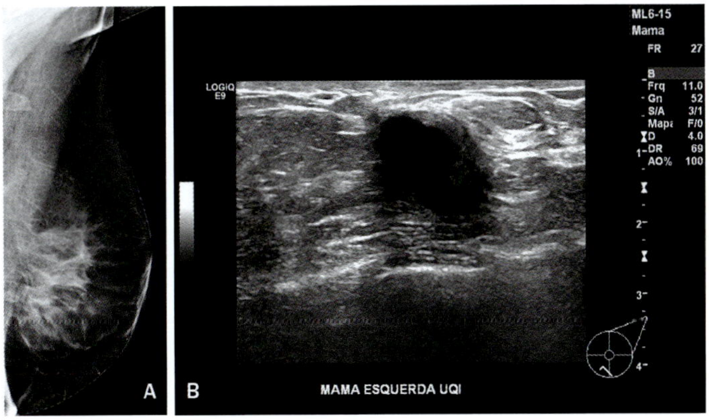

FIGURA 9 (**A**, **B**) Esteatonecrose. Ultrassonografia para queixa palpável, 4 meses após mamoplastia redutora na mama esquerda, evidenciando-se nódulo sólido-cístico na junção dos quadrantes inferiores, na topografia de manipulação cirúrgica. Este achado que isoladamente é suspeito, em função do antecedente cirúrgico e da topografia da lesão no local de manipulação, levanta a hipótese de cisto oleoso/esteatonecrose. A mamografia confirma a hipótese revelando o conteúdo gorduroso no interior da lesão (cisto oleoso/esteatonecrose).

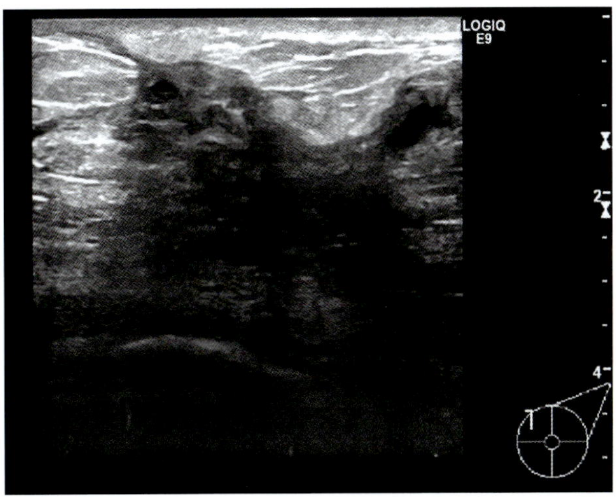

FIGURA 10 Setorectomia por papiloma há 6 meses, com queixa palpável no local de cicatriz cirúrgica. A ultrassonografia revela que a queixa palpável tem continuidade com as linhas cirúrgicas, e apesar dos achados, que a primeira vista seriam suspeitos se encontrados isoladamente, diante do contexto clínico pós-cirúrgico no "pico" da evolução dos achados fibrocicatriciais (6 meses), associado aos dados cirúrgicos de excisão completa da lesão, permitem a inferência de que são eminentemente decorrentes do processo cicatricial e podem ser acompanhados na rotina.

Obviamente, casos duvidosos ou com evolução inesperada são suspeitos para recorrência e devem ser biopsiados. Em resumo, as alterações cirúrgicas diante da US podem ser avaliadas da seguinte forma:

- História cirúrgica (anatomopatológico e margens livres em casos oncológicos):
- Caso margens positivas – BI-RADS 6, independentemente da imagem.

Alteração encontrada tem relação com a manipulação (local da cirurgia, linhas cirúrgicas):

- Evolução temporal típica ou atípica.
- Correlação entre os métodos.

Diagnóstico final benigno (B2) ou suspeito (B4).

Lesões de pele

A primeira e mais superficial linha ecogênica distinguível na US é a pele (Figura 11), composta pela epiderme e pela derme. A derme é especialmente importante, pois é nela que se originam os anexos cutâneos como as glândulas sebáceas e sudoríparas. As alterações cutâneas podem se apresentar como nódulos visíveis à mamografia e são frequentemente palpáveis por sua superficialidade. Os principais exemplos são:

- Cisto epidérmico ou de inclusão.
- Cisto sebáceo.
- Pintas.
- Queloides.
- Mamilos acessórios (na linha intermamilar).

Do ponto de vista mamário, as lesões de origem cutânea, isto é, processos primários da derme ou da epiderme, são presumivelmente benignos (BI-RADS 2), não importando o

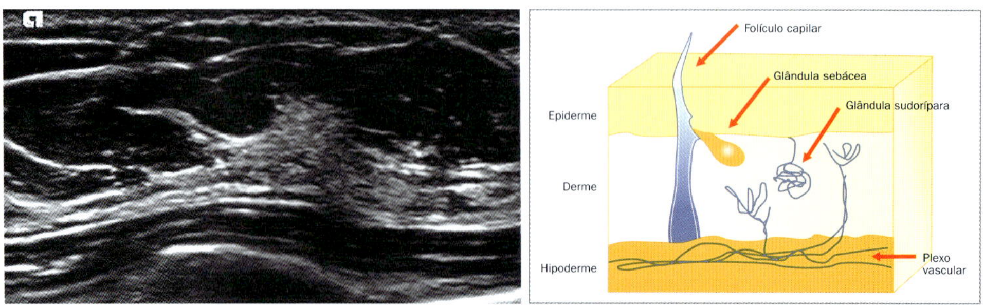

FIGURA 11 Esquema da pele, derme e hipoderme.

diagnóstico (cisto de inclusão, sebáceo ou queloide). Na realidade, não há acurácia para distinguir dentre estas lesões com a US, mas existe a capacidade de determinar a origem cutânea na maior parte dos casos. A importância reside em não realizar acompanhamentos ou procedimentos desnecessários, como a biópsia percutânea em lesões benignas, evitando inclusive potenciais iatrogenias, já que cistos cutâneos podem desenvolver processos inflamatórios quando biopsiados por agulha grossa ou fina. A conduta nestes casos é reservada ao médico dermatologista.

A US é capaz de realizar a distinção da origem das lesões na maior parte dos casos, podendo-se encontrar 4 cenários de lesões na transição derme/hipoderme (zona pré-mamária) (Figura 12).

É imprescindível o ajuste dos parâmetros nas lesões potencialmente cutâneas, aumentando-se a frequência, ajustando-se o foco e, caso seja necessário, utilizando um coxim de gel sobre a pele para melhor a resolução da imagem alvo (Figura 13).

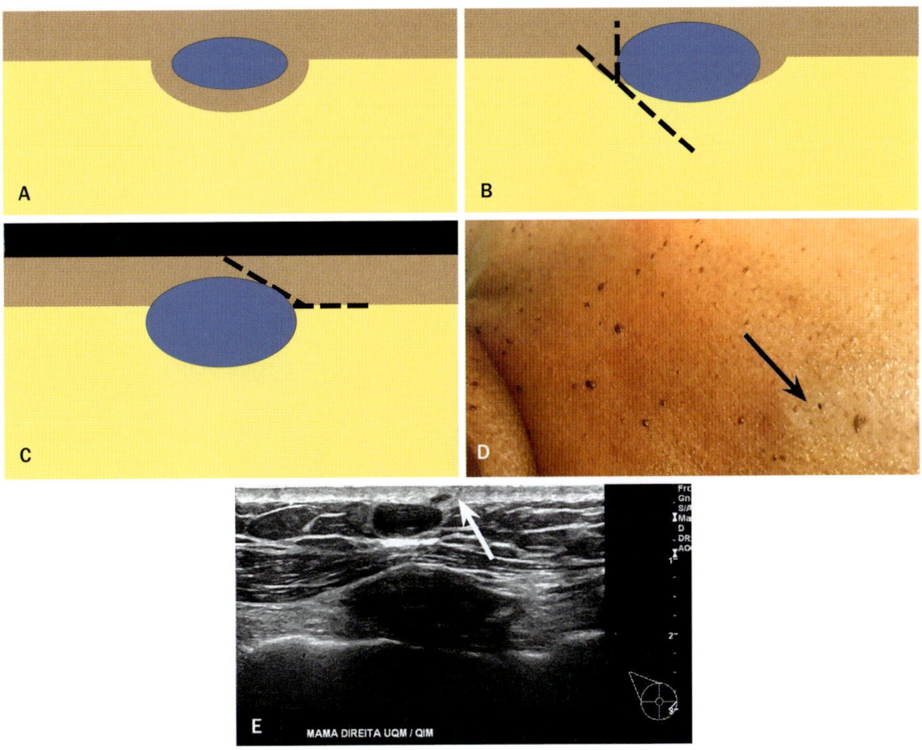

FIGURA 12 (**A**) Lesão totalmente envolvida pela derme, sendo presumivelmente de origem cutânea; (**B**) lesão forma um ângulo agudo com a margem inferior da pele, característico da origem cutânea; (**C**) lesão forma um ângulo obtuso com a margem cutânea, característico de origem na hipoderme (lesão não cutânea); (**D**) pertuito de exteriorização para a pele, sugere fortemente cistos dos anexos (sebáceo ou inclusão); (**E**) apesar dos ângulos cutâneos sugerirem origem no plano da hipoderme, a análise cuidadosa da lesão revelou o trajeto cutâneo do pertuito de exteriorização do cisto, que na inspeção visual apresenta-se como um ponto preto na pele.

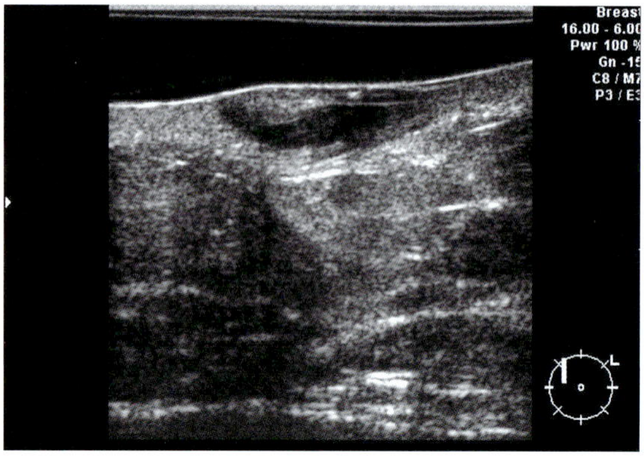

FIGURA 13 Uso de um coxim de gel afasta a lesão do transdutor, permitindo um incremento na resolução da imagem e melhora do ponto focal, sendo possível visualizar não somente a nítida origem cutânea da lesão, que é totalmente envolvida pela pele, como também o pertuito cutâneo do cisto.

Avaliação de axilas, linfonodos axilares e linfonodos intramamários

A US é o método de escolha para avaliação dos linfonodos axilares, sendo superior à RM e à MG. O linfonodo axilar normal tem forma ovalada, cortical fina, lisa e homogênea, podendo ser virtualmente invisível ou visto como apenas uma discreta linha hipoecogênica, enquanto o hilo gorduroso hiperecogênico é oval ou redondo, com limites bem definidos (Figura 14).

O tamanho do linfonodo tem pouca importância, mas alterações morfológicas sim, devendo-se ter em mente que em virtude de a drenagem linfática ocorrer na direção da cortical para a medular linfonodal, as primeiras alterações decorrentes de um implante metastático ocorrerão na cortical (Figura 15).

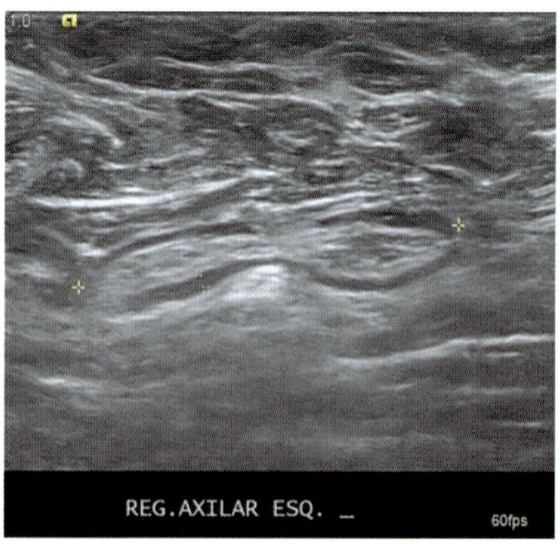

FIGURA 14 Exemplo de um linfonodo axilar normal à ultrassonografia, com hilo gorduroso evidente e cortical hipoecogênica e fina.

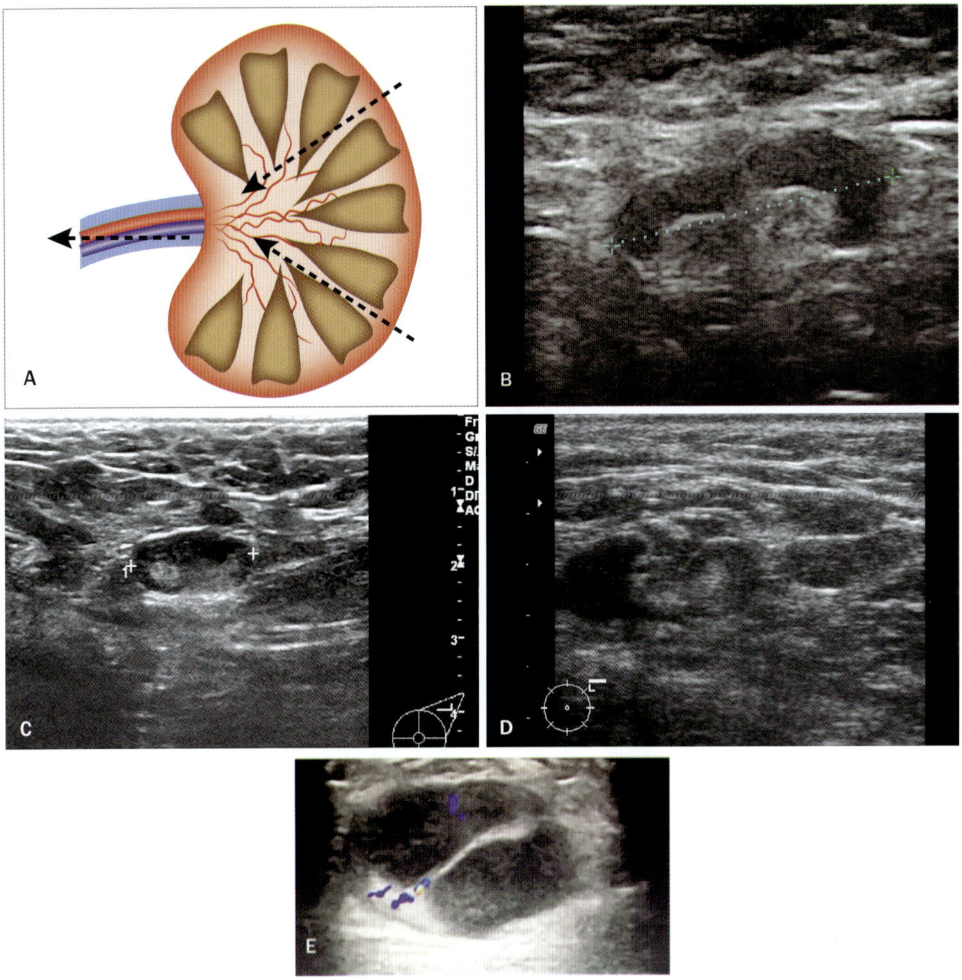

FIGURA 15 (**A**) Drenagem linfática ocorre da direção da cortical para a medular linfonodal; (**B**, **C**, **D** e **E**) estes são exemplos de linfonodos axilares atípicos, com progressiva acentuação das características anômalas. Neste primeiro exemplo, há um linfonodo com cortical discretamente espessada de maneira focal, no segundo exemplo, um linfonodo com cortical heterogênea e espessada de maneira focal, mas com insinuação para o hilo gorduroso, no terceiro exemplo, há um grande espessamento focal e excêntrico da cortical, também com hilo preservado e por último um linfonodo globoso, com cortical espessada difusamente e obliteração e deslocamento da gordura hilar.

As características anormais dos linfonodos são bem resumidas no Quadro 4, bem como exemplos dos diferentes graus de alterações linfonodais.

Uma importante consideração é que a espessura da cortical é considerada normal até 3 mm, mas sabe-se que isso é uma relação de sensibilidade e especificidade (quanto maior o corte para espessura anormal mais específico para malignidade e quanto menor o corte, mais sensível). Nos casos de espessamento cortical difuso e simétrico, mesmo acima de

QUADRO 4 Características dos linfonodos normais e atípicos

Característica	Linfonodo normal	Linfonodo atípico
Forma	Oval ou reniforme	Redondo ou irregular
Espessura cortical	Lisa, uniforme, homogênea (< 3 mm)	Espessada focal ou difusamente (> 3 mm)
Calcificações	Ausentes	Presentes
Margens	Circunscritas	Irregular, angulada, indistinta
Hilo	Presente	Deslocado ou obliterado
Doppler	Vaso hilar único	Vasos periféricos e corticais
Linfonodos adjacentes	Semelhantes	Diferentes

3 mm, pode-se estar diante de linfonodos reacionais ou até mesmo linfonodos normais para a pessoa. É de grande auxílio a comparação com outros linfonodos na mesma axila e na contralateral, assim como a observação cuidadosa do hilo. Em geral, pode-se estabelecer o fluxograma constante na Figura 16 para análise de linfonodos na US.

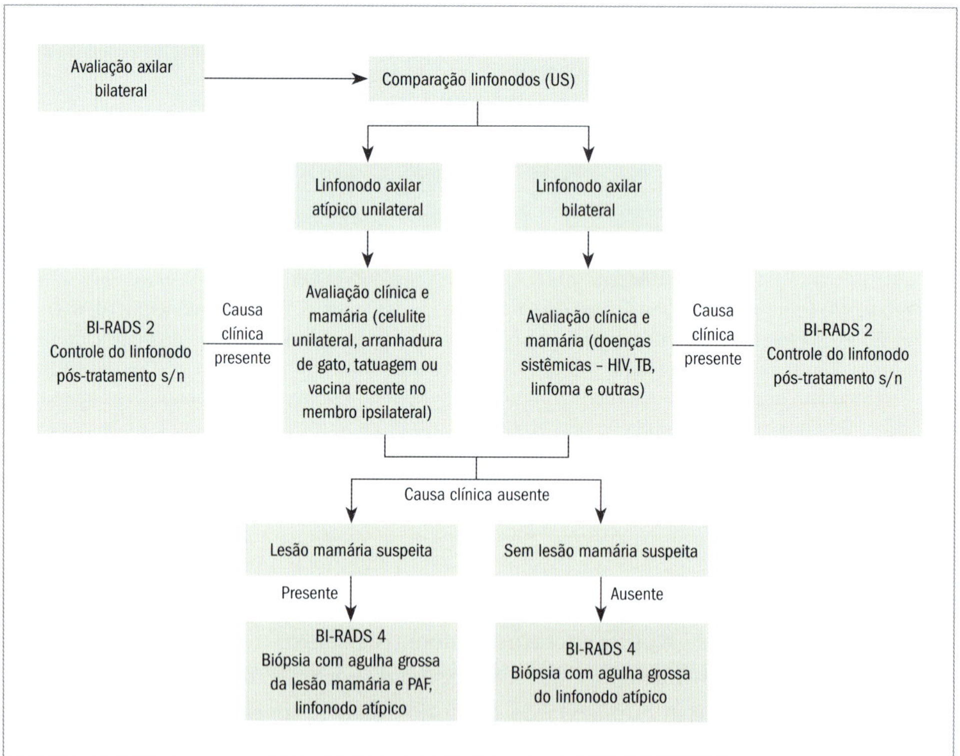

FIGURA 16 Fluxograma para análise de linfonodos.

Importante é sempre que se encontra um linfonodo suspeito, deve-se topografar corretamente a lesão nos níveis axilares, ou cadeia mamária interna ou como intramamário.

Os linfonodos intramamários são comuns nas mamas, frequentemente encontrados no quadrante superolateral, adjacentes a algum vaso, medindo até 1 cm. As características morfológicas que estabelecem normalidade são as mesmas dos linfonodos axilares, devendo-se atentar sobretudo para linfonodos nos quadrantes mediais, que são raros, devendo-se checar a possibilidade de diagnóstico errôneo de uma lesão mamária que se aparenta com um linfonodo. A conduta para os linfonodos mamários atípicos é idêntica aos linfonodos axilares.

Avaliação da mastite e outras alterações inflamatórias da mama

As mastites englobam uma série de condições e subtipos, com diferentes agentes etiológicos e contextos clínicos. Mais frequentemente, a mastite é puerperal e bacteriana. A suspeita e o diagnóstico são clínicos, enquanto a US pode fornecer informações importantes para a condução do caso.

Alterações ultrassonográficas mastite aguda:

- Aumento da ecogenicidade do parênquima, com ou sem heterogeneidade da textura.
- Lâminas líquidas de permeio ao tecido mamário.
- Ectasia ductal.
- Aumento da vascularização ao método Doppler.
- Espessamento cutâneo.
- Linfonodopatia axilar reacional.
- Procurar ativamente possíveis coleções mamárias, se presentes, mensurar, contatar o clínico solicitante e indicar drenagem com bacterioscopia e culturas.
- Pacientes com próteses ou implantes mamários: no caso de inflamações ou infecções com envolvimento de cápsula peri-implante os achados capsulares são semelhantes aos de um cisto inflamado, devendo-se descrever eventuais acúmulos líquidos peri-implante para drenagem (considerar como coleção mamária).

O tecido mamário apresenta uma variedade de texturas, com algumas mamas mais ou menos ecogênicas e mais ou menos heterogêneas. Além disso, os achados ultrassonográficos das mastites podem ser sutis. É sempre válido realizar a comparação com tecido mamário saudável – quadrante mamário correspondente na mama contralateral e o tecido circunjacente – obtendo-se maior segurança na avaliação correta das alterações.

O carcinoma inflamatório pode apresentar alterações ultrassonográficas semelhantes ao de uma mastite, devendo-se indicar biópsia por agulha grossa nos casos de mastites refratárias ao tratamento ou nos casos com apresentações clínicas atípicas, por exemplo, em mulheres na 4ª ou 5ª década de vida.

Implantes e próteses mamárias

Primeiramente, deve-se entender como relatar próteses ou implantes mamários. A terminologia correta que deve ser empregada nos relatórios é:

- Implantes – aumento ou redução da mama com fim estético.
- Prótese – material sintético para reconstruções mamárias após mastectomias.

Para o entendimento das alterações relativas aos implantes mamários, é necessário entender que os implantes podem ser colocados atrás da glândula mamária ou atrás da musculatura. Além disso, os implantes, por serem um corpo estranho, provocam reação local, que culmina com o desenvolvimento de uma cápsula fibrosa, que recobre o implante, é identificável à US e é distinta do envelope do implante (elastômero). As rupturas dos implantes podem ser intracapsulares (quando ocorre ruptura do elastômero, com integridade preservada da cápsula fibrosa) e extracapsular (quando ocorre ruptura do elastômero e ruptura da cápsula fibrosa, com extravasamento de silicone para o parênquima mamário). Além disso, é necessário saber que frequentemente encontramos pequena quantidade de líquido peri-implante (no interior da cápsula fibrosa). Este achado é normal, especialmente quando o líquido é anecogênico. Líquido peri-implante acentuadamente hiperecogênico é um achado anormal e pode indicar ruptura do elastômero.

A ruptura do implante mamário salino é raramente alvo dos exames de imagem, uma vez que a absorção rápida da solução salina fora do envelope do implante promove uma deformidade visível da mama. Já a ruptura do implante de silicone ocorre como um contínuo, com o início do extravasamento intracapsular sendo discreto e de difícil diagnóstico. A US oferece excelente especificidade para o diagnóstico de rupturas tardias, em que já há colapso do elastômero, e se observam os sinais dos "degraus de escada" e aumento da ecogenicidade do líquido peri-implante. Entretanto, as roturas mais iniciais, em que ainda não houve colapso do elastômero, a ecogenicidade do silicone fora do implante é semelhante ao líquido peri-implante habitual (anecogênica) e, portanto, será possível diagnosticar somente uma prega radial com silicone no interior, caso este silicone adquira ecogenicidade aumentada, com formação do artefato em "tempestade de neve". Pregas radiais com conteúdo anecogênico no interior devem ser consideradas apenas como dobras do implante.

A RM é o método padrão-ouro para avaliação de implantes ou próteses mamárias e pode ser indicada sempre que houver alguma dúvida que a US não possa responder. Mas a US mamária é um excelente método de rastreamento para eventuais alterações dos implantes, sobretudo as alterações na face anterior, em que a resolução ultrassonográfica é excelente para avaliação do implante. A US é frequentemente capaz de diagnosticar:

- Rupturas intra ou extracapsulares.
- Granulomas de silicone.

- Herniação capsular.
- Infecção capsular (ver seção Avaliação de mastites e outras alterações inflamatórias das mamas).
- Contratura capsular: este diagnóstico, apesar de eminentemente clínico, pode apresentar alterações nos métodos de imagem. Deve-se mencionar eventuais alterações, todavia, reservando o diagnóstico ao contexto clínico.
- Rotação: quando se identifica o selo do implante em topografia da cápsula anterior, sendo que usualmente este não é identificado na ultrassonografia por se localizar na cápsula posterior.

Passo a passo da avaliação dos implantes por ultrassonografia

- Localização:
  - Retroglandular ou retromuscular (Figura 17): procurar no quadrante superolateral a cobertura ou não do implante por musculatura.
- Cápsula:
  - Espessura: normal ou espessada (pode indicar contratura capsular).
  - Integridade: íntegra ou com lacerações (achado raro, relacionado à herniação do implante mamário).
  - Nodulações – caso haja alguma nodulação, deve ser tratada como uma lesão parenquimatosa da mama.
- Elastômero:
  - Forma habitual ou não (rotação ou sinais de contratura do implante) normalmente as próteses são ovaladas.

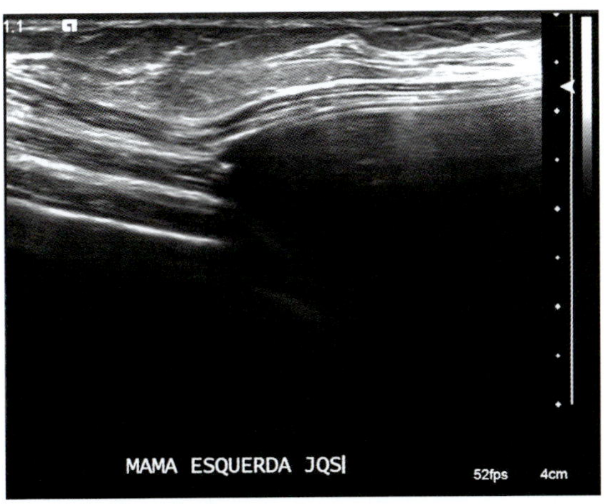

FIGURA 17 Localização: evidente continuidade das fibras musculares anteriormente ao implante mamário, indicando tratar-se de um implante retromuscular. Em pacientes com atrofia da musculatura, pode ser difícil realizar esta avaliação.

- Lúmen único ou duplo: refere-se ao tipo de prótese e é possível ver a divisão na US.
- Presença de pregas radiais (dobras da prótese): achado frequente e usualmente desprovido de significado clínico. As dobras podem ser dinâmicas e posicionais e normalmente são 4, preenchidas por líquido anecogênico.
- Integridade (ver rotura do implante).

Sinais de rotação do implante*

Anteriorização do "selo" (Figura 18). O selo do implante corresponde ao local de fechamento da prótese e a localização habitual é posterior. Quando ocorre rotação de trás para frente da prótese, o selo pode apresentar-se anteriormente. Este achado tem mais implicância estética nas próteses anatômicas, em que ocorre deformidade mamária.

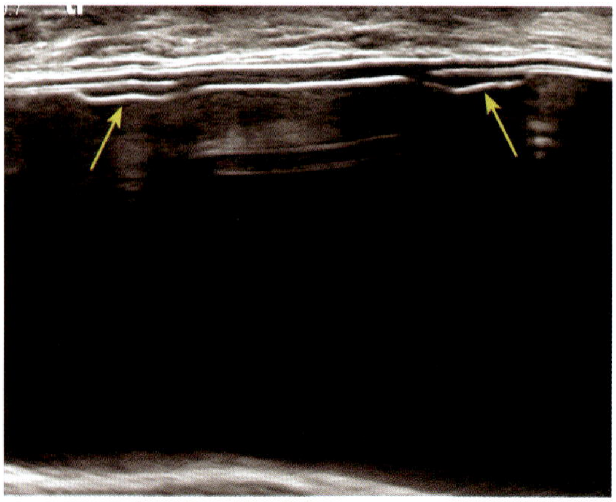

FIGURA 18 Anteriorização do "selo" do implante, achado indicativo de rotação de trás para frente do implante (setas).

Sinais de contratura capsular

Apesar de o diagnóstico ser eminentemente clínico por inspeção visual e palpação, a contratura capsular pode apresentar o seguinte espectro de alterações na US: morfologia do implante arredondado (aumento do diâmetro anteroposterior), cápsula fibrosa espessada e acúmulo líquido peri-implante em quantidade anormal.

Sinais de ruptura intracapsular (Figura 19)

- Prega radial com "tempestade de neve" no interior (análogo ao sinal da lágrima invertida ou fechadura na RM).
- Sinal dos "degraus de escada" (análogo ao sinal do Linguini na RM).
- Aumento da ecogenicidade do líquido peri-implante (mais específico se for em "tempestade de neve").

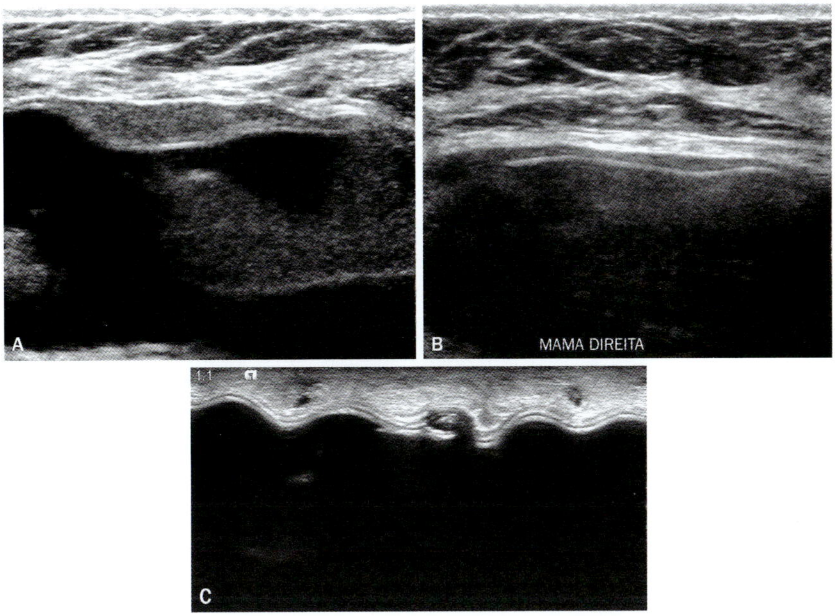

FIGURA 19 (**A**) Implante com sinal da escada, observando-se múltiplas irregularidade do contorno do implante, com linhas ecogênicas no interior, além de aumento da ecogenicidade do líquido intracapsular. Em ambos os casos, já há colapso do implante; (**B**) exemplo mais sutil de rotura intracapsular, diagnósticos difíceis pela ultrassonografia. Na imagem observa-se o que à primeira olhada se parece apenas com uma dobra do implante demonstrada de maneira longitudinal, mas no diagnóstico em tempo real, foi observada a descontinuidade, com pequeno acúmulo líquido hiperecogênico, sugerindo rotura posteriormente confirmada por ressonância magnética; (**C**) neste exemplo observa-se também uma imagem que parece representar uma dobra do implante, desta vez transversalmente. Com a análise atenta do examinador, foi possível observar o conteúdo hiperecogênico e a descontinuidade do elastômero. Em ambos os casos, não há colapso do implante.

Sinais de ruptura extracapsular

Fina camada de gel ou verdadeiras formações nodulares (granulomas) que se apresentam hiperecogênicas e com sobra acústica suja ("tempestade de neve") (Figura 20).

Linfonodos com infiltração por silicone

Linfonodos com aumento de ecogenicidade e sombra acústica suja ("tempestade de neve"). Ressalva-se que este achado pode ocorrer em próteses íntegras pelo fenômeno de *gel bleeding* (Figura 21).

Silicone no parênquima mamário

A presença de silicone livre no parênquima mamário é um achado que faz lembrar imediatamente de rotura extracapsular. Todavia, antes de diagnosticar uma ruptura extracapsular, deve-se checar a história cirúrgica, pois este silicone pode ser decorrente de um implante pregresso.

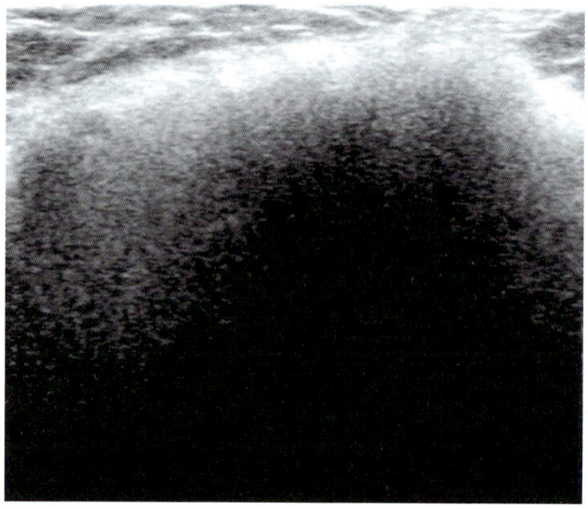

FIGURA 20 Silicone extracapsular no parênquima mamário, produzindo o artefato em "tempestade de neve".

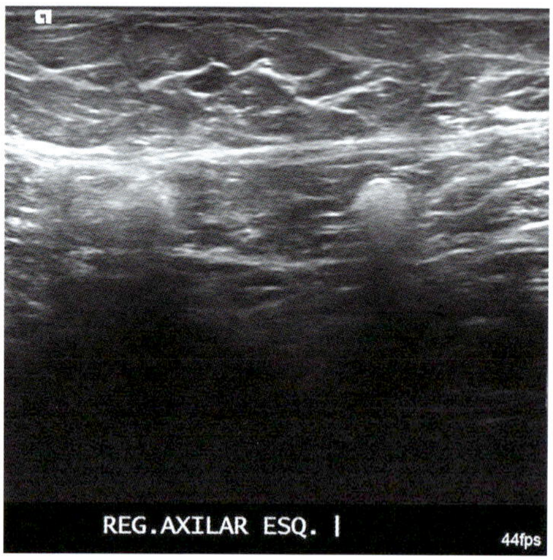

FIGURA 21 Linfonodos com infiltração por silicone, ainda mantendo sua morfologia, mas apresentando o artefato em "tempestade de neve".

Silicone livre na mama em grandes quantidades (mastopatia por silicone)

Pacientes que realizam injeção de silicone livre: achados semelhantes ao silicone extracapsular, mas muito mais acentuados, com redução da sensibilidade do método para pesquisa de lesões focais (deve ser mencionado no relatório).

Contraturas capsulares podem deformar a morfologia do implante, tornando-os redondos, com aumento do diâmetro anteroposterior.

Sugestões bibliográficas

1. Abe H, Schmidt RA, Kulkarni K, Sennett CA, Mueller JS, Newstead GM. Axillary lymph nodes suspicious for breast cancer metastasis: sampling with USguided 14-gauge core-needle biopsy — clinical experience in 100 patients. Radiology. 2009;250(1):41-9.
2. De Paula, IV, Campos AM. Breast imaging in patients with nipple discharge. Radiol Bras. 2017;50(6):383-8.
3. Ferris-James DM, Iuanow E, Mehta TS, Shaheen RM, Slanetz PJ. Imaging approaches to diagnosis and management of common ductal abnormalities. RadioGraphics. 2012;32(4):1009-30.
4. Ha SM, Chae EY, Cha JH, Shin HJ, Choi WJ, Kim HH. Growing BI-RADS category 3 lesions on follo-w-up breast ultrasound: malignancy rates and worrisome features. Br J Radiol. 2018;91(1087):20170787.
5. Pinheiro DJPC, Elias S, Nazárwo ACP. Linfonodos axilares em pacientes com câncer de mama: avaliação ultrassonográfica. Radiol Bras. 2014;47(4):240-4.
6. Sieber DA, Stark RY, Chase S, Schafer M, Adams WP Jr. Clinical evaluation of shaped gel breast implant rotation using high-resolution ultrasound. Aesthetic Surgery J. 2017;37(3):290-6.
7. Zucca-Matthes G, Urban C, Vallej A. Anatomy of the nipple and breast ducts. Anatomy of the nipple and breast ducts. Gland Surg. 2016;5(1):32-6.

7

Ressonância magnética

Tomie Heldt Ichihara

Introdução

A ressonância magnética (RM) de mamas como método diagnóstico geralmente é avaliada por médicos subespecialistas, essencialmente radiologistas com formação adicional nas doenças da mama. Nesse sentido, o presente capítulo visa a servir como um guia básico para que radiologistas em formação geral possam ter um contato inicial com o método.

Um relatório de RM de mamas é organizado de maneira bem semelhante ao relatório de mamografia, devendo conter:

1. Indicação: já discutida no capítulo 4 deste livro.
2. Técnica: também abordada no capítulo 4.
3. Composição da mama.
4. Achados.
5. Comparação com exames anteriores.
6. Avaliação.
7. Conduta.

Dessa forma, será utilizada essa mesma organização neste capítulo.

Composição da mama

Estima-se visualmente a quantidade de tecido fibroglandular das mamas definindo uma das 4 categorias: (a) predominantemente adiposa; (b) tecido fibroglandular esparso; (c) heterogeneamente fibroglandular; ou (d) extremamente fibroglandular.

Neste item também pode-se descrever o realce de fundo do parênquima, a ser avaliado na primeira sequência após o uso de contraste e classificado como: mínimo, discreto, moderado ou acentuado.

Na Figura 1 observa-se um exemplo de moderado realce parenquimatoso de fundo.

Embora o nível de realce de fundo do parênquima independa da fase do ciclo ou do *status* menopausal, geralmente, é mais proeminente na fase lútea (pós-ovulação).

Assim, um exame eletivo deve ser agendado para o início do ciclo menstrual.

Por outro lado, um exame diagnóstico (lesões palpáveis, estadiamento, controle de quimioterapia etc.) não deve ser atrasado por esse motivo já que o câncer de mama pode ser detectado apesar de realces de fundo acentuados.

Caso o realce parenquimatoso de fundo seja assimétrico, essa informação deve ser cuidadosamente avaliada e relatada, pois existem causas benignas e malignas para essa assimetria.

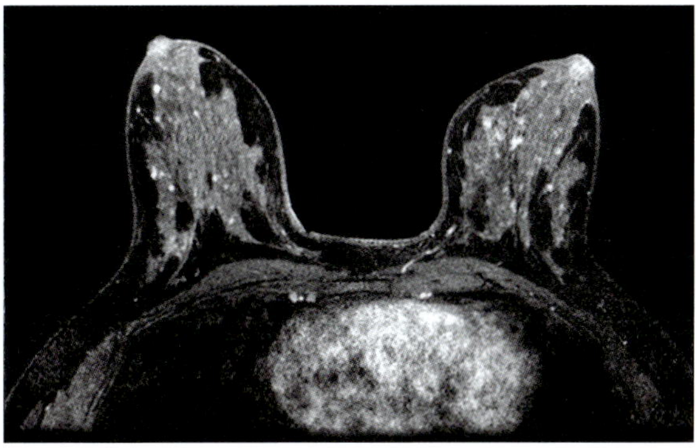

FIGURA 1 Imagem axial em T1 pós-contraste com supressão de gordura. Exemplo de moderado realce parenquimatoso de fundo.

Achados

A descrição dos achados à RM de mamas deve se basear no léxico do BI-RADS, a saber.

Foco

Os focos medem poucos milímetros, mas não se deve usar um critério rigoroso de tamanho, pois mesmo neoplasias muito pequenas podem ser diagnosticadas à RM de mamas.

Como referência, utiliza-se um realce puntiforme < 0,5 cm, sem representação nas sequências sem contraste e que seja tão pequeno que é impossível avaliar a morfologia (seria possível fazer um paralelo com as calcificações amorfas, tão pouco conspícuas que a avaliação da morfologia é limitada).

Eventualmente, múltiplos focos podem representar um tipo de padrão de realce de fundo do parênquima (e a descrição não é necessária).

Algumas características (resumidas nas Figuras 2 e 3) indicam benignidade ou malignidade para os focos, neste último caso, deve-se ponderar um controle (categoria BI-RADS 3) ou eventualmente até uma biópsia (categoria BI-RADS 4).

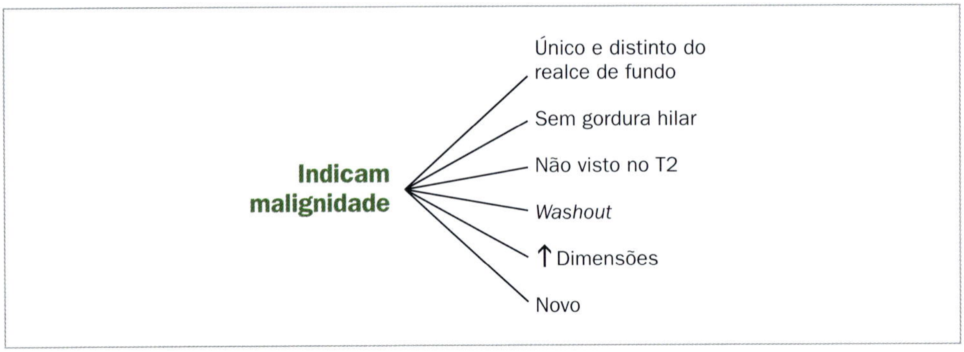

FIGURA 2 Características que indicam malignidade para os focos de realce.

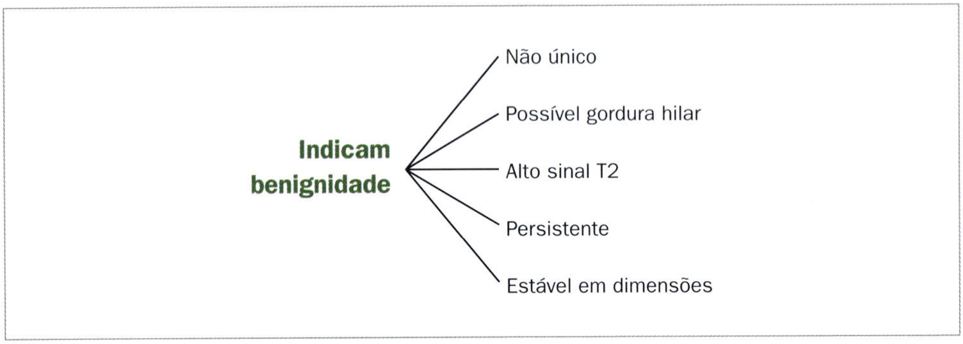

FIGURA 3 Características que indicam benignidade para os focos de realce.

Nódulos

Os nódulos têm aspecto convexo, tridimensional e ocupam espaço; devendo ser avaliados nas sequências pré e pós-contraste.

Os descritores de forma, margem e tipo de realce estão resumidos nas Figuras 4 a 6.

A mamografia e a ultrassonografia são superiores à RM na avaliação das margens pela maior resolução espacial.

A Figura 7 apresenta exemplos de foco e, na Figura 8, nódulo.

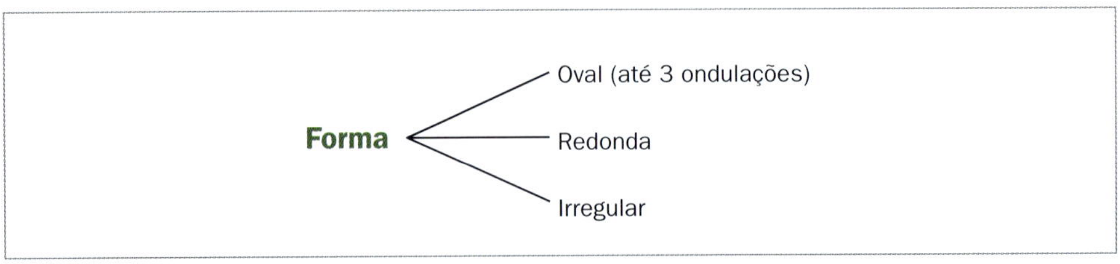

FIGURA 4 Descritores de forma para nódulos.

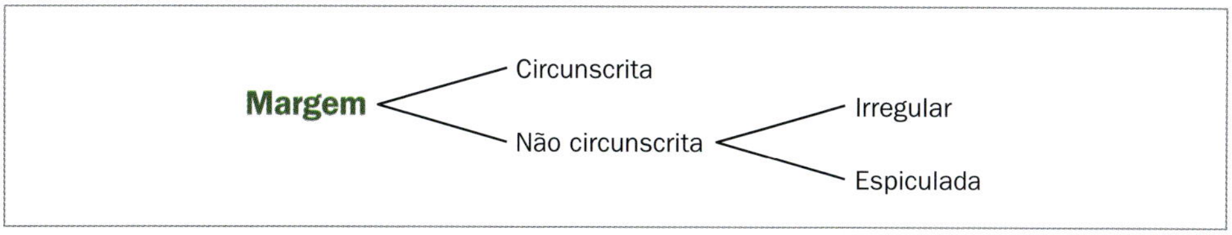

FIGURA 5 Descritores de margem para nódulos.

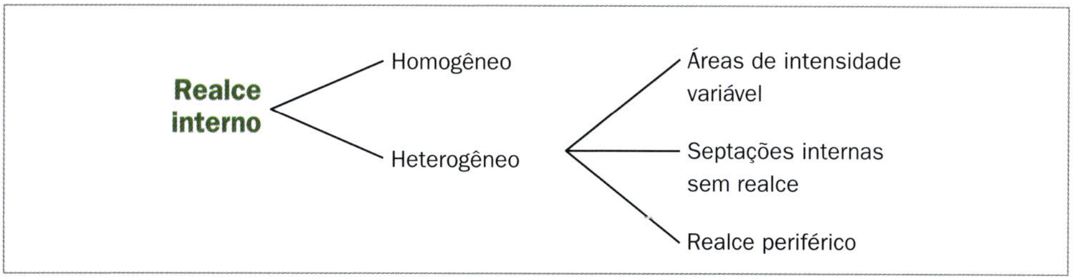

FIGURA 6 Descritores de realce interno para nódulos.

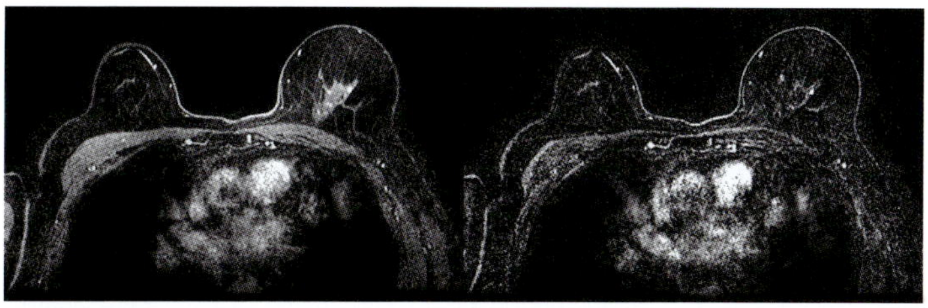

FIGURA 7 Exemplo de foco.

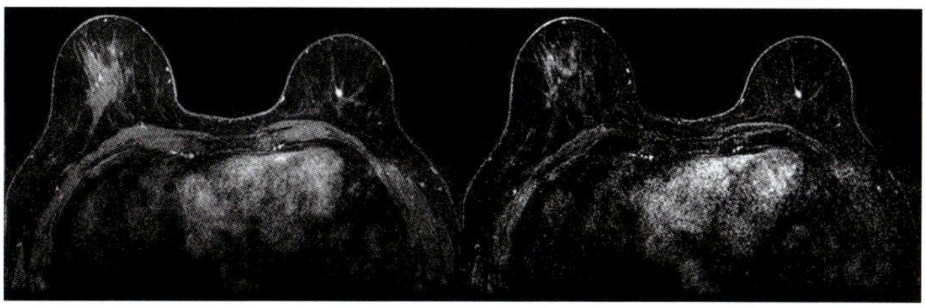

FIGURA 8 Exemplo de nódulo.

Realce não nodular

É um descritor de exclusão, ou seja, trata-se de um padrão de realce que não apresenta bordas convexas, não é um foco nem um nódulo.

Devem ser descritos a distribuição e o padrão interno de realce, conforme ilustra as Figuras 9 e 10.

A Figura 11 ilustra um exemplo de área de realce focal heterogêneo. E um realce tipo *clumped* na Figura 12.

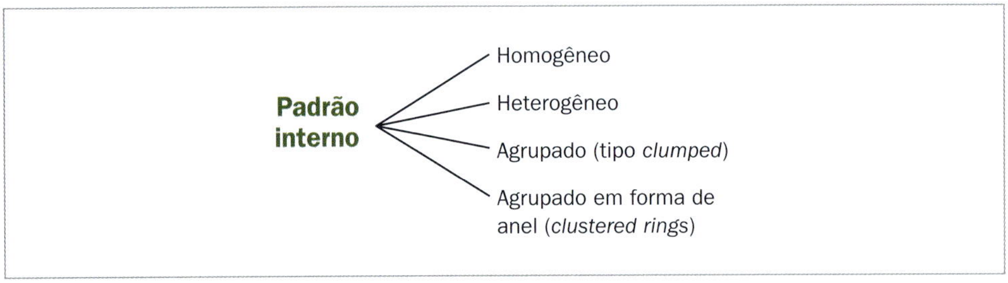

FIGURA 9 Descritores dos tipos de realce não nodular.

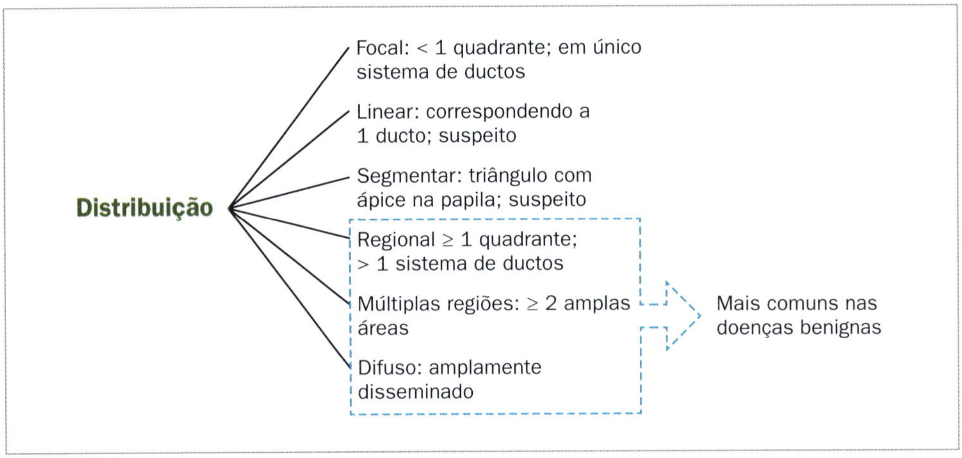

FIGURA 10 Descritores para distribuição do realce não nodular.

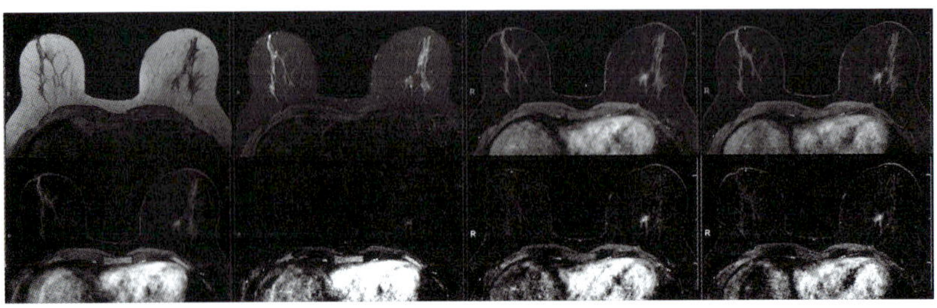

FIGURA 11 Exemplo de área de realce focal heterogêneo.

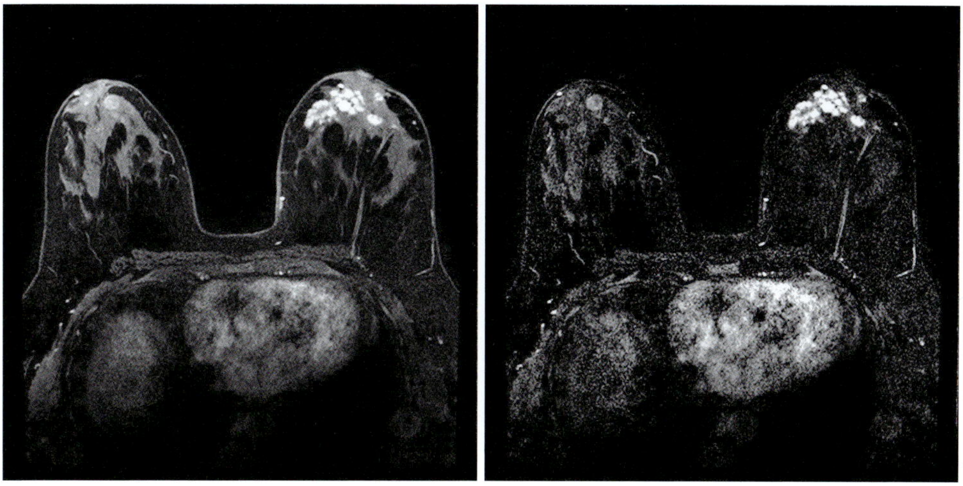

FIGURA 12 Exemplo de realce tipo *clumped*.

Curva cinética

A velocidade de captação e o clareamento do realce dependem da perfusão, da permeabilidade capilar, do volume de sangue e do volume de distribuição do meio de contraste.

A curva cinética costuma ser representada por um gráfico tempo *versus* intensidade de sinal, sendo calculada manualmente por meio de 1 *Region of interest* (ROI) com pelo menos 3 pixels.

Lesões com características morfológicas suspeitas sempre têm indicação de biópsia, pois a conduta nunca se baseia exclusivamente em características cinéticas.

Lesões benignas podem se beneficiar mais da análise cinética.

As imagens ponderadas em difusão ainda são objeto de pesquisa e são consideradas métodos em investigação.

A espectroscopia para lesões de mama mostra que o pico de colina poderá ser usado como indicador de malignidade em equipamentos com ≥ 1,5 T. Alguns grupos também demonstraram que o pico de colina diminui ou desaparece em resposta ao tratamento com quimioterapia neoadjuvante.

Os 2 primeiros minutos após a injeção de contraste (ou até que o pico de realce seja alcançado) são considerados a fase inicial.

Após os 2 primeiros minutos (ou após o pico ter sido alcançado) considera-se a fase tardia.

As Figuras 13 e 14 ilustram os descritores para as características cinéticas de cada lesão.

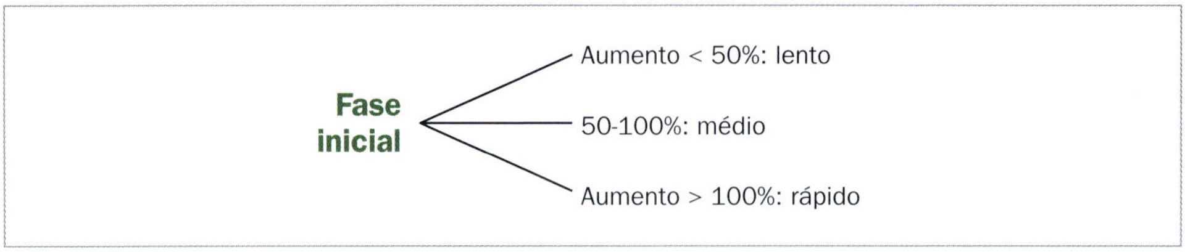

FIGURA 13 Critérios para a classificação da fase inicial da curva cinética.

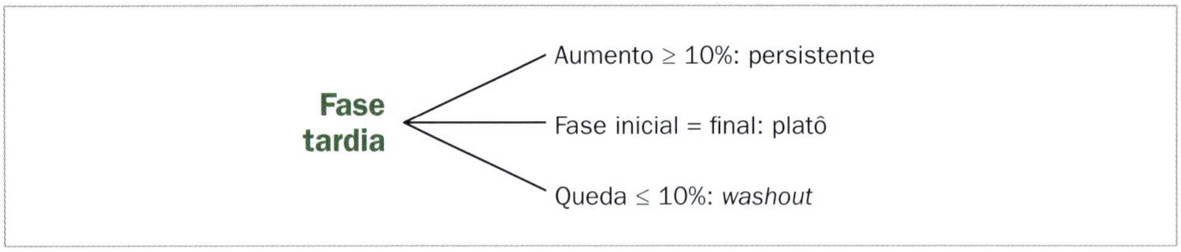

FIGURA 14 Critérios para classificação da fase tardia da curva cinética

Linfonodos

A morfologia é mais importante que as dimensões. O aspecto habitual dos linfonodos é reniforme, homogêneo, hilo gorduroso evidente, ≤ 1 cm, adjacentes a 1 veia e nas porções laterais e superiores da mama.

Achados associados e achados sem realce

Verificar exemplos de achados associados e achados sem realces nas Figuras 15 a 22.

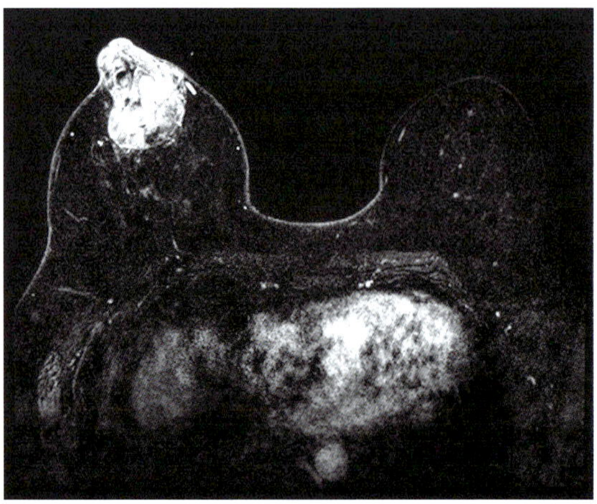

FIGURA 15 Invasão da papila.

Achados associados

- Retração da papila: não é sinal de malignidade quando achado isolado
- Invasão da papila
- Espessamento da pele: > 0,2 cm; podendo ser focal ou difuso
- Invasão da pele: diretamente ou nos carcinomas inflamatórios
- Linfonodos suspeitos
- Invasão peitoral
- Invasão da parede posterior
- Distorção arquitetural

FIGURA 16 Descritores de achados associados na RM de mamas.

Achados sem realce

- Ductos com alto sinal em T1 pré-contraste: conteúdo espesso
- Cistos
- Coleções pós-operatórias
- Espessamento trabecular ou da pele
- Nódulo
- Distorção arquitetural
- Corpo estranho/clipe/calcificação

FIGURA 17 Descritores de achados sem realce por meio de contraste na RM de mamas.

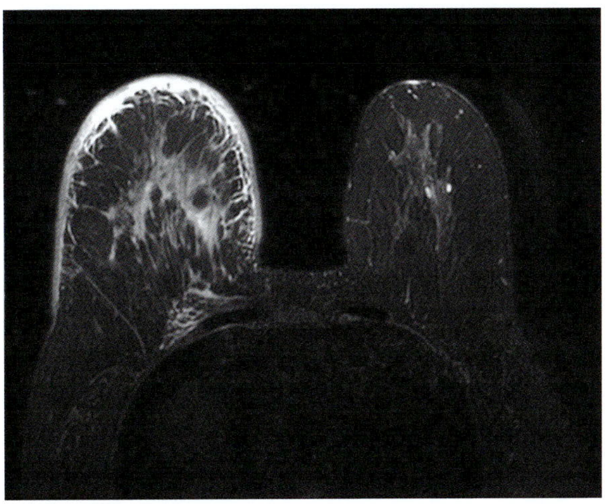

FIGURA 18 Edema de pele e do parênquima.

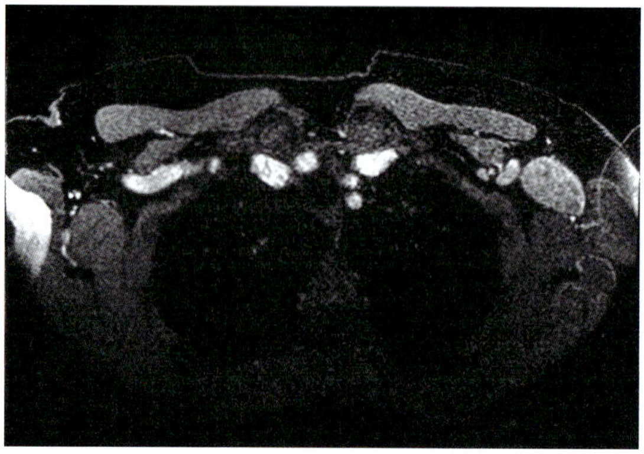

FIGURA 19 Linfonodo globoso e com perda do hilo na axila esquerda.

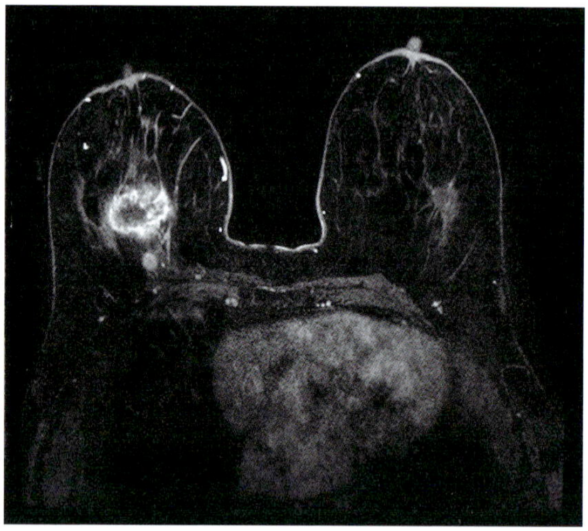

FIGURA 20 Invasão do músculo peitoral.

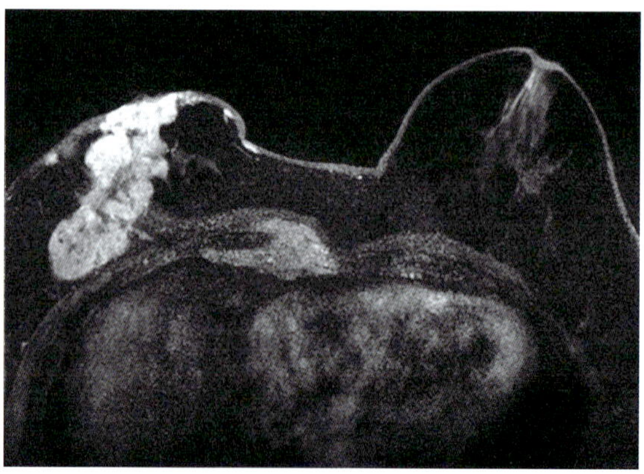

FIGURA 21 Invasão da parede torácica.

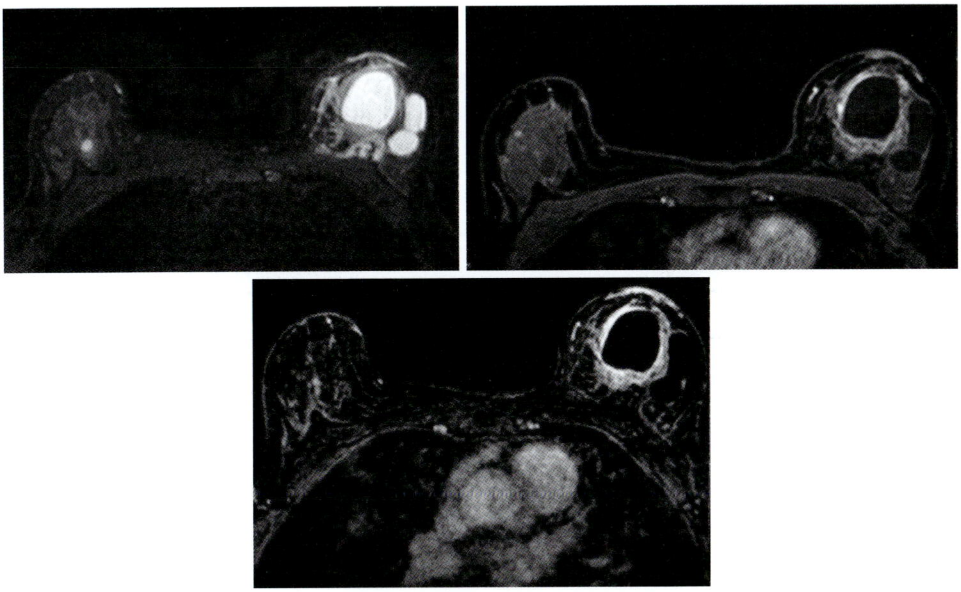

FIGURA 22 Cistos que apresentam apenas realce periférico (anelar).

Categoria 3

O uso da categoria 3 para exames de RM de mamas continua sendo intuitivo para radiologistas que não tenham extensa experiência pessoal. Basicamente podem ser considerados nesta categoria foco de realce isolado e nódulos circunscritos, contanto que não sejam novos ou apresentem nenhum correspondente suspeito em outros métodos de imagem.

Próteses e implantes

Os dispositivos para aumento do volume mamário são compostos basicamente de um envelope externo (elastômero) e um componente interno de preenchimento.

Todos os dispositivos hoje usam elastômeros de silicone com preenchimento de solução salina ou gel de silicone.

O protocolo básico para avaliação dos implantes/próteses envolve as sequências mostradas na (Figura 23).

Na Figura 24 há um material de alta intensidade de sinal entre o elastômero e a cápsula fibrosa.

Na primeira sequência (T1 sem saturação de gordura), silicone e gordura também têm alto sinal.

Dessa forma, outras sequências são fundamentais. Com a saturação de gordura e água, vê-se que o material é silicone e, portanto, se está frente a um caso de rotura intracapsular.

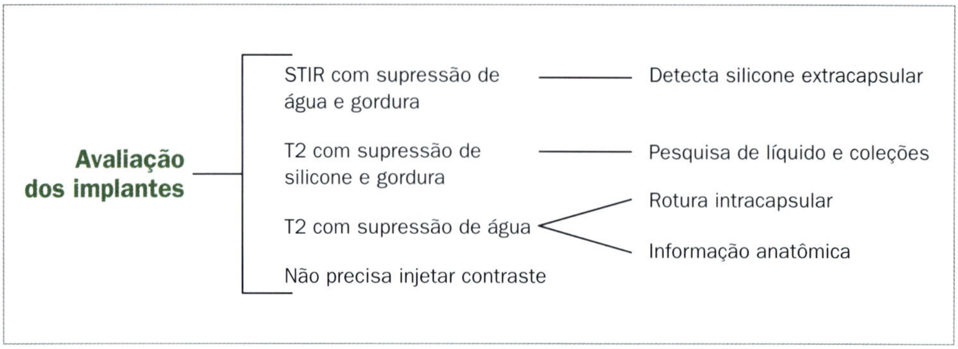

FIGURA 23 Protocolo para avaliação dos implantes/próteses.

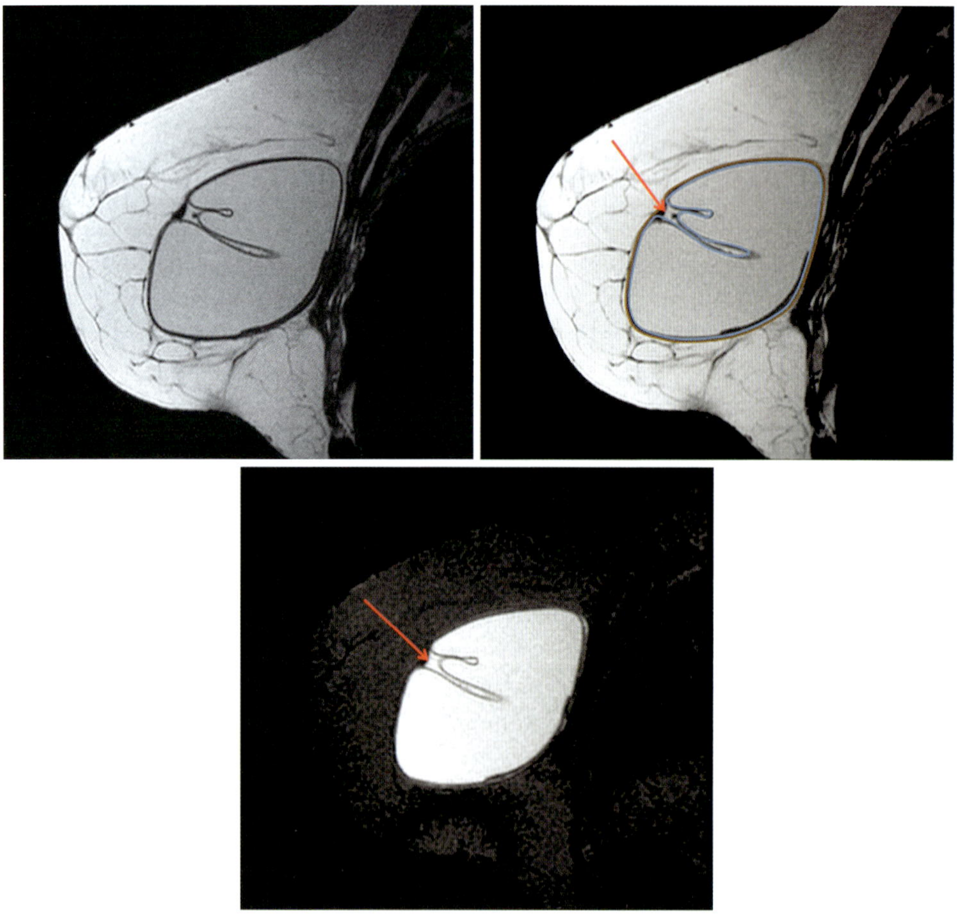

FIGURA 24 Há um material de alta intensidade de sinal (seta) entre o elastômero (em azul) e a cápsula fibrosa (em vermelho).

Sugestões bibliográficas

1. Berg W. Tailored supplemental screening for breast cancer: What now and what next? Am J Roentgenol. 2009;192(2):390-9.
2. Berg WA, Caskey CI, Hamper UM, Anderson ND, Chang BW, Sheth S, et al. Diagnosing breast implant rupture with MR imaging, US, and mammography. Radiographics. 1993;13(6):1323-36.
3. DeMartini WB, Liu F, Peacock S, Eby PR, Gutierrez RL, Lehman CD. Background parenchymal enhancement on breast MRI: impact on diagnostic performance. AJR Am J Roentgenol. 2012;198(4):W373-80.
4. Gorczyca David P, Gorczyca Stephanie M, Gorczyca Kathryn. The diagnosis of silicone breast implant rupture. Plast Reconstr Surg. 2007;120(Suppl 1):49S-61.
5. Grimm LJ, Anderson AL, Baker JA, Johnson KS, Walsh R, Yoon SC, Ghate SV. Interobserver variability between breast imagers using the fifth edition of the BI-RADS MRI lexicon. AJR Am J Roentgenol. 2015;204(5):1120-4.
6. Kim JY, Kim SH, Kim YJ, Kang BJ, An YY, Lee AW, et al. Enhancement parameters on dynamic contrast enhanced breast MRI: do they correlate with prognostic factors and subtypes of breast cancers? Magn Reson Imaging. 2015;33(1):72-80.
7. Kuhl C. The current status of breast MR imaging — Part I. Choice of technique, image interpretation, diagnostic accuracy, and transfer to clinical practice. Radiology. 2007;244(2):356-78.
8. Kuhl CK. Current status of breast MR imaging. II. Clinical applications. Radiology. 2007;244(3):672-91.
9. Mann RM, Kuhl CK, Kinkel K, Boetes C. Breast MRI: guidelines from the European Society of Breast Imaging. Eur Radiol. 2008;18(7):1307-18.

8

Estadiamento do câncer de mama

Tomie Heldt Ichihara

Introdução

O modelo TNM foi desenvolvido por Pierre Denoix, na França nas décadas de 1940 e 1950, constituindo a base para o estadiamento organizado pela *American Joint Committee for Cancer* (AJCC) *Staging and End-Results Reporting* e permite estabelecer o prognóstico e tratamento para pacientes com câncer de mama; a 8ª edição foi adotada em janeiro de 2018.

Os sistemas anteriores de estadiamento do câncer de mama eram essencialmente anatômicos. A grande mudança na 8ª edição do manual foi o acréscimo de fatores biológicos, incorporando biomarcadores prognósticos para prever desfechos, em uma abordagem mais individualizada. Esta versão inclui, na verdade, 2 sistemas de estadiamento: o anatômico (usando a lógica do TNM) e o prognóstico (que inclui grau tumoral, receptores hormonais, expressão de oncogenes e resultados de painéis multigênicos).

É fundamental que o radiologista entenda a lógica do estadiamento e esteja familiarizado com a classificação TNM.

Várias informações de exames de imagem podem alterar o estadiamento, o prognóstico e o tratamento (como tamanho, número de lesões, *status* linfonodal [N], invasão locorregional e metástases) de forma que o radiologista esteja intimamente relacionado à classificação anatômica.

Estadiamento anatômico

Para o estadiamento anatômico, consideram-se 3 fatores: o tamanho do maior nódulo (T), o status linfonodal (N) e a presença ou ausência de metástases (M).

Esse tipo de estadiamento é subdividido em clínico (baseia-se no exame físico, em exames de imagem e na biópsia), patológico (com base no espécime cirúrgico), pós-tratamento (depois de quimio ou radioterapia neoadjuvantes) e re-estadiamento (na eventual recorrência). Será abordado, portanto, o estadiamento anatômico clínico no presente capítulo.

Tumor (T)

Outra grande mudança na 8ª edição no manual da AJCC foi a exclusão do carcinoma lobular *in situ* (puro ou pleomórfico). Essas lesões são agora consideradas benignas, representando lesões de alto risco.

Tanto os carcinomas ductais *in situ* quanto a doença de Paget é considerada Tis (ou seja, as células neoplásicas estão restritas aos ductos).

Para classificação do tamanho, utiliza-se a maior medida do maior nódulo (mesmo em lesões multicêntricas ou multifocais).

Os nódulos com tamanhos entre 0,1 cm e 2,0 cm são classificados como T1. Os nódulos entre 2,0 cm e 5,0 cm são classificados como T2. Já os tumores que tenham 5,0 cm ou mais são classificados como T3. Para que um nódulo seja classificado como T4, deve haver invasão de alguma estrutura. As categorias T1 e T4 têm subdivisões (Figuras 1 e 2).

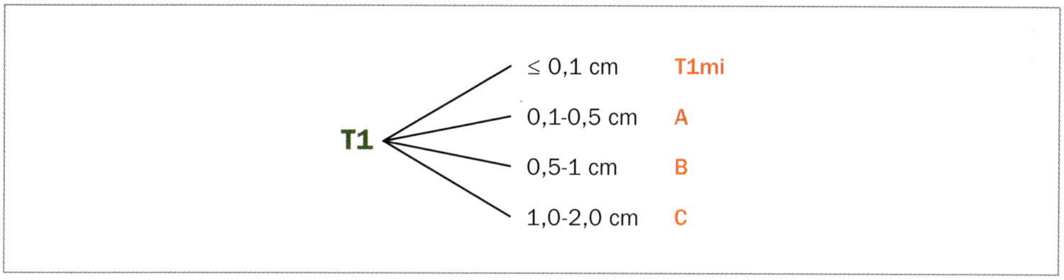

FIGURA 1 Subdivisão da categoria T1.

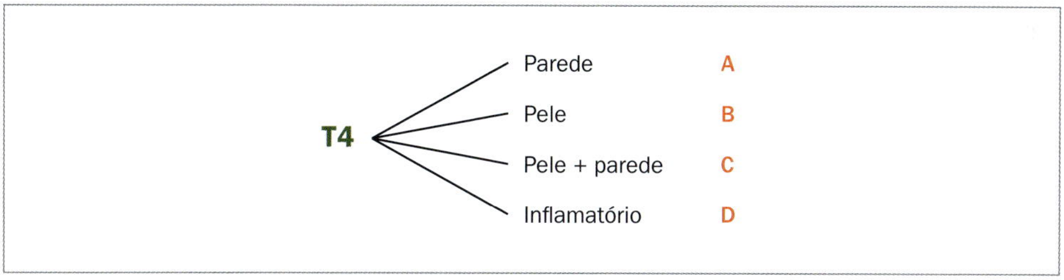

FIGURA 2 Subdivisão da categoria T4.

Para ilustrar um aspecto importante do quesito T veja o caso na Figura 3.

Esse tumor é classificado como T3 porque tem mais de 5,0 cm. Notar que há realce nodular no músculo peitoral maior que se encontra tracionado anteriormente. Somente esse achado não caracteriza invasão da parede torácica (apenas os músculos serrátil anterior e intercostais, bem como as costelas, são considerados componentes da parede torácica) e, portanto, não muda o estadiamento.

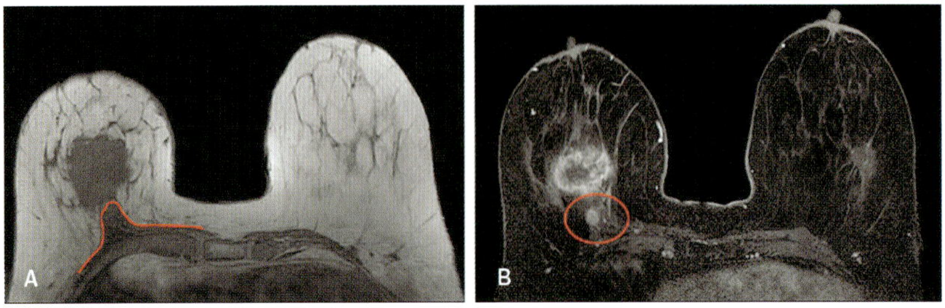

FIGURA 3 (A) Imagem axial em T1 pré-contraste sem supressão de gordura; (B) imagem axial em T1 pós-injeção de contraste com supressão de gordura. Realce nodular (círculo vermelho em B) no músculo peitoral maior que se encontra tracionado anteriormente (traço vermelho em A). Este tumor é classificado como T3 porque tem mais de 5 cm.

No entanto, como a presença do nódulo no músculo peitoral maior modifica o planejamento cirúrgico, deve ser relatado.

Se houver ulceração da pele (Figura 4) ou nódulos cutâneos (Figura 5), o tumor é considerado um T4B, como no exemplo das figuras.

O caso da Figura 6 é um exemplo de tumor inflamatório, diagnosticado clinicamente pelo edema e hiperemia de pelo menos um terço da pele da mama. O achado de êmbolos tumorais linfáticos na pele não é suficiente (mas também não é necessário) para o diagnóstico.

Embora apenas a maior dimensão do maior nódulo e a presença ou não de invasão sejam utilizadas para estabelecer o T, é fundamental que o radiologista descreva com detalhes as lesões múltiplas no mesmo quadrante ou em quadrantes diferentes, pois essas características modificam o planejamento cirúrgico.

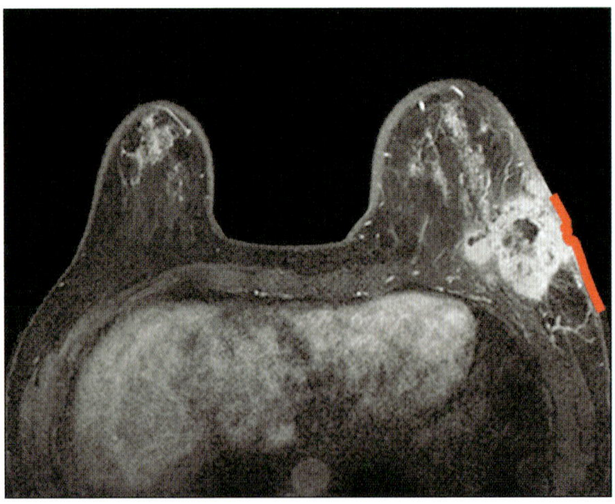

FIGURA 4 Ulceração da pele (traço vermelho).

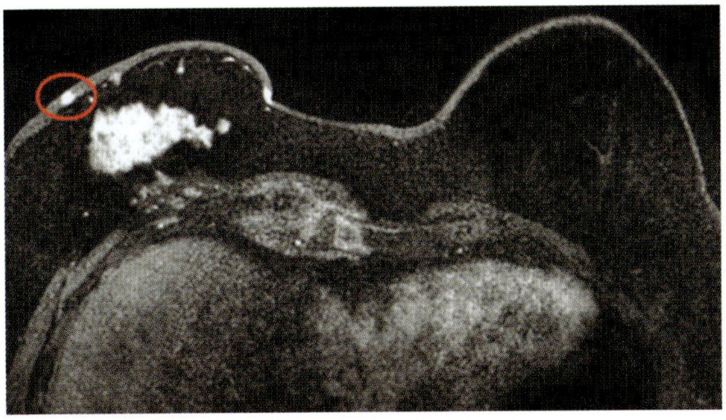

FIGURA 5 Nódulo cutâneo (círculo).

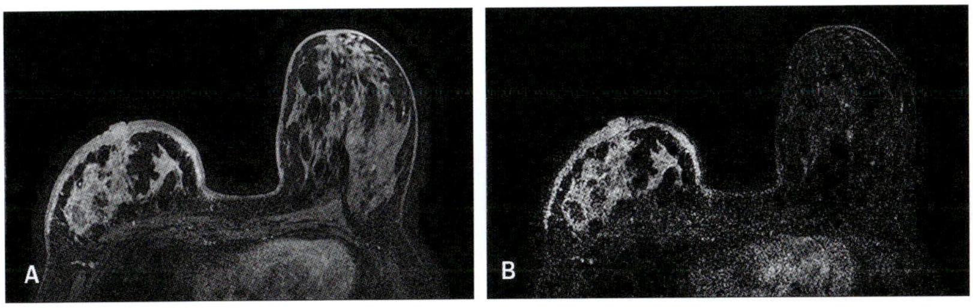

FIGURA 6 (**A**) imagem axial em T1 com supressão de gordura; e (**B**) imagem axial em subtração. Exemplo de tumor inflamatório, diagnosticado clinicamente pelo edema e hiperemia de pelo menos um terço da pele da mama.

Status linfonodal (N)

No quesito N, leva-se em conta:

- A presença ou não de linfonodos suspeitos.
- Se, ao exame clínico, estão fixos/aderidos.
- A localização.

Sobre os linfonodos suspeitos

A identificação de linfonodos suspeitos pode ser feita por exame físico ou métodos de imagem. Sabe-se, no entanto, que no exame físico negativo a chance de não haver acometimento linfonodal é de 50 a 60%. Por outro lado, no exame físico positivo, a chance de haver acometimento é de 61 a 84%. Apesar desses dados, o uso de exames de imagem para todas as pacientes é controverso, sendo consenso que apenas aquelas com alteração ao exame físico nos níveis I e II devem complementar a investigação dos demais níveis com exames de imagem.

A ultrassonografia é o método de escolha para a avaliação axilar e os achados podem ser correlacionados com uma das teorias de metastatização linfonodal.

Segundo essa teoria, as células neoplásicas chegam ao linfonodo (Figura 7) por vasos linfáticos aferentes que desembocam na periferia. Essas células se depositam inicialmente no seio subcapsular. Posteriormente se disseminam para o seio medular de forma heterogênea. As células em crescimento então coalescem e substituem a arquitetura normal do linfonodo, podendo evoluir para extensão extracapsular.

Dessa forma, um linfonodo normal (Figura 8A) é oval e circunscrito com córtex uniforme medindo menos que 0,3 cm. Os depósitos neoplásicos no seio cortical determinam espessamentos corticais que podem ser focais ou difusos, dando aos linfonodos o aspecto globoso característico daqueles que são suspeitos. Posteriormente, o hilo gorduroso é obliterado pelo depósito no seio medular e a coalescência dos depósitos, evoluindo finalmente para a perda do fluxo hilar central (Figura 8B).

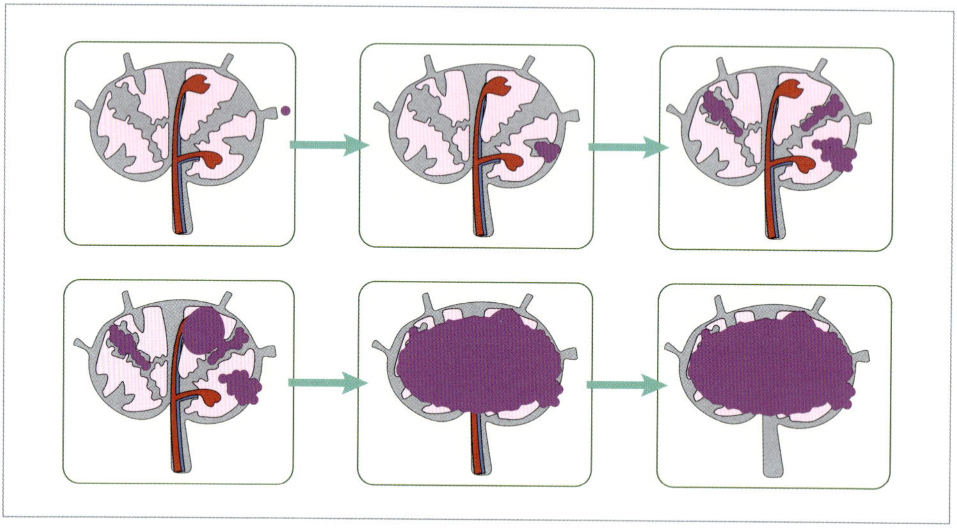

FIGURA 7 As células neoplásicas chegam ao linfonodo por vasos linfáticos aferentes que desembocam na periferia. Essas células se depositam inicialmente no seio subcapsular. Posteriormente se disseminam para o seio medular de forma heterogênea.

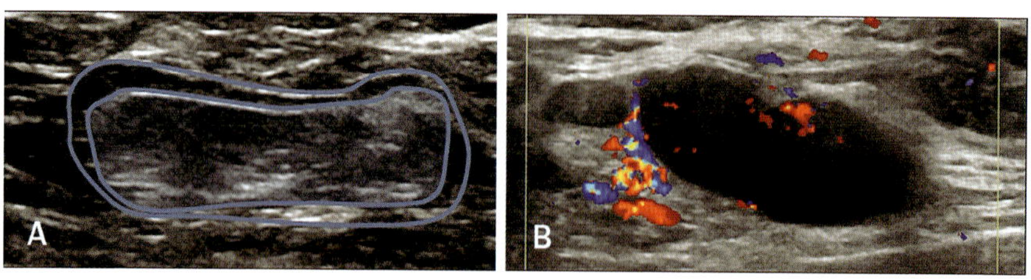

FIGURA 8 (A) Um linfonodo normal é oval e circunscrito com córtex uniforme medindo menos que 0,3 cm. (B) Os depósitos neoplásicos no seio cortical determinam espessamentos corticais que, posteriormente, obliteram o hilo gorduroso.

Embora esses achados sejam suspeitos de acometimento linfonodal secundário ao câncer de mama, é necessário confirmar o achado.

Nesse sentido, a punção aspirativa por agulha fina tem a vantagem de ser menos invasiva. No entanto, para garantir a qualidade da lâmina é necessário um profissional muito experiente (idealmente com um citopatologista na sala de biópsia). Mesmo assim a taxa de sensibilidade não passa de 87,5%, dependendo ainda de critérios de seleção pré-procedimento (tamanho do tumor, presença de invasão linfática etc.) com muitos relatos falso-negativos, tornando o procedimento dispendioso.

Por outro lado, a biópsia por agulha grossa tem maior sensibilidade (90 a 94%), dispensa a presença do citopatologista e a recente utilização de mecanismos semiautomáticos (*tru-cut*) reduz a formação de hematomas.

Sobre a localização dos linfonodos

O elemento fundamental da localização dos linfonodos axilares é o músculo peitoral menor (Figura 9). Os vasos axilares e ramos também servem como reparo anatômico.

Os linfonodos nível I axilar encontram-se lateralmente à borda lateral do músculo peitoral menor.

Os linfonodos nível II estão localizados entre as bordas do músculo peitoral menor (incluindo os linfonodos interpeitorais no chamado espaço de Rotter).

E, por fim, os do nível III estão localizados medialmente à borda medial do referido músculo.

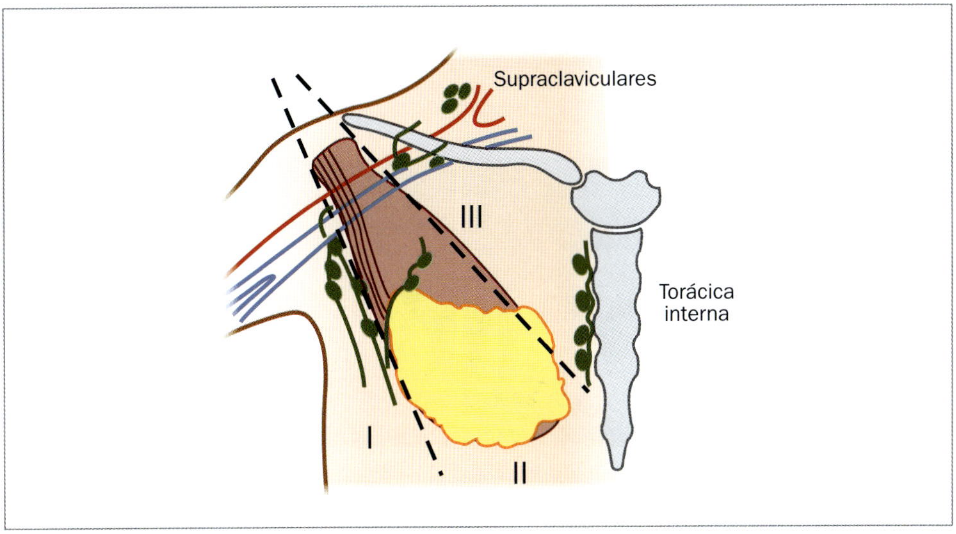

FIGURA 9 Os linfonodos dos níveis axilares I, II e III e cadeia torácica interna.

Para efeitos de estadiamento, consideram-se ainda os linfonodos da cadeia torácica interna.

Na ultrassonagrafia da Figura 10, há um exemplo de linfonodo suspeito na cadeia torácica interna.

Embora a ultrassonografia (US) seja o método de escolha para avaliação linfonodal, alguns estudos foram realizados com ressonância magnética (RM) mostrando que há o benefício em analisar as 2 axilas simultaneamente (nos cortes axiais) para avaliar simetria e ainda utilizar o contraste para avaliar realce.

Na tomografia da Figura 11A e ressonância magnética da Figura 11B nota-se com o contorno pontilhado, o músculo peitoral maior e, posteriormente a ele, identificado pela linha contínua, o músculo peitoral menor, definindo os níveis I, II e III dos linfonodos axilares. Em verde destacam-se os linfonodos globosos, suspeitos, laterais ao ventre do músculo peitoral menor, portanto, no nível axilar I.

Os linfonodos axilares e da torácica interna contralaterais, os linfonodos cervicais, bem como todos os demais linfonodos não citados, são considerados metástases à distância e modificam o quesito M do estadiamento.

O estadiamento linfonodal pode ser resumido conforme descrito na Figura 12.

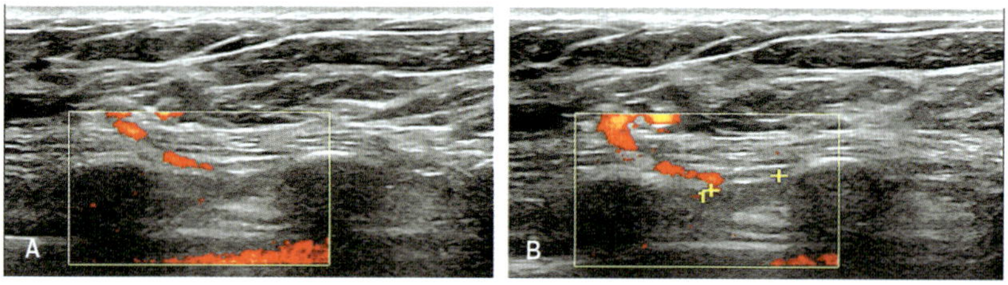

FIGURA 10 Exemplo de linfonodo suspeito na cadeia torácica interna.

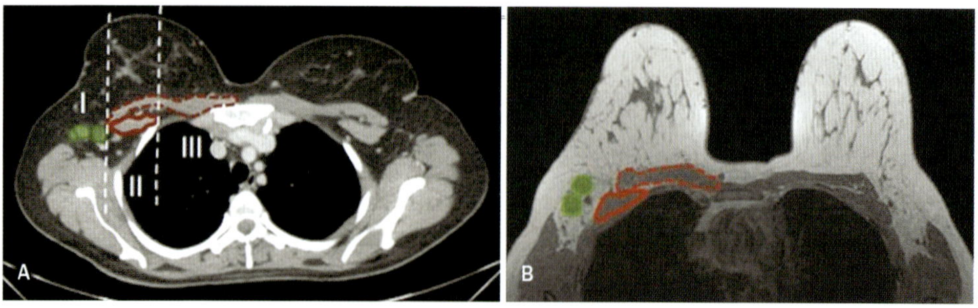

FIGURA 11 (A) Tomografia e (B) ressonância magnética: nota-se com o contorno pontilhado, o músculo peitoral maior e, posteriormente a ele, identificado pela linha contínua, o músculo peitoral menor, definindo assim os níveis I, II e III dos linfonodos axilares.

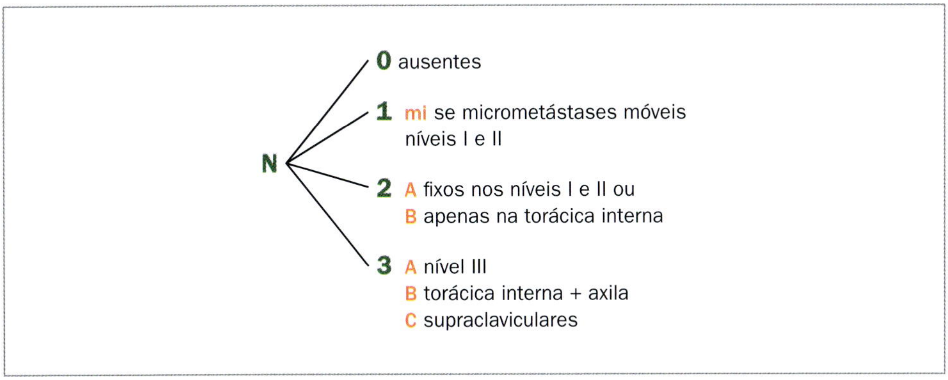

FIGURA 12 Resumo do estadiamento linfonodal.

Metástases (M)

Os sítios de metástases mais comuns no câncer de mama são osso, pulmão, cérebro e fígado (Figura 13). Pacientes que clinicamente tenham estádios entre I e IIB devem ser somente investigadas para metástases à distância se houver sintomas. Pacientes com estádio clínico IIIA ou superior devem ser investigadas.

Todas as informações quanto ao tamanho do tumor, *status* linfonodal e presença ou não de metástases são combinadas para construir o estadiamento anatômico clínico da paciente, conforme as combinações demonstradas na Figura 14.

Pacientes com tumores mais avançados que T3N0 são consideradas *locally advanced* e, portanto, candidatas a iniciar o tratamento com quimioterapia neoadjuvante.

Como já mencionado, a nova edição do manual da AJCC introduz outro tipo de estadiamento, com maior valor prognóstico, incluindo grau tumoral, receptores hormonais, expressão de oncogenes e resultado de painéis que podem modificar o estadiamento anatômico. O Quadro 1 resume alguns casos em que isso pode ocorrer.

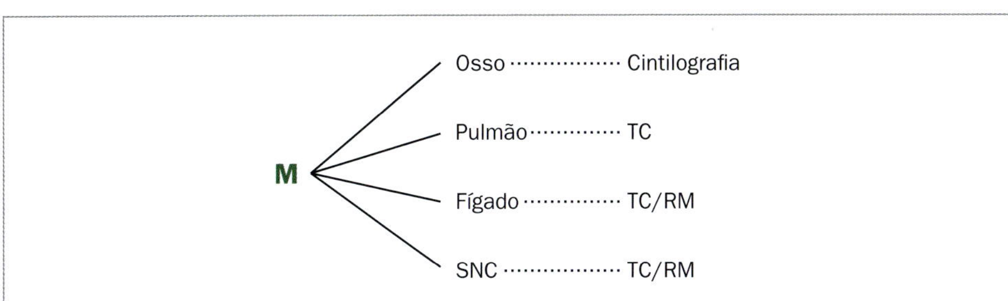

FIGURA 13 Sítios de metástases mais comuns no câncer de mama.
TC: tomografia computadorizada; RM: ressonância magnética; SNC: sistema nervoso central.

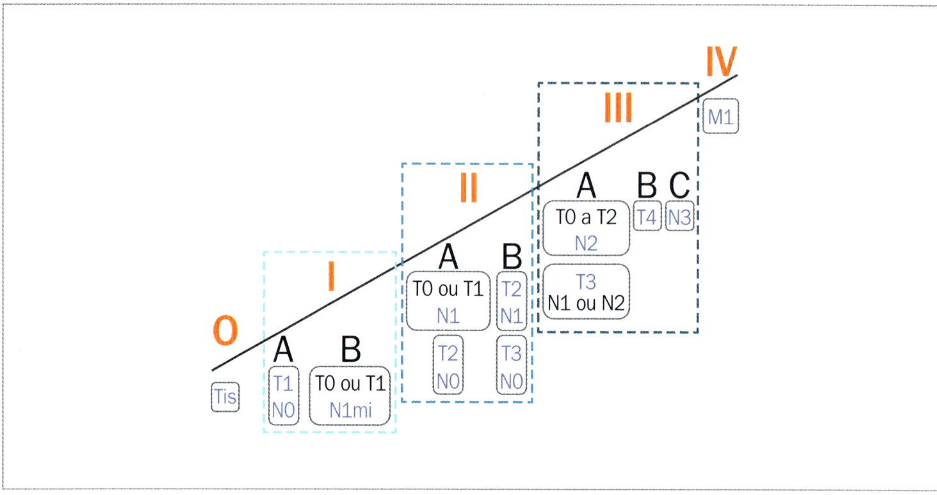

FIGURA 14 Informações quanto ao tamanho do tumor, *status* linfonodal e presença ou não de metástases são combinadas para construir o estadiamento anatômico clínico da paciente.

QUADRO 1 Nova edição do manual da AJCC, incluindo grau tumoral, receptores hormonais, expressão de oncogenes e resultado de painéis que podem modificar o estadiamento anatômico

TNM	Biomarcadores	AJCC Estágio anatômico	AJCC Estágio prognóstico
T2N0M0	Grau 1-3, ER positivo, PR positivo ou negativo, HER2 negativo, ... escore < 11	IIA	IA*
T2N1M0	Grau 1-3, ER positivo, PR positivo, HER2 positivo	IIB	IB**
T2N1M0	Grau 2-3, ER negativo, PR negativo, HER2 positivo	IIB	IIIB**
T3N0M0	Grau 1-3, ER positivo, PR positivo, HER2 positivo	IIB	IB**
T3N0M0	Grau 2-3, ER negativo, PR negativo, HER2 negativo	IIB	IIIB**
T3N2M0	Grau 1-2, ER positivo, PE positivo, HER2 positivo ou negativo	IIIA	IIA**

* Estádio prognóstico patológico.
**Estádio prognóstico patológico clínico.

Sugestões bibliográficas

1. Kalli S, Semine A, Cohen S, Naber SP, Makim SS, Bahl M. American Joint Committee on Cancer's Staging System for Breast Cancer, Eighth Edition: What the radiologist needs to know. Radiographics. 38:1921–1933. 2018.
2. Lee SC, Jain PA, Jethwa SC, et al. Radiologist's role in breast câncer staging: providing key information for clinicians. Radiographics 2014;34:330-42.

3. Ecanow JS, Abe H, Newstead GM, Ecanow DB, Jeske JM. Axillary staging of breast cancer: what the radiologist should know. Radiographics. 2013;33(6):1589-612.
4. Giuliano AE, McCall L, Beitsch P, Whitworth PW, Blumencranz P, Leitch AM, et al. Locoregional recurrence after sentinel lymph node dissection with or without axillary dissection in patients with sentinel lymph node metastases: the American College of Surgeons Oncology Group Z0011 randomized trial. Ann Surg. 2010;252(3):426-32.
5. Boughey JC, Suman VJ, Mittendorf EA, Ahrendt GM, Wilke LG, Taback B, et al. Alliance for clinical trials in oncology sentinel lymph node surgery after neoadjuvant chemotherapy in patients with node-positive breast cancer: The ACOSOG Z1071 (Alliance) clinical trial. JAMA. 2013;310(14):1455-61.
6. Pinel-Giroux FM, El Khoury MM, Trop I, Bernier C, David J, Lalonde L. Breast reconstruction: review of surgical methods and spectrum of imaging findings. RadioGraphics. 2013;33(2):435-53.
7. Humphrey KL, Saksena MA, Freer PE, Smith BL, Rafferty EA. To do or not to do: axillary nodal evaluation after ACOSOG Z0011 Trial. Radiographics. 2014;34(7):1807-16.

Seção IV

Procedimentos percutâneos de mama

9

Tipos de procedimentos percutâneos

Tatiana Cardoso de Mello Tucunduva

Introdução

Procedimentos percutâneos guiados por imagem são um dos importantes pilares na investigação das lesões mamárias suspeitas, esses procedimentos substituíram a cirurgia para o diagnóstico da maior parte das lesões da mama.

Esses procedimentos podem ser realizados sob orientação mamográfica, ultrassonográfica ou por ressonância magnética, portanto, por todos os métodos utilizados na investigação da doença mamária.

As lesões caracterizadas na ultrassonografia demonstram visibilização em tempo real da agulha, proporcionam melhor conforto para o paciente, não utilizam radiação ionizante e são de baixo custo. Por outro lado, as lesões não palpáveis e não visibilizadas à ultrassonografia poderão ser amostradas por mamografia (estereotaxia) ou por ressonância magnética (Figura 1).

Punção aspirativa por agulha fina (PAAF), biópsia percutânea de fragmentos com agulha grossa (*core* biópsia) ou biópsia assistida a vácuo (mamotomia) são as opções de procedimentos utilizados para se obter amostras de tecido mamário.

Menos de 40% dos procedimentos invasivos das mamas resultam positivo para carcinoma. Uma vez que a maioria dos resultados será benigna é necessário realizar um procedimento de baixa morbidade, menor desconforto e custo (Quadro 1).

Indicações dos procedimentos percutâneos

- Lesões BI-RADS 4 e 5 (calcificações suspeitas agrupadas, nódulos irregulares, assimetria focal em desenvolvimento e distorções arquiteturais). Biópsia com amostra de fragmento deve ser a primeira opção.

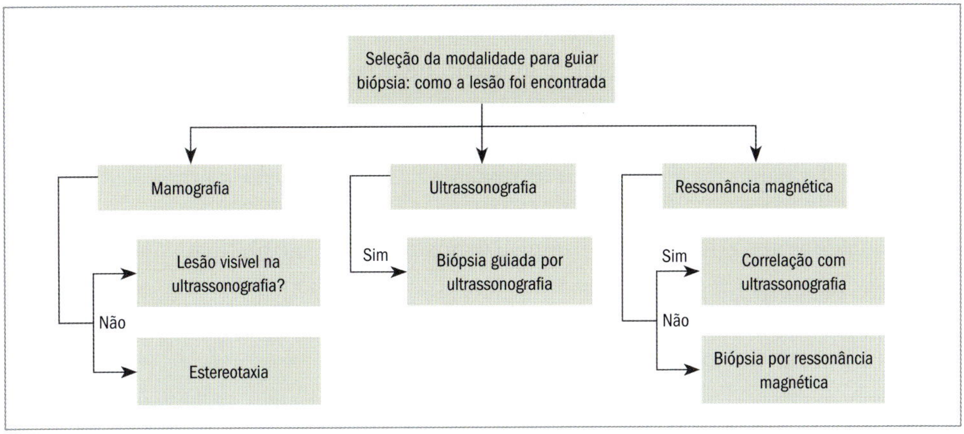

FIGURA 1 Organograma da indicação dos procedimentos percutâneos.

QUADRO 1 Vantagens do procedimento percutâneo em relação à cirurgia

Menor custo
Anestesia local
Mínimo desconforto e alteração estética (mínima cicatriz na pele) para a paciente
Acurácia semelhante à cirurgia
Procedimento mais rápido
Recuperação mais rápida
Ausência de internação

- Lesões BI-RADS 3 serão biopsiadas apenas em alguns casos, como história familiar de câncer de mama, alto risco, seguimento em curto prazo difícil, gestação, ansiedade e homem.
- Lesões BI-RADS 2 nos casos de cistos sintomáticos, por exemplo.

Principais complicações possíveis dos procedimentos

Ver capítulo 18 (Cuidados na pré e pós-biópsia percutânea).

Resultado falso-negativo

O resultado pode ser falso-negativo em razão de dificuldades técnicas, como em lesões profundas, que dificultam a visibilização da lesão e da agulha ou pela presença de tecido denso ou fibrótico, que dificulta a excursão da agulha e a adequada amostragem. Por isso é fundamental ao médico executante do procedimento realizar a correlação anatomorradiológica para a detecção dessa discordância e recomendar a conduta seguinte mais apropriada que é a de prosseguir com a investigação com nova biópsia, excisão cirúrgica ou acompanhamento.

Tipos de procedimentos

Punção aspirativa por agulha fina

A PAAF é realizada após a antissepsia da pele e anestesia local. Utiliza-se agulha com calibre de 18 a 23 G em seringa de 10 ou 20 mL acopladas ao citoaspirador para auxiliar a manutenção do vácuo (Figuras 2 e 3). O material é coletado geralmente sob visão ultrassonográfica. Após a coleta, o material é retirado da agulha, sendo colocado em lâminas para realização dos esfregaços. Deve ser fixado imediatamente em álcool. O aspirado em seringa também pode ser enviado diluído em álcool, geralmente na proporção de 1:1 (1 mL de álcool para cada 1 mL de aspirado), tomando-se o cuidado de substituir a agulha por tampa. Atentar para a correta identificação do material, com o nome completo da paciente, registro, data do exame, lateralidade, localização dentro da mama e descrição da lesão submetida ao procedimento.

As vantagens da PAAF são o menor custo, maior rapidez nos resultados, em razão do processamento citológico ser mais simples que o histológico, maior facilidade para a realização do procedimento e maior disponibilidade de material. É método preferencial na avaliação do comprometimento linfonodal axilar, por motivos técnicos (a localização geralmente é próxima a vasos calibrosos).

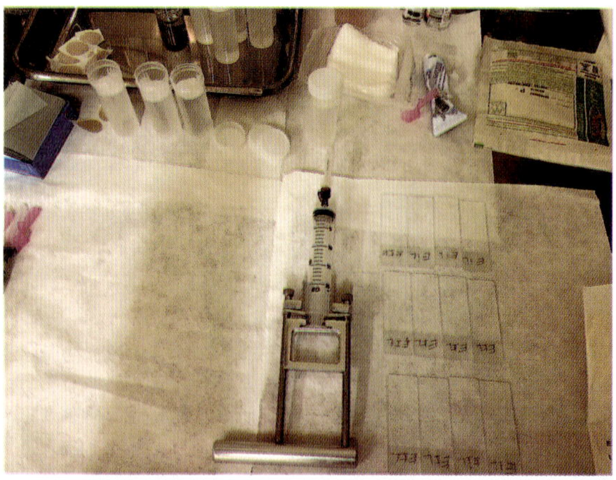

FIGURA 2 Citoaspirador acoplado à seringa com a agulha e lâminas utilizadas para realizar o esfregaço.

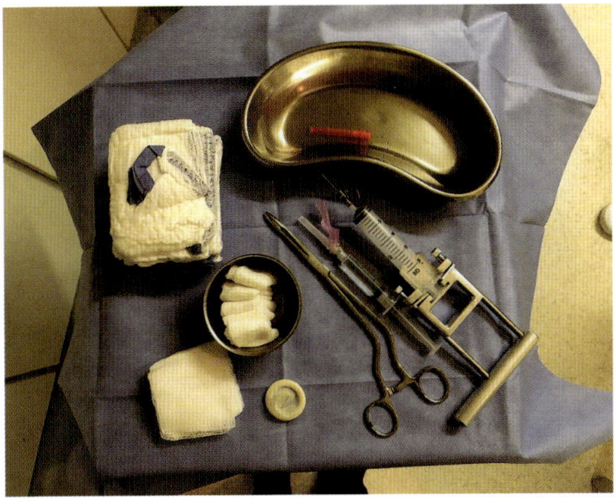

FIGURA 3 Mesa montada para a realização da punção aspirativa por agulha fina (PAAF). Material para antissepsia, protetor para o trandustor, gaze, compressas estéreis, anestesia local e seringa com o extensor.

Por outro lado, as desvantagens são a dificuldade em diferenciar carcinoma *in situ* de tumor invasivo, carcinoma lobular do ductal, dificuldades em realizar a imuno-histoquímica e a possibilidade de resultados inconclusivos, que podem ser decorrentes de coleta de amostras inadequadas ou insuficientes ou mesmo por peculiaridades da lesão que impedem um resultado mais conclusivo. Em tais circunstâncias, também quando há discordância anatomorradiológica ou presença de atipia celular, há a necessidade de complementação com amostra histológica, gerando ansiedade na paciente, aumento do custo e atraso no diagnóstico.

A sensibilidade e a especificidade são muito variáveis na literatura pela heterogeneidade dos estudos, sendo de 35 a 95% e 48 a 100%, respectivamente.

Principais indicações: cistos, nódulos provavelmente benignos, coleções e linfonodos.

Biópsia percutânea de fragmentos

Em razão das limitações da PAAF, a biópsia percutânea de fragmentos assume o papel em muitos casos, utilizando agulhas de maior calibre com amostra de fragmentos para análise histológica. Pode ser realizada por *core* biópsia ou mamotomia assistida a vácuo.

O procedimento é realizado após a antissepsia da pele e anestesia local. Utiliza-se agulha com calibre de 9 a 16 G. De maneira geral, a *core* é realizada com 14 G e a mamotomia com 9 G, quando guiada por estereotaxia ou ressonância magnética e com 12 G quando guiada por ultrassonografia (Figuras 4, 5 e 6). Alguns princípios devem ser respeitados: percorrer o menor trajeto possível da agulha até a lesão-alvo e manter a agulha sempre paralela (ou o mais próximo ao paralelo) à parede torácica para evitar risco de pneumotórax.

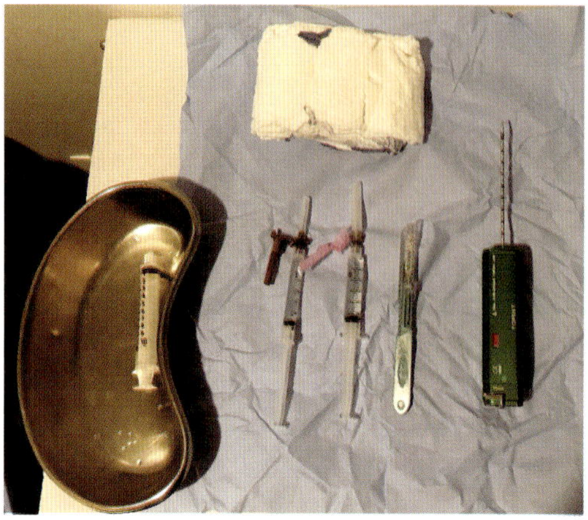

FIGURA 4 Materiais utilizados na biópsia por fragmento (core). Compressas estéreis, anestesia local, bisturi e pistola com a agulha.

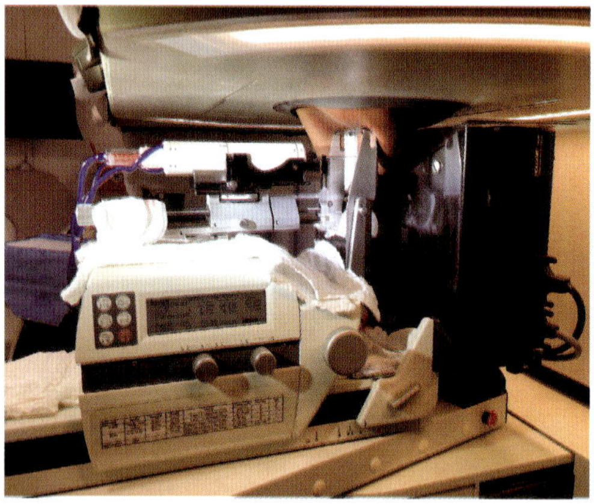

FIGURA 5 Paciente submetida à mamotomia por estereotaxia.

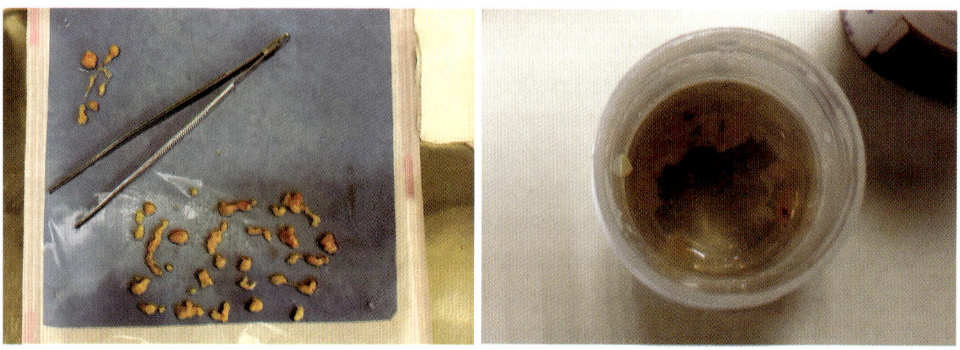

FIGURA 6 Fragmentos retirados de mamotomia por esterotaxia com agulha 9 G.

As vantagens da biópsia percutânea de fragmentos são:

- A maioria das lesões benignas diagnosticadas pode ser acompanhada sem necessidade de excisão cirúrgica.
- A histologia é mais facilmente interpretada pelo patologista, com diagnóstico mais assertivo e definitivo.
- Rebiópsias ou excisões cirúrgicas podem ser evitadas.
- Diferenciar lesões invasivas do carcinoma *in situ* e o lobular do ductal.
- Informar os receptores estrogênio, progesterona e HER2.

Por outro lado, as desvantagens são:

- Tecnicamente mais difícil que a PAAF.
- Custo mais elevado.
- Resultado mais demorado que a PAAF.

A sensibilidade e a especificidade são muito variáveis na literatura, sendo de 85 a 100% e 86 a 100%, respectivamente. O número de fragmentos colhidos durante o procedimento interfere na acurácia, sendo que o mínimo recomendado é de 5 nos nódulos e 10 fragmentos nas calcificações (com a documentação de retirada destes em radiografias dos fragmentos).

As principais indicações das biópsias percutâneas de fragmentos são: nódulos, calcificações, distorções arquiteturais e assimetrias em desenvolvimento.

É fundamental a realização pelo radiologista a correlação anatomorradiológica, a fim de evitar falsos-negativos, e nos casos em que houver discordância, realizar nova amostragem.

Sugestões bibliográficas

1. Aguillar V, Bauab S, Maranhão N. Mama: Diagnóstico por Imagem. Rio de Janeiro: Revinter; 2009.
2. Dershaw DD. Imaging-guided interventional breast techniques. Springer; 2002.
3. Liberman L. Percutaneous imaging-guided core breast biopsy: state of the art at the millennium. AJR Am J Roentgenol. 2000;174(5):1191-9.
4. Maranhão N, et al. A biópsia estereotáxica no diagnóstico das calcificações mamárias. Radiol Bras. 1997;30:125-31.
5. Parker SH, Klaus AJ, McWey PJ, Schilling KJ, Cupples TE, Duchesne N, et al. Sonographically guided directional vacuum-assisted breast biopsy using a handheld device. AJR Am J Roentgenol. 2001;177(2):405-8.
6. Parker SH, Lovin JD, Jobe WE, Luethke JM, Hopper KD, Yakes WF, Burke BJ. Stereotactic breast biopsy with a biopsy gun. Radiology. 1990;176(3):741-7.
7. Stavros TA, Rapp CL, Parker SH. Breast ultrasound. Philadelphia: Lippincott, Williams Wilkins; 2004.
8. Nassar A. Core needle biopsy versus fine needle aspiration biopsy in breast – a historical perspective and opportunities in the modern era. Diagn Cytopathol. 2010;39(5):380-8.
9. Willems SM, van Deurzen CH, van Diest PJ. Diagnosis of breast lesions: fine-needle aspiration cytology or core needle biopsy? A review. J Clin Pathol. 2012;65(4):287-92.

10

Ductografia

Larissa Muramoto Yano
Paula de Camargo Moraes

Introdução

Historicamente, a ductografia convencional ou galactografia é o exame de referência para investigação do fluxo papilar clinicamente significativo, após exames mamográficos e ultrassonográficos negativos. O fluxo papilar patológico é geralmente unilateral, uniductal, espontâneo, persistente, com aspecto sanguinolento, serossanguinolento ou transparente (água de rocha). É frequentemente associado ao papiloma benigno (35 a 48% dos casos), mas em 5 a 21% dos casos decorre de neoplasia maligna.

A ductografia permite o diagnóstico da alteração responsável pela sintomatologia clínica em 14 a 86% dos casos, demonstrando lesões obstruindo completa ou parcialmente a luz dos ductos. Além disso, pode ajudar na definição da extensão da lesão, determinar a localização central ou periférica e guiar procedimento cirúrgico.

Os achados positivos na ductografia são caracterizados por falhas de enchimento, irregularidades das paredes ductais ou amputação dos ductos. É importante destacar que uma ductografia negativa não exclui malignidade e achados alterados não são capazes de diferenciar lesões benignas de malignas.

Frente às dificuldades de interpretação, questões técnicas para a realização, além de se tratar de procedimento invasivo com uso de radiação, a ductografia está sendo aos poucos substituída pela ressonância magnética (RM) como ferramenta auxiliar à mamografia e à ultrassonografia na investigação do fluxo papilar.

Ductografia

A ductografia consiste na cateterização do ducto sintomático, seguida da injeção de contraste no interior, visando à avaliação do acometimento ductal pelo estudo mamográfico (Figura 1). Tem como fatores positivos o baixo custo, disponibilidade de reali-

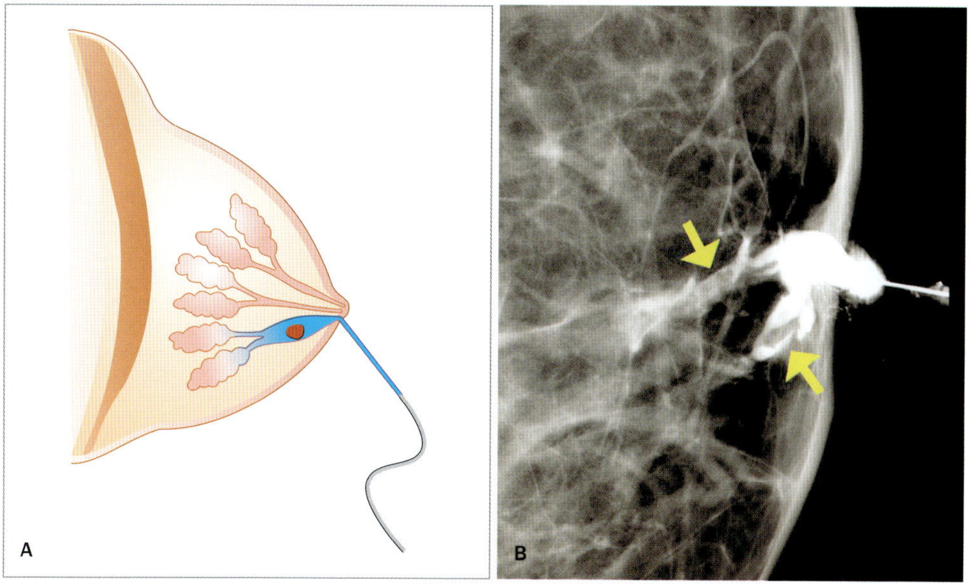

FIGURA 1 (A) Esquema de ductografia demonstrando cateterização de ducto dilatado com imagem polipoide aderida à parede; (B) incidência mamográfica, após injeção de contraste em árvore ductal com fluxo papilar, evidenciando falhas de enchimento no interior de ductos distais dilatados (setas amarelas).

zação e a possibilidade de auxiliar na marcação pré-operatória. Os pontos negativos consistem na dificuldade técnica, tempo de exame e ao fato de se tratar de procedimento invasivo e com uso de radiação.

As contraindicações a serem levadas em conta são presença de mastite, história de alergias graves ao meio de contraste iodado, cirurgia prévia do complexo areolopapilar com desconexão dos ductos subareolares e os casos em que o tratamento cirúrgico não será realizado, mesmo com exames positivos. Inversão papilar é considerada contraindicação relativa, devendo-se tentar expor a papila pela sua expressão antes da realização do estudo.

Técnica

Antes do início da ductografia, realizar incidência mamográfica com magnificação da região retroareolar, para avaliação de lesões focais em trajeto ductal.

Existem pelo menos dois tipos de cânulas para este procedimento: reta (também usada em sialografias) e angulada (Jabczenski) (Figura 2). Esta última teoricamente diminui a chance de escape do cateter após a correta colocação. Ambas as cânulas apresentam calibre de 30 gauge (G).

Na ausência desses materiais, pode-se recorrer a escalpes modificados, com calibre de até 24 G, sendo que o lado da agulha com o bisel é invertido para a porção interna do tubo plástico e a ponta contrária, cega e sem corte, fica livre para a cateterização do orifício

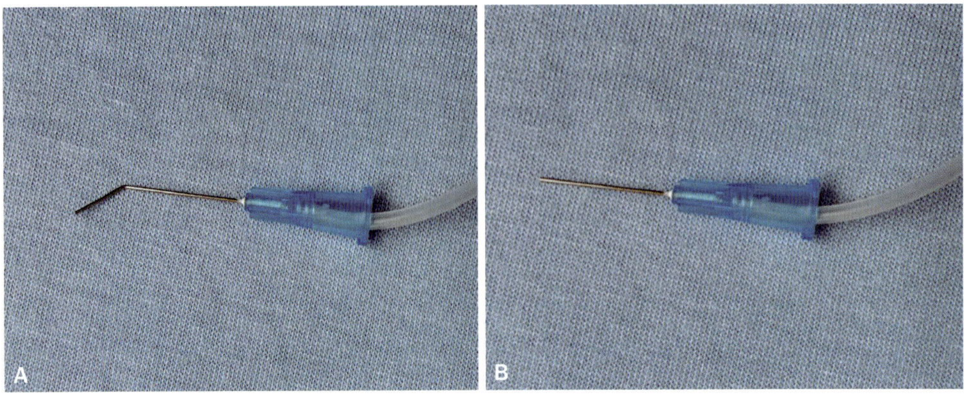

FIGURA 2 Cânulas de ductografia: (**A**) angulada (Jabczenski) e (**B**) reta.

ductal na papila (Figura 3). O processo de cateterização pode ser mais difícil nestes casos, em razão do maior calibre da cânula, sendo uma possibilidade utilizar fio de sutura de polipropileno monofilamentado 2-0 como guia.

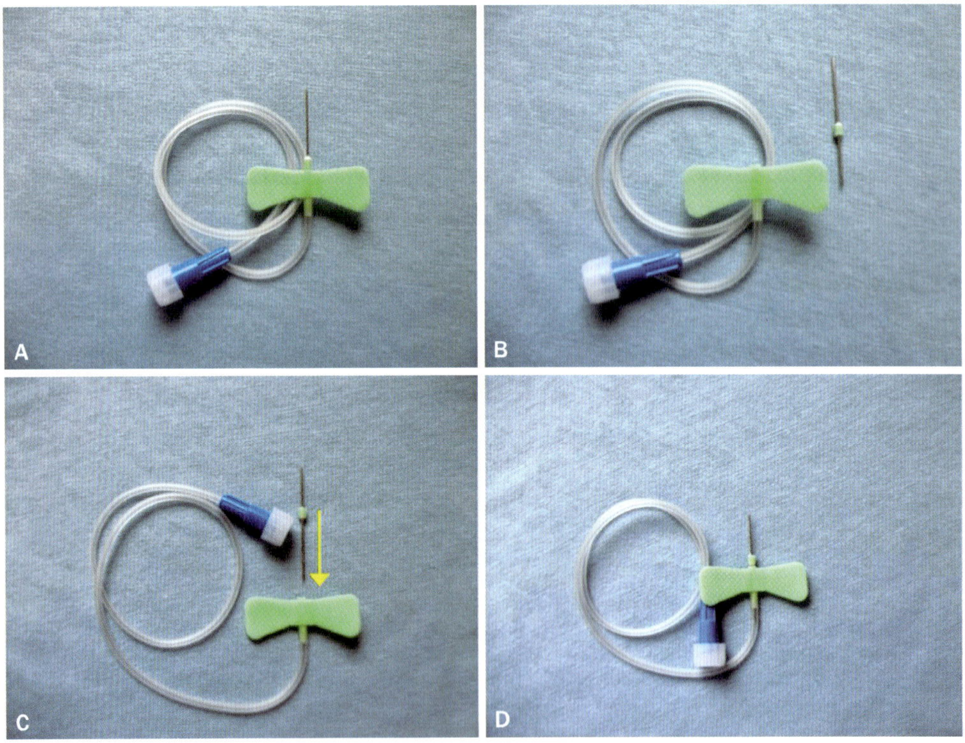

FIGURA 3 Técnica de inversão do bisel em escalpes para utilização em exames de ductografia. (**A**) Escalpe intacto; (**B**) secção da base plástica e retirada da agulha; (**C**) inversão da ponta da agulha com o bisel para o interior da cânula; (**D**) cânula com ponta cega pronta para o estudo contrastado.

Durante a injeção de contraste, deve-se manter um regime de baixa pressão no sistema ductal, utilizando-se seringas de pequeno volume. Como o cateter já acomoda volume de aproximadamente 1 mL, recomenda-se a utilização de seringas de 3 mL.

A ductografia deve ser iniciada com a paciente em decúbito dorsal para facilitar o exame físico e a cateterização do ducto. Realiza-se antissepsia local, seguida de delicada expressão papilar ou do ponto-gatilho, para identificar o orifício de saída do ducto a ser estudado. Nesse momento, alguns serviços realizam a coleta da secreção para análise ou reação com fita para pesquisa de sangue, porém os resultados possuem baixa acurácia na diferenciação de achados benignos e malignos.

A expressão vigorosa ou repetida da papila pode resultar na dificuldade de localização do ducto e esgotamento da secreção. Quanto menor a gota de secreção obtida, melhor a visualização do orifício e maior a chance de cateterização correta.

O uso de lentes de magnificação (Figura 4) e luz de alta intensidade são fundamentais para a adequada identificação do ducto sintomático. Se possível, realizar esta fase do exame em ambiente com temperaturas mais elevadas, uma vez que o complexo areolopapilar apresenta células musculares lisas e a temperatura mais baixa proporciona contração, dificultando a cateterização.

Uma vez identificado o local, estabilizar a papila e colocar a cânula sobre o orifício ductal. Com o posicionamento correto, a ponta da agulha descende naturalmente para dentro do ducto, não sendo necessário aplicar força. É preciso apenas estabilizar a agulha, evitando perfurar o ducto. Injetar pequena quantidade de contraste (0,2 a 0,3 mL) para confirmar a adequada cateterização. Em caso de dor, parar a injeção.

A fixação do cateter é muito importante e deve ser feita a fim de manter a ponta com a menor mobilidade possível e sem adicionar componentes de força ao ducto. Isso evita a perfuração da parede ductal no momento da compressão da mama (Figura 5).

Realiza-se incidência mamográfica, usualmente na incidência craniocaudal com compressão habitual da mama (Figura 6), tomando-se o cuidado de manter o correto posicio-

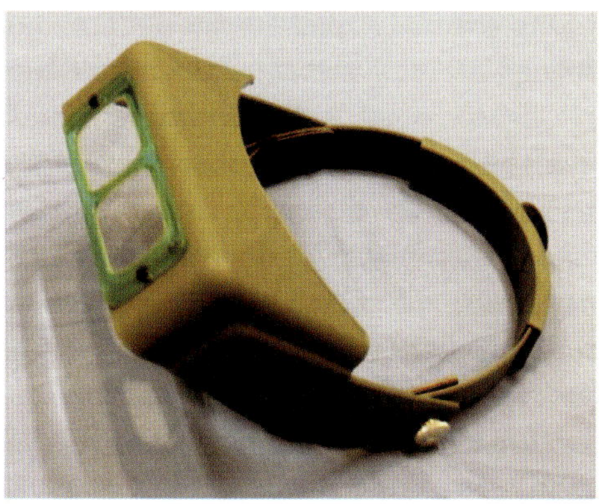

FIGURA 4 Exemplo de lente de magnificação com halo para fixação cefálica.

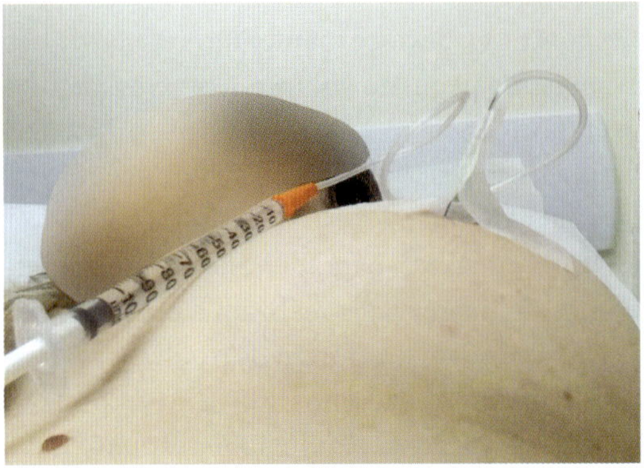

FIGURA 5 Após a cateterização do ducto, a cânula deve ser fixada à papila. Notar a configuração em "L duplo" do esparadrapo.

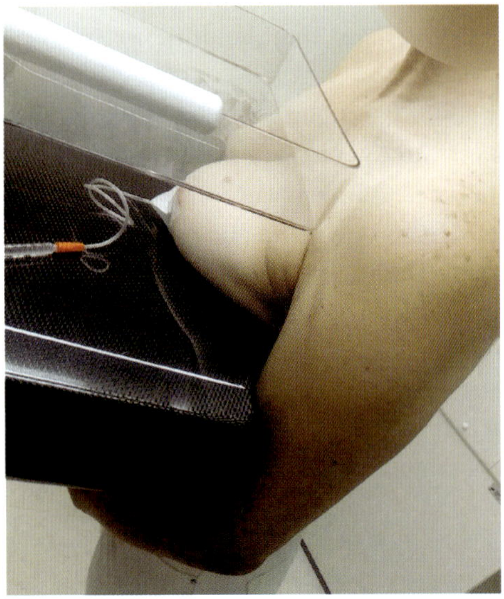

FIGURA 6 Incidência craniocaudal convencional, com compressão habitual, para confirmação da adequada cateterização. A seringa também deve ser fixada ao detector para evitar a movimentação.

namento da papila em perfil, sem mobilizar o cateter, evitando refluxo do contraste. Uma vez constatada cateterização correta do ducto, a mama é liberada e prossegue-se com a injeção lenta e progressiva do contraste.

Ao término da injeção, são realizadas incidências em craniocaudal e em perfil absoluto, com e sem ampliação. Caso haja sobreposição de ductos opacificados, podem ser realizadas incidências roladas ou anguladas. Outra estratégia que pode ajudar neste sentido é o uso da tomossíntese.

Os cortes e reconstruções tridimensionais da tomossíntese melhoram a identificação e a demarcação das lesões por reduzir a sobreposição de tecidos. Esse aspecto é particularmente relevante na ductografia, pois em razão da anatomia ductal, múltiplos ductos com pequenas falhas de enchimento podem ser difíceis de serem adequadamente avaliados e interpretados.

Nos casos de exame normal, é válido realizar incidência magnificada subareolar, imediatamente após a retirada do cateter e colocação de fita adesiva sobre a papila (diminuir o escape de contraste), para descartar a possibilidade de lesão distal (papilar) obscurecida pelo cateter.

Caso a paciente se queixe de dor, desconforto ou se constate *blush* lobular nas incidências mamográficas, deve-se interromper a injeção do contraste. O *blush* lobular é caracterizado pelo preenchimento da porção lobular da unidade ductolobular e traduz o máximo de pressão suportada pelo sistema ductal (Figura 7). A injeção de mais volume pode acarretar rompimento dos ductos e extravasamento do contraste.

Caso a cateterização do ducto falhe, pode-se considerar a realização de compressa local morna durante 5 minutos, na tentativa de relaxamento da musculatura lisa ao redor dos ductos, facilitando a passagem do cateter. Aplicação de anestésico tópico também pode auxiliar para este fim.

Nos casos de falha da cateterização, nova tentativa deve ser feita da mesma forma anteriormente descrita. Após a segunda tentativa sem sucesso, sugere-se que outro radiologista assuma o procedimento. Não há o costume de utilizar dilatadores lacrimais, pois além de não existirem evidências do aumento de sucesso na cateterização, estes podem aumentar as chances de perfuração da parede ductal e extravasamento de contraste. Após 3 tentativas sem sucesso, o procedimento deve ser suspenso e pode ser remarcado após 1 ou 2 semanas.

A marcação pré-operatória orientada pela ductografia aumenta a chance de achado na peça cirúrgica que justifique o fluxo papilar. Nesta ductografia é utilizada mistura de contraste iodado e azul de metileno na proporção de 1:1, o que diminui um pouco da conspicuidade dos ductos nas incidências mamográficas. Deve-se colocar fita adesiva na papila para evitar a perda do contraste e, se necessário, é possível agulhar a área suspeita para excisão.

A radiografia da peça cirúrgica geralmente não é necessária, já que há perda do contraste durante o procedimento cirúrgico. Ela será útil se houver algum reparo na área afetada que seja radiopaco, como por exemplo, calcificações.

Achados e interpretação da ductografia

Os achados positivos da ductografia consistem em dilatação dos ductos, falhas de enchimento no interior, irregularidade das paredes ductais ou amputação dos ductos. A seguir a correlação das doenças mais frequentemente associadas ao fluxo papilar e as manifestações à ductografia.

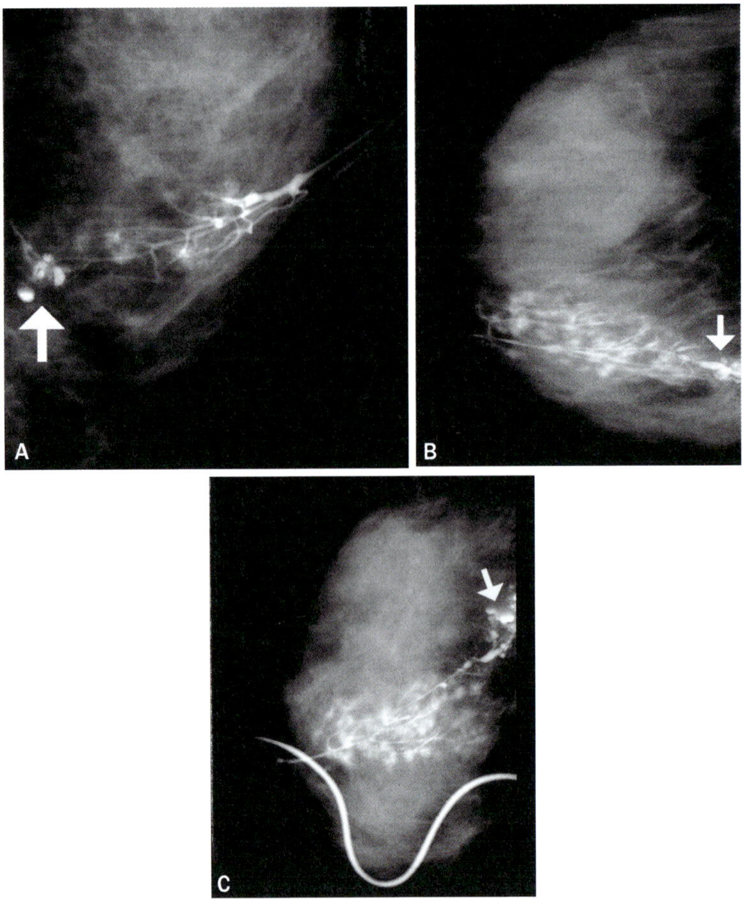

FIGURA 7 (**A**) Ductografia de mama esquerda em perfil, (**B**) mama direita em craniocaudal e (**C**) perfil demonstrando a contrastação de árvore ductal com calibre habitual e imagens císticas proximais (setas), notando-se discreto *blush* de algumas unidades ductotubulares (seta) devido ao regime de alta pressão exercida pelo meio de contraste.

Ectasia ductal: sistema ductal dilatado sem falhas de enchimento, obstrução, extravasamento, irregularidades ou distorções arquiteturais.

Alterações fibrocísticas: ductos normais em comunicação com cistos, eventualmente acompanhada de dilatação ductal (Figura 7).

Papilomas centrais: são tumores moles e friáveis do epitélio ductal, com localização mais frequente nos ductos distais, subareolares. Podem coexistir com alterações fibrocísticas e apresentar calcificações à mamografia ou realce à ressonância magnética. A ductografia ajuda a estadiar as lesões quanto a tamanho, número e extensão.

Na ductografia, podem-se observar de falhas de enchimento ovais ou lobuladas, com base mural e contornos bem definidos. E como os papilomas secretam moderada quantidade de fluidos, pode existir dilatação do ducto distal a ele, frequentemente preservando a porção proximal. Além de falhas de enchimento, os papilomas podem se apresentar na ductografia como irregularidades da parede ductal e obstrução completa do ducto (ducto amputado) (Figura 8).

Os papilomas centrais são descritos classicamente em mulheres na perimenopausa, porém o uso cada vez mais frequente da ultrassonografia aumentou a incidência em mulheres mais jovens assintomáticas.

Papilomas múltiplos: são mais raros que o papiloma central. Tem origem na unidade ducto-lobular terminal e, portanto, a localização é mais periférica, constituindo assim rara fonte de fluxo papilar. Comumente, tem associação com atipia, carcinoma ductal *in situ* e carcinoma invasivo, sendo que nesses casos os achados de ductografia são sobreponíveis aos descritos a seguir para carcinoma.

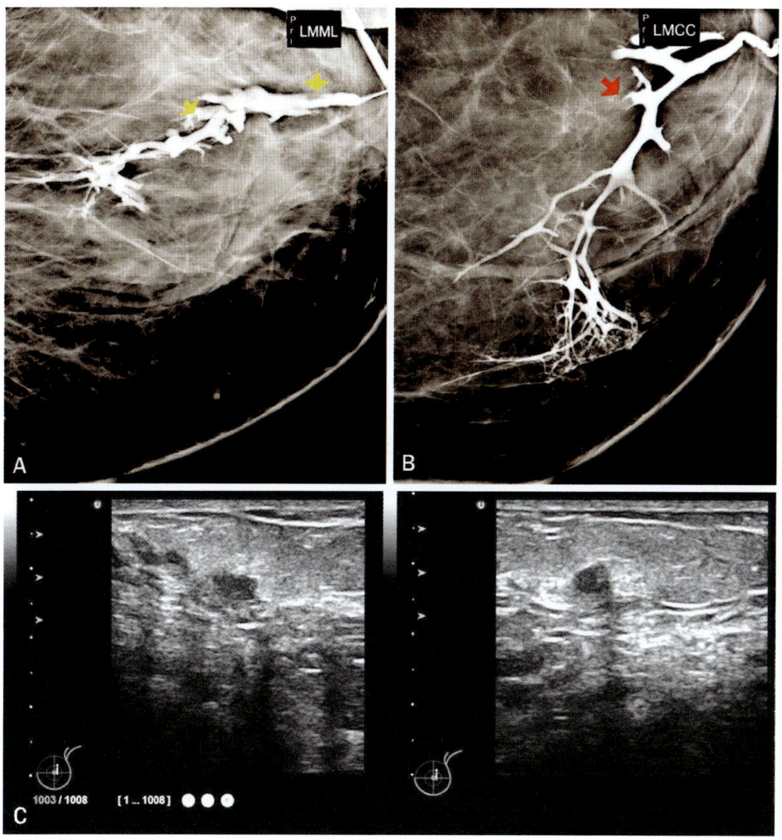

FIGURA 8 (**A**, **B**) Ductografia da mama esquerda demonstrando árvore ductal pouco dilatada com falhas de enchimento no interior (setas amarelas) e amputação ductal (seta vermelha). Como não é possível diferenciar achados benignos de malignos na ductografia, nos casos de falhas de enchimento, obstrução ou irregularidade nos contornos ductais, há indicação de biópsia. (**C**) Ultrassonografia direcionada para área de amputação ductal na região periareolar, demonstrou nódulo oval, hipoecogênico e circunscrito, cuja biópsia foi compatível com papiloma.

Carcinoma: podem ser divididos em *in situ*, sólido, intracístico com ou sem focos de invasão e papilífero invasivo (Figura 9). Podem mimetizar os achados dos papilomas à ductografia, com falhas de enchimento, irregularidades da parede ductal e obstrução completa do ducto (Figura 6). Atenção para os achados mamográficos associados que podem aumentar a suspeita para os achados da ductografia.

No caso de cistos em comunicação com o sistema ductal afetado, se apresentarem falhas de enchimento são considerados suspeitos, também devem ser estudados.

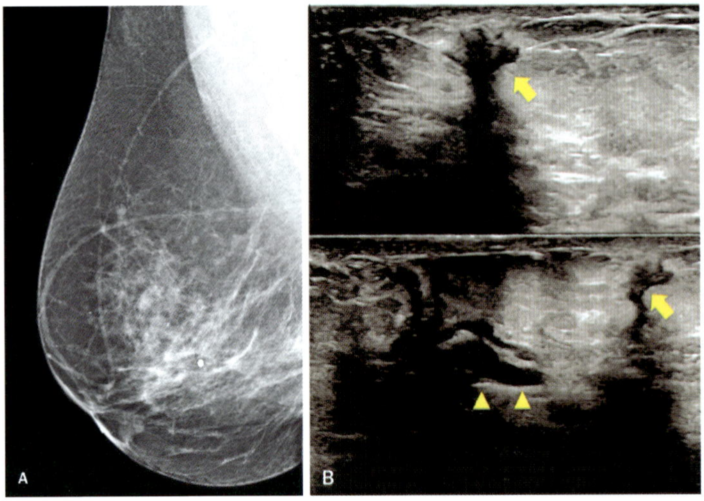

FIGURA 9 (A) Mamografia realizada para investigação de fluxo papilar revelou nódulo irregular, espiculado no terço anterior do quadrante inferior da mama direita, que à ultrassonografia (B) correspondia a nódulo irregular, angulado (setas), associado a ductos dilatados preenchidos por conteúdo anecogênico (cabeça de seta). O resultado histológico foi compatível com carcinoma ductal invasivo. Neste caso não foi necessária a realização da ductografia para avaliação da queixa clínica.

Dicas para realização da ductografia

Em casos de obstrução total do ducto por nódulos, haverá aumento da pressão intraductal após a injeção do contraste e refluxo pela papila. Neste momento, cabe ao radiologista diferenciar cateterização ductal errônea de obstrução e realizar imagens mamográficas magnificadas subareolares para mais bem avaliação dos ductos distais.

Alguns artefatos podem impedir ou prejudicar a análise da ductografia e devem ser levados em consideração antes da realização do exame. O artefato mais comum é a presença de bolhas de ar no circuito que podem mimetizar falhas de enchimento ductais (Figura 10). O uso de incidências roladas, mudança de decúbito ou compressão manual leva à mudança da topografia das bolhas, descartando a presença de lesões verdadeiras.

A injeção de silicone líquido e a colocação de implantes também podem obscurecer achados ductográficos da mesma maneira que nos estudos mamográficos convencionais.

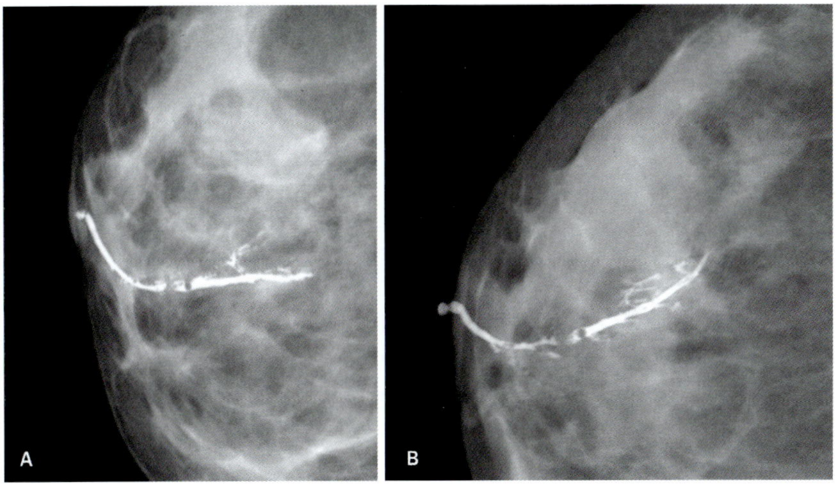

FIGURA 10 (**A**, **B**) Ductografia de paciente com fluxo papilar em "água de rocha" na mama direita, evidenciando múltiplas falhas de enchimento móveis na árvore ductal, compatíveis com bolhas de ar.

Complicações

O extravasamento do meio de contraste para o parênquima mamário adjacente pode se traduzir clinicamente por dor ou sensação de queimação ou, ainda, ser completamente assintomático. Pode ocorrer imediatamente após o início da injeção ou tardiamente, e acometer tanto os ductos distais quanto os proximais.

Geralmente, é associado à perfuração da parede ductal ou à injeção de grande quantidade de contraste, raramente decorrendo de acometimento ductal por carcinoma. Quando detectado, o procedimento deve ser suspenso e reagendado para 1 ou 2 semanas e a paciente medicada com analgésicos.

Nos casos de extravasamento, pode haver drenagem venosa ou linfática do meio de contraste. Dessa forma, apesar de não haver relatos de reação alérgica ao meio de contraste em ductografias, o risco é baixo, mas existe, sendo comparável ao de exames endocavitários (cistografia, histerografia, pielografia retrógrada). A conduta em relação a pacientes com história de alergia ao iodo varia entre os serviços, mas, de forma geral, evita-se a realização do exame nos casos de antecedente alérgico grave.

Ductografia percutânea

A ductografia percutânea consiste na cateterização de ducto dilatado sob visualização direta da ultrassonografia, por via percutânea. É considerada quando existe indicação para a realização da ductografia, mas todas as estratégias descritas para realizar o exame convencional falharam. Utiliza-se agulha de 27 G conectada em seringa de 1 ou 3 mL. O ducto dilatado é puncionado somente uma vez, sob orientação ultrassonográfica, evitando-se múltiplos pontos de perfuração do ducto, que poderiam culminar em extravasamento do contraste para o tecido adjacente. Realiza-se, então a injeção de contraste no interior do ducto, seguida da retirada agulha e realização das incidências mamográficas.

Conclusão

A ductografia é um exame mamográfico com injeção de contraste no ducto sintomático e permite a detecção de lesões intraductais, sobretudo as lesões mais centrais, o que pode ajudar no planejamento terapêutico. Entretanto, requer a presença de fluxo papilar no momento do exame.

Os exames positivos geralmente demonstram falhas de enchimento, amputação da árvore ductal e irregularidade das paredes dos ductos. A diferenciação entre alterações benignas e malignas, via de regra, não é possível.

A ductografia tem indicação para casos de investigação de fluxo papilar patológico, quando a mamografia e a ultrassonografia foram negativas e é capaz de detectar uma anormalidade em 14 a 86% dos casos. Como alternativa não invasiva para investigação do fluxo papilar patológico, a RM pode ser realizada e é capaz de detectar uma anormalidade em 19% a 96% dos casos e tem o potencial de identificar lesões posteriores, que normalmente não são caracterizadas na ductografia. Além disso, a RM tem valores preditivos positivo e negativo maiores que os da ductografia para detecção de lesões de alto risco e malignas.

Frente ao melhor desempenho da RM, associado a dificuldades de interpretação e questões técnicas para realização da ductografia, esta vem sendo progressivamente substituída pela RM na investigação do fluxo papilar patológico, sendo atualmente pouco realizada na prática clínica.

Sugestões bibliográficas

1. Nakahara H, Namba K, Watanabe R, Furusawa H, Matsu T, Akiyama F, et al. A comparison of MR imaging, galactography and ultrasonography in patients with nipple discharge. Breast Cancer. 2003;10(4):320-9.
2. Muttarak M, Lerttumnongtum P, Chaiwun B, Peh WCG. Spectrum of papillary lesions of the breast: clinical, imaging, and pathologic correlation. AJR. 2008;191(3):700-7.
3. Tabár L, Dean PB, Péntek Z. Galactography: the diagnostic procedure of choice for nipple discharge. Radiology. 1983;149(1):31-8.
4. Sheiman LS, Levesque PH. The in's and out's of ductography: a comprehensive review. Curr Probl Diagn Radiol. 2016 Jan-Feb;45(1):61-70.

11

Localizações pré-cirúrgicas – por fio metálico – por radiofármaco

Bárbara Helou Bresciani

Introdução

Os programas de rastreamento do câncer de mama aumentaram o diagnóstico de lesões pequenas, não palpáveis. A abordagem cirúrgica de uma lesão mamária não palpável necessita de um procedimento de localização pré-operatória orientado por imagem. Além disso, lesões palpáveis, porém extensas, podem também necessitar de orientação por imagem para garantir a delimitação e a ressecção apropriada.

Os procedimentos pré-operatórios, assim como o tratamento cirúrgico, devem buscar margens cirúrgicas livres, ao mesmo tempo otimizando os resultados cosméticos.

Tipos de procedimentos pré-operatórios

Vários tipos de procedimentos pré-operatórios estão disponíveis atualmente. Os mais estabelecidos são a localização com fio metálico, também conhecida como agulhamento, e a localização radioguiada, também conhecida como ROLL (*radioguided occult lesion localization*) e SNOLL (*sentinel node and occult lesion localization*). Mais recentemente, surgiram outros métodos, como a localização com semente radioativa, a localização por radiofrequência e a localização com semente magnética; estes métodos vêm sendo estudados e não são ainda amplamente utilizados.

Localização com fio metálico

Consiste na introdução guiada por imagem de uma agulha com fio localizador na mama. A extremidade da agulha deve ser inserida precisamente na topografia da lesão-alvo, preferivelmente pelo menor trajeto possível. O cirurgião dissecará o trajeto do fio em direção à lesão.

Esse procedimento pode ser orientado por mamografia, ultrassonografia ou ressonância magnética; neste último caso, um fio compatível com a ressonância magnética deve ser utilizado.

Desvantagens incluem mínimo desconforto da paciente, pois o fio permanece na mama até a remoção cirúrgica, apesar de fixado externamente por um curativo oclusivo. Existe também o risco de deslocamento do fio, especialmente em mamas adiposas, e o risco remoto de pneumotórax. Por esse motivo, o procedimento deve ser realizado no mesmo dia ou, no máximo, na véspera da cirurgia.

Atualmente, alguns tipos de agulha/fio estão disponíveis no mercado, sendo a mais difundida a agulha de Kopans, que possui uma porção mais espessa na extremidade, que serve como referencial no intraoperatório. A extremidade do fio varia de acordo com o fabricante, com diferentes graus de fixação; por exemplo um gancho linear ou circular, sendo que este último permite reposicionamento durante o procedimento de localização pré-operatória. As Figuras 1 e 2 mostram exemplos de agulhas e fios de localização pré-operatória.

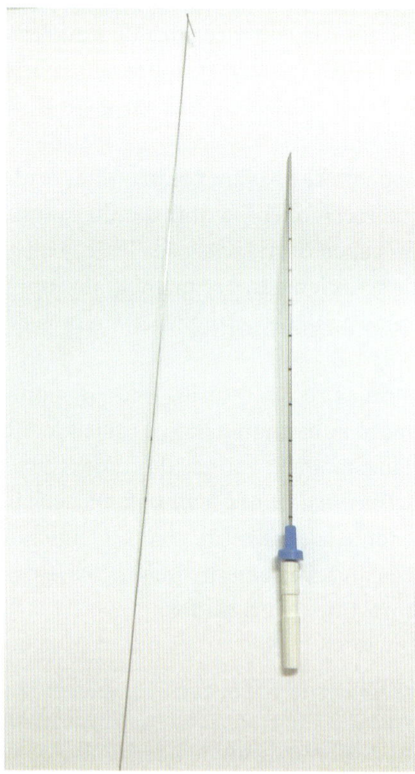

FIGURA 1 Fio de localização do tipo Kopans.

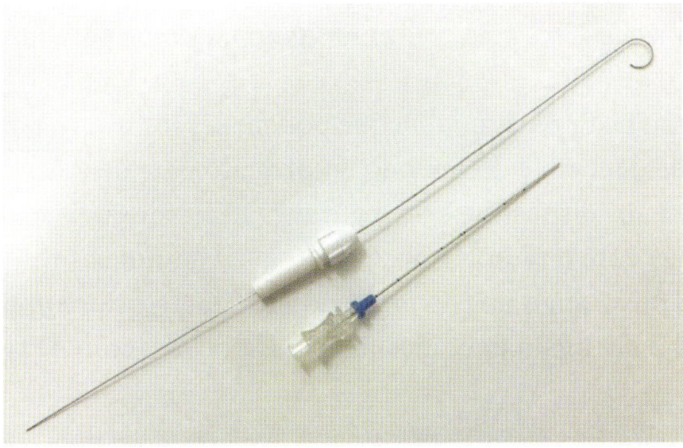

FIGURA 2 Fio de localização com ponta circular.

Localização radioguiada

Consiste na injeção do radiofármaco, um pequeno volume de líquido contendo moléculas marcadas radioativamente (macroagregado de albumina, dextran ou fitato marcado com tecnécio-99m), adjacente ou no interior da lesão-alvo. Esta técnica é realizada em conjunto com a Medicina Nuclear e compreende tanto o ROLL, quanto o SNOLL. No SNOLL, uma molécula menor é marcada; desta forma, parte do radiofármaco geralmente migra para o linfonodo-sentinela axilar após cerca de meia hora, permitindo a localização intraoperatória da lesão mamária e também do linfonodo-sentinela axilar. Para facilitar a migração do radiofármaco, nos casos de SNOLL, a injeção deve ser perilesional. Nos casos de ROLL, em que é necessária apenas a marcação da lesão, a injeção pode ser intralesional.

Esse procedimento pode ser orientado por mamografia, ultrassonografia ou ressonância magnética; neste caso, uma agulha segura para a ressonância magnética deve ser utilizada (agulha para acesso venoso com porção plástica, que permite remover a porção metálica interna após a introdução, viabilizando a aquisição de imagens de confirmação). Após o procedimento de injeção do radiofármaco, é necessário adquirir imagens de confirmação, de linfocintilografia, nas quais o médico nuclear verifica a presença de radiofármaco no sítio de injeção, assim como na axila, nos casos de SNOLL.

A atividade radioativa da substância injetada sofre decaimento com o passar do tempo; por este motivo, o procedimento deve ser realizado no mesmo dia, ou, no máximo, na véspera da cirurgia.

Desvantagens incluem o risco de extravasamento do radiofármaco durante a injeção, com contaminação radioativa da pele, resultando em captação difusa, prejudicando a individualização da lesão-alvo. Este problema pode ser prevenido atentando para a conexão firme e adequada entre a agulha e a seringa, e realizando uma injeção lenta. Existe também o risco de injeção intraductal, também resultando em dispersão do radiofármaco, um evento raro, porém, imprevisível. Estas ocorrências são identificadas nas imagens de linfocintilografia, sendo necessário, nestes casos, associar uma nova localização com fio metálico.

No intraoperatório, o cirurgião utiliza um *gamma probe* para identificar os sítios de captação na mama e na axila.

A Figura 3 mostra os tipos de agulha que podem ser utilizados para injeção, a depender da profundidade da lesão e do método empregado para orientar o procedimento.

A Figura 4 mostra os dispositivos de segurança utilizados pela medicina nuclear para transporte da seringa com o radiofármaco até a sala de exame.

As Figuras 5 e 6 mostram o uso do *probe* no intraoperatório, e um exemplo de console de *probe*, no qual o cirurgião deve ajustar a janela de detecção de radiação.

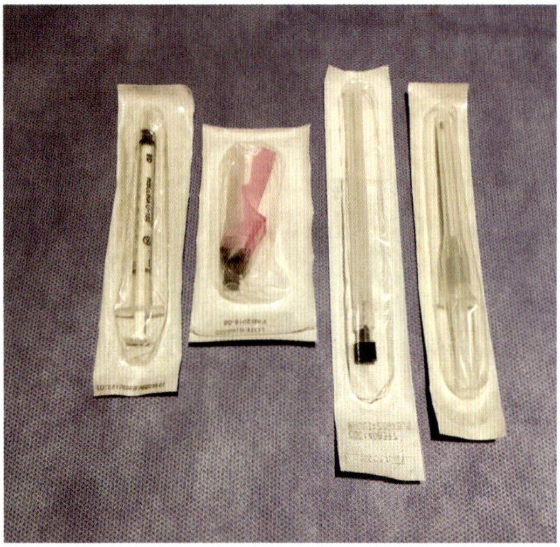

FIGURA 3 Na sequência: seringa de insulina, agulha 23 G, agulha de raquidural, jelco.

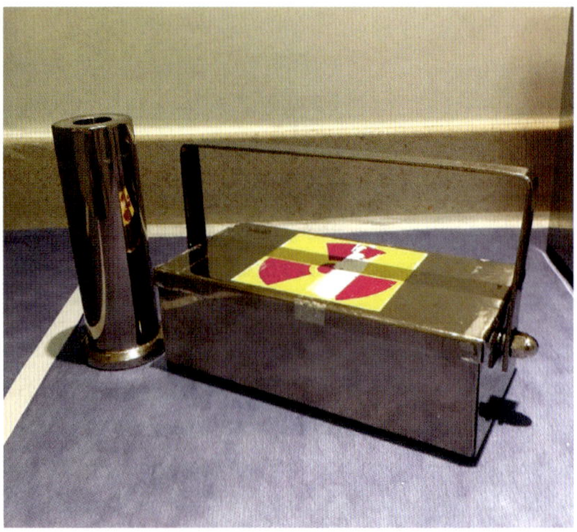

FIGURA 4 Material de transporte de radiofármacos, com proteção de chumbo.

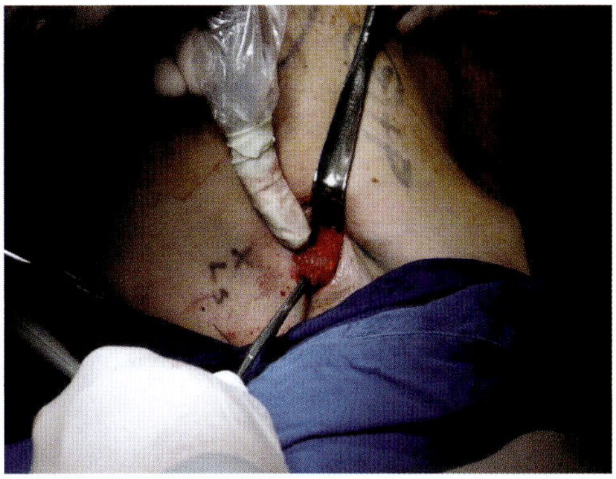

FIGURA 5 Imagem de intraoperatório com uso de *probe* para detecção de radiação gamma.

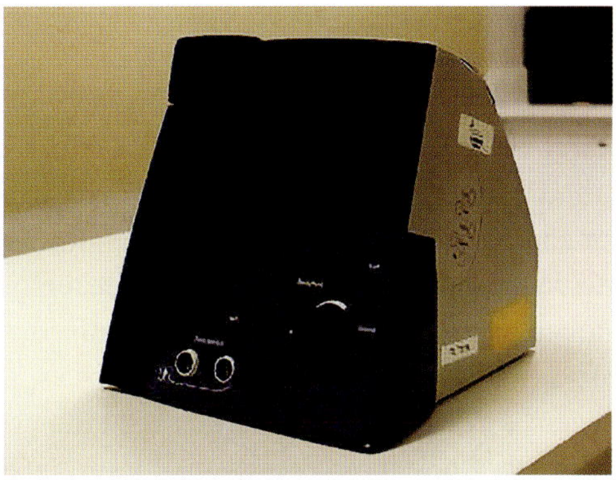

FIGURA 6 Detector de radiação gamma.

Cuidados envolvidos no procedimento

O radiologista responsável pelo procedimento pré-operatório deve rever todas as imagens e os laudos do caso com antecedência, assim como os dados de prontuário disponíveis. Isso garante tempo hábil para elucidar adequadamente eventuais dúvidas que possam surgir, principalmente em relação ao planejamento cirúrgico e à extensão da abordagem. Por exemplo, perguntar para o cirurgião em que ponto planeja fazer a incisão, ou se o cirurgião prefere que sejam marcadas as extremidades da lesão, em vez de uma única marcação central.

Apesar de estes dados serem facilmente inferidos na maioria dos casos, discutir previamente o caso com o cirurgião permite uma comunicação mais efetiva, inclusive no sentido de alinhar as expectativas e necessidades da equipe cirúrgica com aquilo que é factível ou não em um procedimento de localização. É papel do radiologista assessorar o cirurgião na definição da melhor estratégia para localização pré-operatória de uma lesão, de forma a garantir o melhor resultado, por exemplo, a remoção completa de um tumor. Em alguns casos benignos, a remoção completa de uma lesão extensa pode não ser fundamental; entretanto, no tratamento do câncer, as margens cirúrgicas devem ser negativas, então é necessária a excisão completa da lesão.

O entendimento da técnica operatória empregada também é muito importante: o objetivo principal de um procedimento de localização pré-operatória é facilitar a abordagem cirúrgica.

Após a realização do procedimento de localização pré-operatória, o radiologista deve fornecer ao cirurgião informações sobre o procedimento localizado, medidas de referência e eventuais intercorrências no procedimento, seja por meio de nova discussão do caso, seja por meio do laudo do exame, na impossibilidade deste contato.

Outros métodos de localização pré-operatória

A localização pré-operatória de lesões mamárias com semente radioativa de iodo 125 (I125) foi descrita em 2001 como alternativa aos métodos com fio e radiofármaco. Esta semente mede, aproximadamente, 5 mm (semelhante à utilizada na braquiterapia de próstata), sendo posicionada na área de interesse através de uma agulha e é localizada por *gama probe* no momento da cirurgia. Os trabalhos sobre esse método mostraram ser uma técnica não inferior à localização com fio metálico e radiofármaco. Por ser uma fonte selada de radiação, o procedimento de I125 requer cuidados especiais quanto ao transporte, manuseio, estocagem e descarte determinados segundo critérios regulatórios da Comissão Nacional de Energia Nuclear, no Brasil.

Outros dispositivos de localização pré-operatória de lesões mamárias vêm sendo testados como alternativa ao fio e aos métodos que envolvem radiação, como receptor de luz infravermelha (Savi Scout®), semente magnética de ferro (Magseed®) e dispositivos emissores de radiofrequência. Essas novas técnicas ainda não estão difundidas no nosso meio e mais estudos serão necessários para a validação.

Escolhendo o melhor método de imagem para orientar o procedimento

O cirurgião define qual é o tipo de localização a ser realizada (agulhamento ou radioguiada), mas o radiologista tem a palavra final sobre qual método de orientação deve ser empregado. Para essa decisão, alguns aspectos devem ser considerados.

Acima de tudo, o método de imagem de escolha deve garantir a melhor visualização possível da lesão; secundariamente, deve ser considerado o método de imagem com maior conforto e tolerância para a paciente.

Se a lesão é mal caracterizada, maiores as chances de se localizar a área incorreta para ressecção, levando a erros críticos. A remota possibilidade de erros desse tipo mostra a importância desses procedimentos aparentemente simples, e o quão cuidadosas e sistemáticas devem ser as rotinas ao realizá-los.

Radiografia da peça cirúrgica

Quando a lesão-alvo é visível pela mamografia ou se trata de um clipe marcador tecidual, a radiografia da peça cirúrgica é recomendada em duas incidências ortogonais (para avaliação da proximidade da lesão ou do clipe com a margem da ressecção da peça); permitindo a confirmação da ressecção adequada, assim como orientação nos casos de ressecção incompleta.

As radiografias de peça cirúrgica são realizadas no intraoperatório; idealmente, o radiologista deve analisar as imagens, confrontando-as com os exames pré-operatórios, e dar um *feedback* imediato ao cirurgião.

Visando ao aprimoramento contínuo e melhores resultados, deve-se verificar os relatórios anatomopatológicos. Isto permite não somente o aprendizado com cada caso, como também a confirmação do tratamento final apropriado. Por exemplo, em um caso de remoção completa de uma lesão na biópsia percutânea, ou de migração do clipe marcador tecidual, espera-se encontrar ao menos as alterações pós-biópsia na peça cirúrgica; caso contrário, o leito da lesão biopsiada não foi apropriadamente excisado na cirurgia, e pode ainda haver lesão residual na mama da paciente.

Conclusão

Na literatura disponível atualmente, nenhum método de localização pré-operatória se mostrou superior em relação ao outro no que diz respeito aos resultados terapêuticos.

Independentemente do método de localização pré-operatória escolhido, a principal preocupação deve ser a excisão adequada da lesão. Para alcançar melhores resultados, é fundamental a discussão prévia do caso com o cirurgião, assim como a avaliação completa de todas as informações do caso.

É mandatório também que o radiologista tenha familiaridade com as limitações de cada procedimento, e com os refinamentos técnicos específicos, uma vez que estes procedimentos, aparentemente simples, implicam resultados clínicos muito relevantes.

Sugestões bibliográficas

1. Ahmed M, Douek M. Sentinel node and occult lesion localization (SNOLL): A systematic review. Breast. 2013;22(6):1034-40.
2. Chan B, Wiseberg-Firtell J, Jois R, Jensen K, Audisio R. Localization techniques for guided surgical excision of non-palpable breast lesions. Cochrane Database Syst Rev. 2015 Dec 31;(12):CD009206.

3. Cheang E, Ha R, Thornton C, Mango V. Innovations in image-guided preoperative breast lesion localization. Br J Radiol. 2018;91(1085):20170740.
4. Dryden M, Dogan B, Fox P, Wang C, Black D, Hunt K, et al. Imaging factors that influence surgical margins after preoperative 125i radioactive seed localization of breast lesions: comparison with wire localization. Am J Roentgenol. 2016;206(5):1112-8.
5. Hayes M. Update on preoperative breast localization. Radiol Clin N Am. 2017;55(3):591-603.
6. Price E, Khoury A, Esserman L, Joe B, Alvarado M. Initial clinical experience with an inducible magnetic seed system for preoperative breast lesion localization. Am J Roentgenol. 2018;210(4):913-7.

12

Procedimentos guiados por mamografia – método biplanar

Marco Antônio Costenaro

Introdução

A localização de lesões não palpáveis para o cirurgião baseia-se no princípio de remoção da lesão-alvo com o mínimo de ressecções desnecessárias, mantendo uma margem cirúrgica segura e determinando melhores resultados estéticos. Para se atingir este objetivo há a necessidade da comunicação entre a equipe multiprofissional envolvida no cuidado com a paciente, envolvendo as áreas médicas da radiologia, cirurgia, mastologia, medicina nuclear, dentre outras.

A identificação da lesão não palpável pode ser realizada tanto por agulhamento quanto pela utilização da medicina nuclear (*radioguided occult lesion localization/sentinel node and occult lesion localization* [ROLL/SNOLL]). A escolha deve ser orientada pelo cirurgião que desempenhará o ato cirúrgico, que deverá basear suas escolhas tanto na habilidade técnica pessoal quanto nas opções estruturais disponíveis. Tanto o agulhamento quanto o ROLL/SNOLL são aceitáveis na prática clínica, apresentando desfechos clínicos semelhantes.

Localização por método biplanar na mamografia

O método biplanar orientado por mamografia consiste na realização do procedimento usando-se 2 planos ortogonais no próprio aparelho de mamografia.

Neste capítulo, serão abordados os temas relacionados à localização pré-operatória de lesões não palpáveis por este método.

Cuidados pré-localização

Antes do procedimento é importante que todos os exames, tanto radiológicos quanto patológicos, estejam completos e finalizados. Há necessidade de planejamento, enfatizando que esta será a última oportunidade de a paciente de ter os exames revistos por equipe dedicada ao diagnóstico por imagem das mamas. Neste momento, além de checar os exames anteriores, confirmar achados de imagem pré e pós-biópsia, conferir a topografia de marcadores metálicos pós-biópsia das lesões (clipes), se for o caso. Deve-se também revisar novamente os exames de imagens para pesquisa de lesões na mama contralateral e a outros quadrantes da mama acometida, que porventura passaram desapercebidas em uma primeira análise. Depois de realizado o procedimento de localização da lesão, a paciente será encaminhada para cirurgia. Sendo assim, qualquer outro achado suspeito poderá gerar desconforto entre a equipe multidisciplinar, assim como grande ansiedade e insegurança da própria paciente.

Como todo procedimento, a paciente deve ser orientada pela equipe médica responsável pelas etapas que serão realizadas. Sendo assim a paciente se torna colaborativa a um procedimento que normalmente é desconfortável, tanto físico quanto socialmente, já que demanda equipe multidisciplinar: além do médico, há necessidade da enfermagem e técnica de radiologia em sala, enquanto paciente exposta e com a mama sobre compressão no aparelho de mamografia.

Planejamento da localização

Durante o planejamento, deve-se escolher a incidência inicial pela localização da lesão-alvo. Podendo o procedimento iniciar-se tanto em craniocaudal quanto caudocranial, assim como mediolateral e lateromedial e sempre finalizado na incidência ortogonal respectiva à escolhida inicialmente. A escolha da incidência inicial pode ser pela projeção que a agulha percorrerá o menor trajeto, assim a regra será utilizada no momento cirúrgico. Porém pode-se escolher a via que a lesão é mais facilmente caracterizada ou a mais cômoda para a paciente naquele momento. Também deve-se planejar o número de agulhas que serão utilizadas para delimitar a lesão. Em lesões extensas, como calcificações, pode ser realizada a utilização de 2 agulhas delimitando as extremidades (Figura 1).

A localização

Após a correta higienização e assepsia da mama, a paciente deve sentar-se em uma cadeira específica para o procedimento. Esta cadeira deve ter rodízio com possibilidade de freio. O que torna a paciente imóvel durante o procedimento, minimizando os erros decorrentes de moção. Além disso, a paciente será colocada e retirada da compressão do aparelho de mamografia, o que terá facilidade com os rodízios da cadeira.

Com a mama comprimida no mamógrafo e com auxílio do compressor alfanumérico (Figura 2), a lesão é localizada primeiramente na tela da própria mamografia. Para a identificação das coordenadas X,Y para projeção mamográfica da mama da paciente utiliza-se, com auxílio do próprio foco luminoso do mamógrafo e a sombra do dispositivo auxiliar

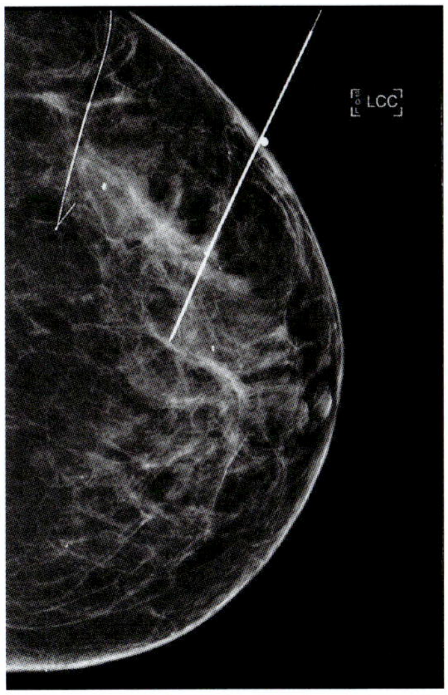

FIGURA 1 Duas agulhas na mama delimitando extremidade anterior e posterior da lesão.

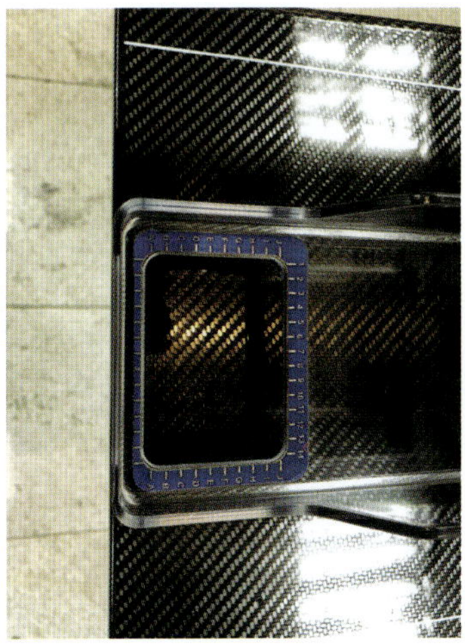

FIGURA 2 Compressor mamográfico alfanumérico.

alfanumérico (Figura 3), a localização de coordenadas na própria mama da paciente. Com a determinação do ponto correto de introdução da agulha realiza-se a anestesia cutânea com xilocaína sem vaso constritor na superfície cutânea.

A introdução tanto da agulha de localização (no caso do HC utiliza-se a agulha de Kopans modificada) para agulhamento, quanto para a agulha de raquianestesia para injeção de radiofármaco deve ser realizada em ângulo perpendicular à superfície cutânea da mama (Figura 4). Para que esta etapa seja bem realizada, utiliza-se novamente o foco luminoso

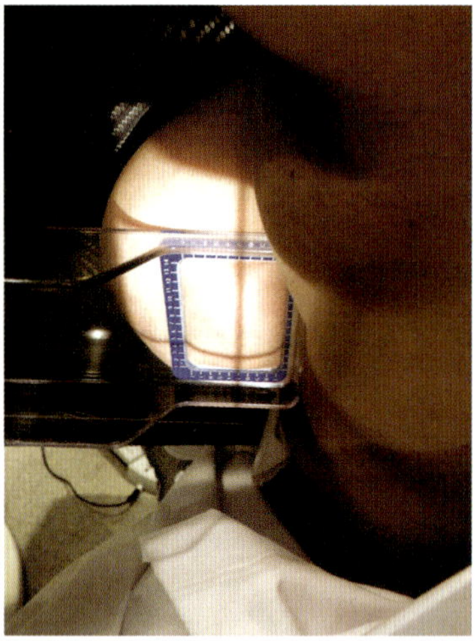

FIGURA 3 Projeção da sobra do dispositivo sobre a mama e o compressor alfanumérico, auxilia na projeção das coordenadas na mama.

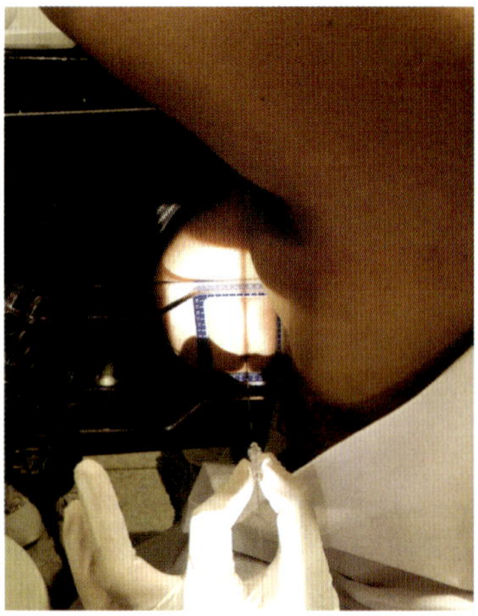

FIGURA 4 Com o auxílio do foco luminoso do aparelho de mamografia, utiliza-se da técnica dos dois dedos para visualizar a projeção da agulha sobre a mama no momento da introdução. Esta etapa determina que a agulha fique perpendicular à pele.

do mamógrafo e com auxílio da sombra projetada da agulha sobre a pele, é inserida perpendicularmente à pele até ultrapassar a lesão. Após a introdução da agulha na incidência mamográfica escolhida, cuidadosamente descomprime-se a mama da paciente e com auxílio da enfermagem retira-se a paciente do mamógrafo (Figura 5). Nesse momento, é muito importante o rodízio na cadeira para movimentar a paciente sem que esta realize movimentos, para evitar complicações do procedimento ou deslocamento da agulha.

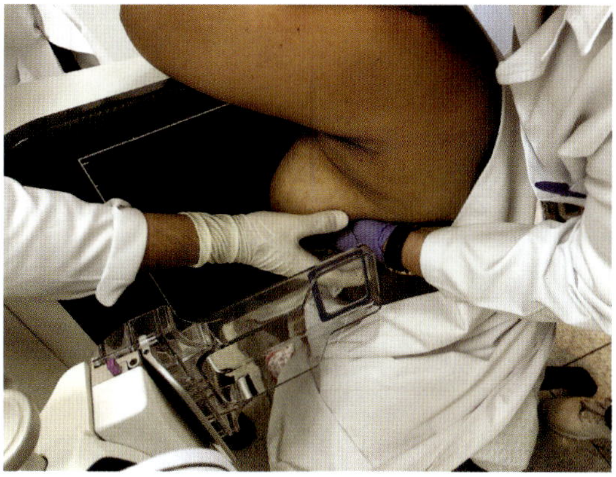

FIGURA 5 Auxílio da equipe médica e da enfermagem para deslocamento posterior da paciente, com mínimo de movimentação da mama. Observar que a agulha está introduzida na mama.

A técnica de mamografia providenciará a troca do compressor alfanumérico por um compressor de mama convencional, além de mudar para a incidência ortogonal escolhida inicialmente para a introdução da agulha. Novamente a paciente é introduzida no mamógrafo, a mama é comprimida (Figura 6). Nesse momento, marca-se o local da introdução da agulha na mama com um reparador radiopaco, com a finalidade de documentar o trajeto da agulha dentro da mama da paciente.

Após a nova incidência mamográfica realizada, calcula-se, na própria mamografia, o avanço que a agulha teve em relação à lesão-alvo. Com auxílio de uma régua retira-se parcialmente a agulha até a topografia correta (Figura 7).

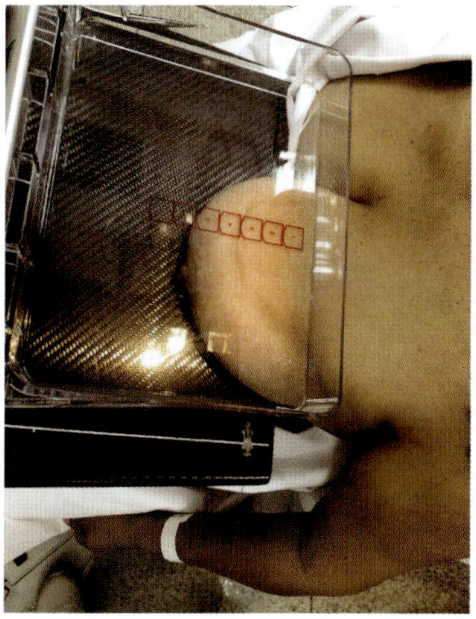

FIGURA 6 Realizada nova incidência mamográfica com a agulha introduzida na mama. Neste momento será determinada a distância a ser removida da mama para que a agulha fique na posição desejada.

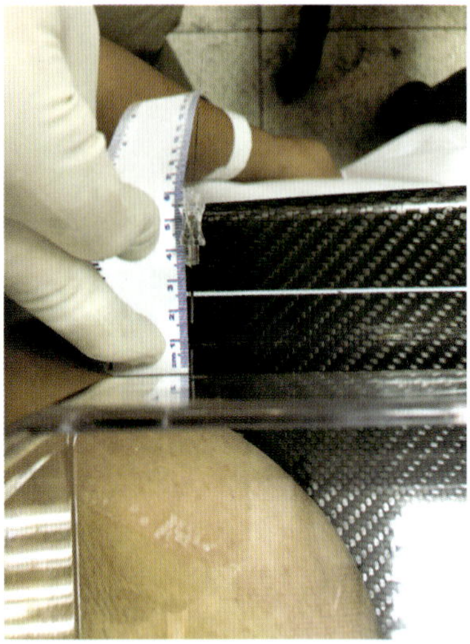

FIGURA 7 Com auxílio de régua, pode-se retirar da mama o que foi introduzido em excesso.

No caso de agulhamento, como se utiliza a agulha de Kopans modificada no serviço do autor, planeja-se esta etapa de tal modo que a lesão fique na metade da porção espessa (Figura 8).

No caso de injeção de radiofármaco (ROLL/SNOLL), o bisel da agulha deve estar junto com a lesão, assim favorecendo que o radiofármaco fique no mesmo local que a lesão (Figura 9). Convém ajuste com a equipe de cirurgiões para melhor determinar o tipo de agulha a ser utilizada quanto o local de ancoragem da agulha.

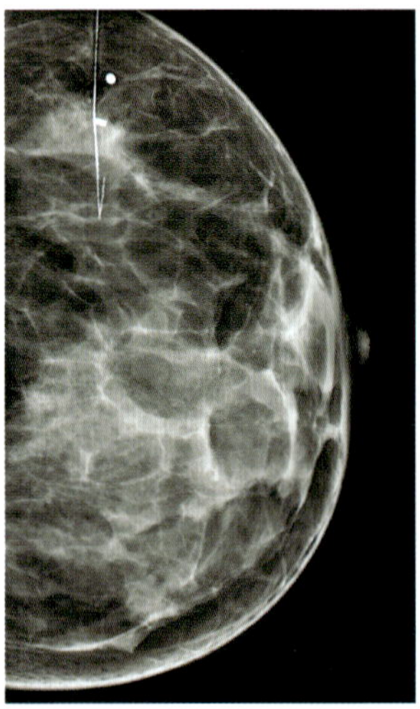

FIGURA 8 Projeção mamográfica demonstra o clipe metálico de localização pós-biópsia na porção espessa da agulha de Kopans modificada.

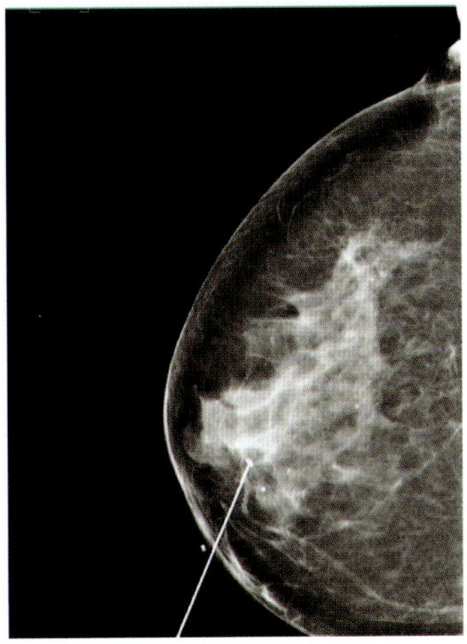

FIGURA 9 Projeção de mamografia, antes da injeção do radiofármaco, em que a ponta da agulha se encontra na topografia da lesão-alvo.

A ancoragem da agulha é realizada retirando-se a agulha co-axial e deixando o fio com o gancho na mama da paciente. Após a ancoragem do fio, uma incidência mamográfica é realizada e a paciente é cuidadosamente retirada da compressão do mamógrafo.

A equipe de enfermagem deve realizar o curativo no caso de agulhamento, já que a paciente pode ser submetida à cirurgia no mesmo dia ou, muitas vezes, no dia seguinte. Neste caso, o fio remanescente que fica fora da mama deve ser delicadamente manipulado. No caso de localização por radiofármaco, a paciente será encaminhada ao serviço de medicina nuclear para verificação da topografia do radiofármaco e/ou da drenagem ao linfonodo-sentinela.

Após o procedimento, deve-se emitir relatório médico, descrevendo informações importantes para o cirurgião, como distância total da agulha na mama, distâncias entre a agulha e a lesão-alvo que possam auxiliá-lo a localizar a lesão. Sugere-se que a peça cirúrgica decorrente da exérese da lesão seja submetida à radiografia para comprovar remoção da lesão-alvo (Figura 10). Recomendam-se 2 incidências ortogonais sem compressão, para prover ao cirurgião alguma informação sobre as margens cirúrgicas.

Complicações

Diversas complicações podem impactar no sucesso do procedimento, porém, manter a introdução da agulha perpendicular à parede torácica, manipular cuidadosamente a extremidade distal do fio, realizar curativo oclusivo (Figura 11) após o procedimento e minimizar o tempo entre o agulhamento e o ato cirúrgico tendem a evitar problemas. Antes do encaminhamento para a cirurgia a paciente deverá ser orientada a evitar manipulação da mama com a agulha com a finalidade de evitar movimentação dentro da mama.

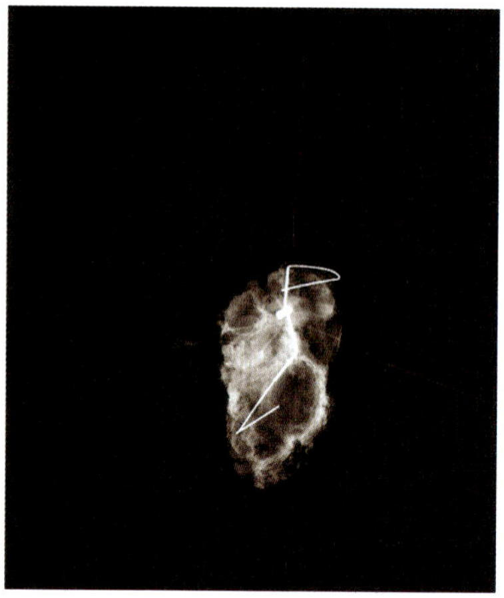

FIGURA 10 Radiografia da peça cirúrgica com lesão-alvo e agulha de Kopans.

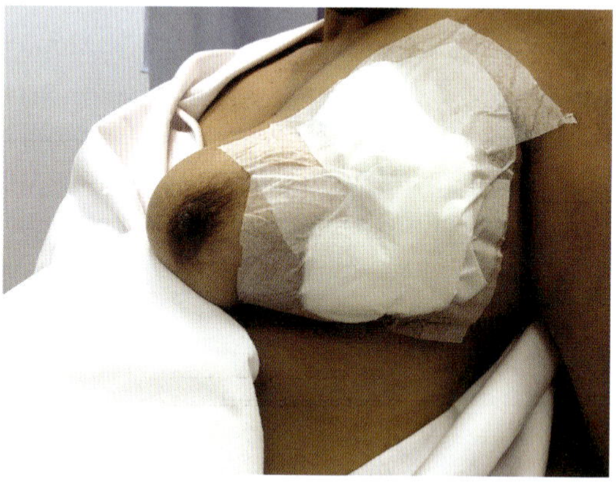

FIGURA 11 Curativo oclusivo sobre a mama da paciente.

Sugestões bibliográficas

1. Hall FM, Frank HA. Preoperative localization of nonpalpable breast lesion. AJR Am J Roentgenol. 1979;132(1):101-5.
2. Hayes MK. Update on preoperative breast localization. Radiol Clin North Am. 2017;55(3):591-603.
3. Liberman L, Kaplan J, Van Zee KJ, Morris EA, LaTrenta LR, Abramson AF, Dershaw DD. Bracketing wires for preoperative breast needle localization. AJRAm J Roentgenol. 2001;177(3):565-72

13

Procedimentos guiados por estereotaxia

Vera Christina Camargo de Siqueira Ferreira
João Vicente Horvat

Introdução

O método da estereotaxia é utilizado para guiar procedimentos invasivos em lesões caracterizadas na mamografia, sem representação ultrassonográfica. Dentre os procedimentos utilizados, podem-se destacar a biópsia estereotáxica percutânea com o sistema de aspiração a vácuo, o mais frequente, também conhecido no Brasil como mamotomia, e a biópsia percutânea com agulha grossa, também conhecida como *core biopsy* ou biópsia do tipo *core*. Ambas têm o objetivo de obter material histológico de lesões suspeitas evidenciadas por meio da mamografia. Atualmente, na maioria dos serviços, a utilização da biópsia a vácuo é preferida, pois facilita a obtenção de material com qualidade necessária para o diagnóstico histopatológico adequado. A realização de *core biopsy* por estereotaxia tem sido realizado se não houver mamotomia disponível e se o custo for proibitivo para a realização da mamotomia e está em desuso nos grandes centros, pois a taxa de subestimação das lesões é maior.

É possível realizar o estudo percutâneo de nódulos, distorções arquiteturais e assimetrias focais, porém a maioria dos procedimentos por estereotaxia será para o estudo de calcificações suspeitas. Sempre que uma lesão puder ser biopsiada pela ultrassonografia, este método deve ser preferido, pois é capaz de visualizar a execução do procedimento em tempo real, além de proporcionar maior conforto para a paciente durante a biópsia e não utilizar radiação ionizante. A estereotaxia deve ser reservada para lesões que não são bem visibilizadas à ultrassonografia.

A estereotaxia tem como método a realização de incidências anguladas que possibilitam o cálculo do exato posicionamento de uma lesão no interior da mama em 3 dimensões, representadas pelos eixos X, Y e Z. Isto possibilita a realização de procedimentos de biópsia e localização pré-cirúrgica de forma rápida e precisa. Os procedimentos são realizados sob anestesia local, que, se adequadamente realizada, proporciona à paciente uma opção pouco invasiva e quase indolor para a investigação histopatológica de lesões suspeitas.

As biópsias por estereotaxia podem ser realizadas no aparelho de mamografia com equipamento acoplado ou em mesa dedicada. Dentre as vantagens da utilização de uma mesa dedicada de estereotaxia estão a de não ocupar o aparelho de mamografia durante a realização do procedimento e da possibilidade de obter radiografias do material adquirido no aparelho de mamografia, como para garantir que calcificações foram adequadamente representadas numa amostra. Dentre as desvantagens está a de necessitar de um ambiente adicional para a instalação da mesa e de menor conspicuidade das lesões em comparação com o aparelho de mamografia. Vale mencionar que atualmente existem aparelhos disponíveis no mercado dedicados à radiografia de peças mamárias, que podem eventualmente ser utilizados durante o procedimento de estereotaxia no mamógrafo, bem como existe mesa de estereotaxia com resolução semelhante à do mamógrafo, mas ainda não na América Latina.

Os aparelhos de biópsia a vácuo têm como finalidade a obtenção de múltiplos fragmentos na amostragem de lesões suspeitas. Em geral, nestes aparelhos é acoplado um dispositivo com agulha que apresenta uma chanfradura na extremidade com um sistema de corte. O aparelho de biópsia a vácuo corta e suga o fragmento da chanfradura a cada corte realizado. A chanfradura pode ser rotacionada em 360º, obtendo fragmentos em cada posição, num raio de até 1 cm. Em geral, 12 fragmentos são obtidos em cada biópsia por estereotaxia, porém menor ou maior quantidade pode ser obtida de acordo com a necessidade.

Além do uso da estereotaxia para as biópsias, o método também é utilizado para as marcações pré-operatórias com fio-guia ou com radiofármaco (tanto para a marcação de lesões não palpáveis quanto para a investigação de linfonodos-sentinela), de forma a orientar a cirurgia de lesões não palpáveis, com retirada da área patológica.

Avaliação pré-biópsia

Antes de qualquer procedimento percutâneo é essencial a adequada avaliação de cada caso. É necessário que exista uma mamografia com laudo e uma solicitação médica para o procedimento. Deve-se garantir que a lesão visibilizada seja a mesma referida nos laudos e no pedido médico. A história clínica da paciente deve ser cuidadosamente estudada, sobretudo no que se refere a procedimentos mamários prévios e diagnósticos anteriores de câncer ou lesões de alto risco.

Toda paciente deve realizar preparo com mamografia digital em craniocaudal e perfil e as respectivas magnificações antes da biópsia. Estas imagens devem ser analisadas com cuidado no intuito de não haver dúvidas em relação à indicação do procedimento e servem de parâmetro para o controle da proporção de lesão residual, se houver, no período pós-biópsia. Cuidado especial deve ser tomado em relação à espessura mamária, pois mamas com pouca espessura (menos de 22 mm) podem apresentar dificuldades técnicas na execução do procedimento, ou mesmo não serem possíveis de realização. Nesses casos, orienta-se concentrar toda a mama no centro do compressor para aumentar a espessura da mama e permitir a realização do procedimento, no entanto, o mais importante é garantir que a paciente entenda as dificuldades técnicas e explicar que eventualmente pode ocorrer insucesso na coleta. Assim, iniciar a biópsia somente após o consentimento assinado da paciente.

Realização do procedimento

A seguir, será descrita a realização de biópsia percutânea a vácuo realizada em mesa de estereotaxia disponível no InRad do HC da FMUSP.

Inicialmente, a calibração da mesa de estereotaxia deve ser realizada pela técnica todo dia que houver procedimento. Serão aferidos os valores de X, Y e Z.

A paciente é colocada em decúbito ventral com a mama a ser estudada na abertura no centro da mesa (Figura 1). A posição da cabeça da paciente será determinada de acordo com a via de entrada da biópsia. Em geral, é escolhida a via em que a lesão é melhor caracterizada e que possui menor distância da pele. A informação sobre a via de entrada e a lesão a ser biopsiada deve ser fornecida à técnica antes do posicionamento da paciente. Assim, as vias de entrada podem ser craniocaudal, se a lesão for superior; caudocranial, se a lesão for inferior; perfil lateromedial, se a lesão for lateral; perfil mediolateral, se a lesão for medial; ou oblíqua lateromedial, em situações de difícil posicionamento junto à axila.

A mama será então comprimida com a janela do compressor na topografia em que deve estar a projeção da lesão. Essa topografia é calculada utilizando-se as referências de distâncias obtidas na projeção mamográfica escolhida como via de entrada (quadrante e distância da papila). É importante que a mama seja posicionada sem rotação da papila.

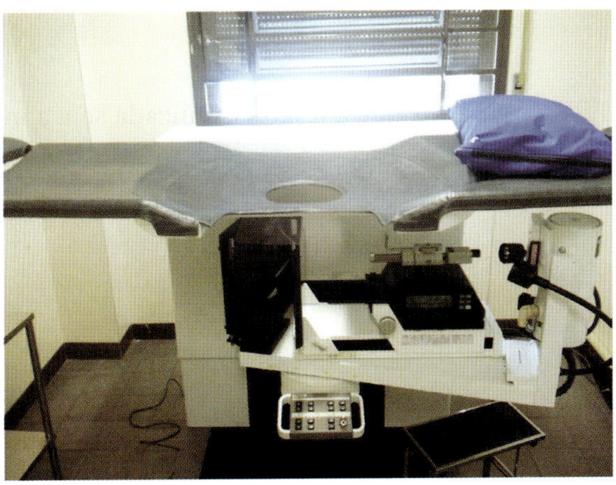

FIGURA 1 Mesa de biópsia por estereotaxia com a abertura central em que a mama é posicionada.

Na aquisição das imagens, um dos fatores que interfere na resolução é a matriz de aquisição que pode ser 512 ou 1.024. Para calcificações, orienta-se o uso da matriz 1.024.

Após a compressão da mama é obtida uma primeira imagem (*Scout*) para que a lesão seja identificada. Idealmente a lesão deve estar próxima do centro da imagem. Posteriormente é selecionado o modo de estereotaxia (*Stereo*) e 2 imagens são obtidas com +15º e –15º. Essas imagens servem para o aparelho calcular a profundidade da lesão e são nas quais a marcação da lesão é feita. A espessura da mama à compressão deve ser manualmente informada antes da realização da estereotaxia. Esses procedimentos são realizados pela técnica em radiologia (Figura 2).

Para a melhor avaliação das lesões antes da marcação, é possível janelar as imagens ao se apertar o botão direito do *mouse* e selecionar *window/level*. Existem também filtros que podem ser utilizados para melhorar o contraste da imagem (Figura 3). Eventualmente quando a lesão é difícil de ser caracterizada na mesa de biópsias, é possível marcar a projeção da lesão na pele no mamógrafo digital para facilitar a localização.

Uma das partes mais importantes da biópsia é a marcação da lesão. Antes da marcação, o aparelho checa se a calibragem está correta. Isso é representado por um círculo preto com um X na parte superior de cada imagem angulada (Figura 4). Caso os círculos pretos não apareçam com o X, a marcação pode ser feita manualmente ao se posicionar o cursor em cima de cada círculo.

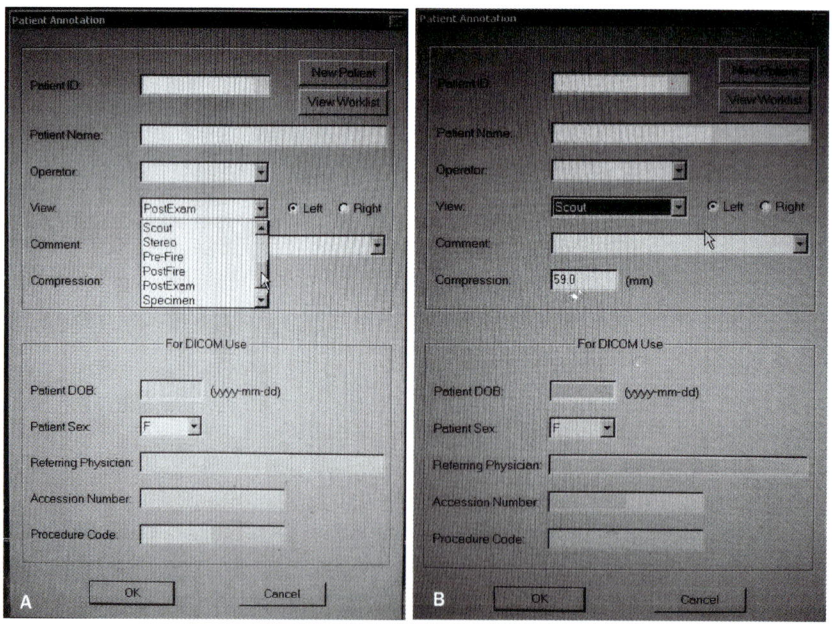

FIGURA 2 (**A**) Tela de comando da mesa de biópsias com opções de modo de operação *scout* e *stereo*. (**B**) Aparelho em modo de operação *scout* com espessura da mama (*compression*) informada manualmente pela técnica em radiologia.

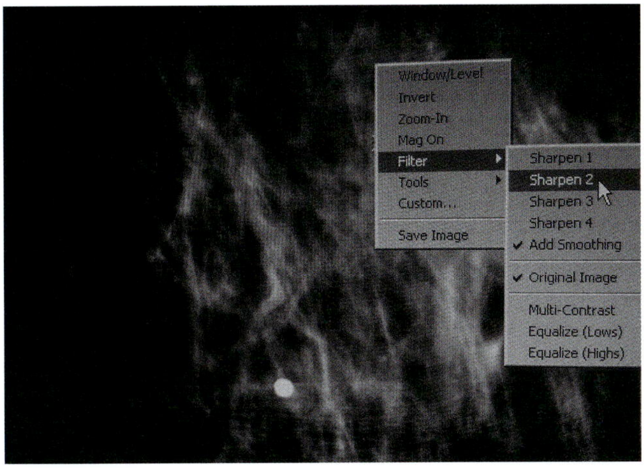

FIGURA 3 Opções de manipulação de contraste e brilho da imagem (*window/level*) e de uso de filtros (*filter*).

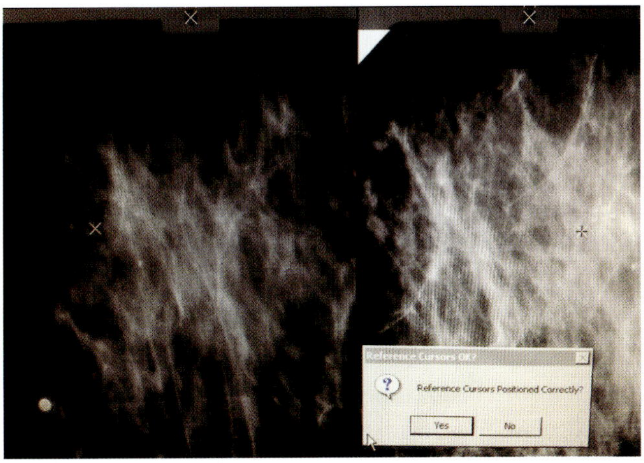

FIGURA 4 Os círculos pretos com um X na parte superior de cada imagem angulada representam uma calibração adequada do aparelho.

Após identificar a lesão-alvo, deve-se posicionar o cursor em cima do centro da lesão e fazer a marcação em cada imagem (Figura 5). Após a marcação, é necessário enviar as coordenadas para o aparelho apertando o ícone *transmit* (Figura 6). É importante checar com a técnica se os valores foram bem transferidos para a mesa.

Todas as lesões são identificadas nos eixos X, Y e Z. O eixo Y representa a posição anteroposterior (eixo vertical) da lesão na mama, enquanto o X representa a posição no eixo lateromedial, quando o posicionamento é em craniocaudal ou inferossuperior quando em perfil (eixo horizontal). O eixo Z representa a profundidade. Nesse aparelho, o número Z fornecido após a marcação da lesão representa a distância da ponta da agulha

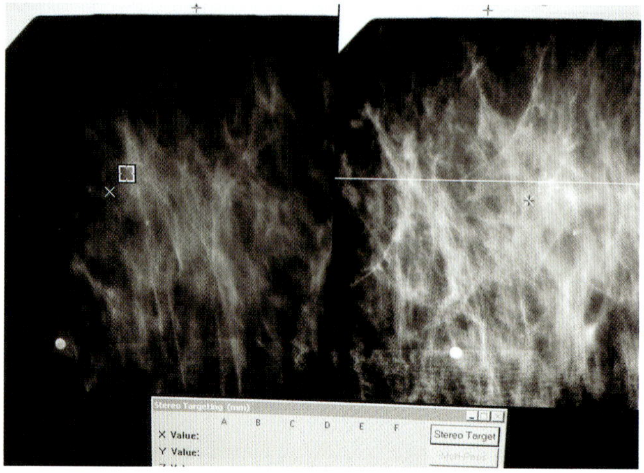

FIGURA 5 Para marcar uma lesão-alvo é necessário posicionar o cursor sobre a lesão em cada imagem angulada.

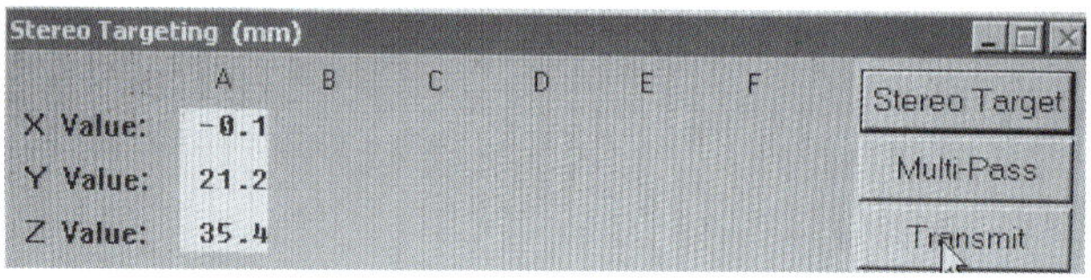

FIGURA 6 Após a marcação da lesão-alvo, são obtidas as coordenadas da lesão nos eixos X, Y e Z que devem ser enviadas ao aparelho clicando no ícone *transmit*.

na posição Z = 0 até a lesão. O Z = 0 situa-se a 12 mm do compressor. O valor da compressão corresponde à distância do compressor até o chassi. Assim, a profundidade Z será o valor da espessura da compressão adicionado a 12 mm. Por exemplo, se a espessura da mama à compressão for de 38 mm, o Z correspondente à pele junto ao chassi, após transfixar toda a mama, será 50. Se o número Z da lesão for 30, quer dizer que a ponta da agulha vai ficar a 30 mm do ponto de Z = 0 e a 20 mm do final da mama. Isto é importante, pois quanto maior o Z em relação à espessura mamária, mais profunda está a lesão, aumentando a chance de transfixar a mama e danificar a placa do receptor do aparelho. Um alarme é soado quando há chance de isto ocorrer.

Profundidades no eixo Z cuja diferença em relação à espessura da mama seja menores que 10 mm precisam de atenção especial. Geralmente é possível realizar biópsias com diferenças de até 6 mm. Diferenças ligeiramente menores podem ser também abordadas, entretanto, o disparo do dispositivo, nesses casos, deve ser feito em uma posição um pouco mais superficial e então a agulha é aprofundada até a posição correta no eixo Z manualmente, mantendo, entretanto, a posição no eixo Z sempre inferior à da espessura mamária.

Por outro lado, valores de Z muito baixos representam lesões superficiais, com risco de laceração da pele. Para realizar biópsias de lesões superficiais é necessário checar se a chanfradura da agulha se encontra para fora da pele ou logo abaixo. Nesse caso é possível aprofundar alguns milímetros e realizar a biópsia normalmente. Isso só é possível se houver espessura mamária suficiente para suportar a maior profundidade da agulha. Em geral, o abaulamento da mama para dentro da abertura do compressor encobre bem a chanfradura nos casos de lesões superficiais.

Existem 2 tipos de agulha de biópsia a vácuo disponíveis no InRad do HC da FMUSP para os procedimentos na mesa de estereotaxia: a agulha padrão com chanfradura de 20 mm e a *petite* com chanfradura de 12 mm. Ambas as agulhas têm o mesmo comprimento, diâmetro de 9 G e avançam 20 mm ao se disparar o dispositivo. A *petite* é preferida para mamas com espessura menor que 30 mm, porém a chanfradura menor obtém fragmentos também menores.

Durante a biópsia, o disparo do dispositivo posiciona a lesão no meio da chanfradura de cada agulha. Na agulha padrão, é feito ao se deixar o Z do aparelho no –2 e na agulha *petite* no valor de –6 antes do disparo (Tabela 1).

TABELA 1 Orientações de posicionamento do eixo Z durante os procedimentos por estereotaxia na mesa de biópsias

Acionador	Agulha	Abertura	Stroke	Pré-tiro	Clipe	Compressão ideal	Tipo
Mamotomia	9G Standard	20 mm	20 mm	-2	-9	≥ 30 mm	needle biopsy
Mamotomia	9G Petite	12 mm	20 mm	-6	-9	≥ 22 mm	needle biopsy
Mamotomia	10G	19 mm	19 mm	-2	-9	≥ 30 mm	needle biopsy
Mamotomia	12, 10, 7G	19 mm	19 mm	0	0	≥ 30 mm	needle biopsy
Mamotomia	12, 10, 7G	9,5 mm	19 mm	-5	0	≥ 20 mm	needle biopsy
Core	12G, 14G	20 mm	22 mm	-5	___	≥ 30 mm	needle biopsy
Core	12G, 14G	9 mm	15 mm	-2	___	≥ 20 mm	needle biopsy
AGULHAMENTO	20G			0 ou +10mm			wire localization

O aparelho de biópsias a vácuo funciona independente do aparelho de estereotaxia e da mesa de biópsias (Figura 7). A maioria dos modelos possui 4 módulos de funcionamento. O módulo teste avalia o funcionamento do sistema. O teste deve ser executado antes de cada biópsia. O módulo biópsia deve ser acionado para a realização do procedimento. O módulo lavagem faz circular soro pelo sistema até a região biopsiada e de volta ao balde coletor. E o módulo manual que é usado para aspiração. Esse aparelho também pode ser usado para biópsia percutânea a vácuo por ultrassonografia, porém a agulha utilizada possui diâmetro menor (12 G).

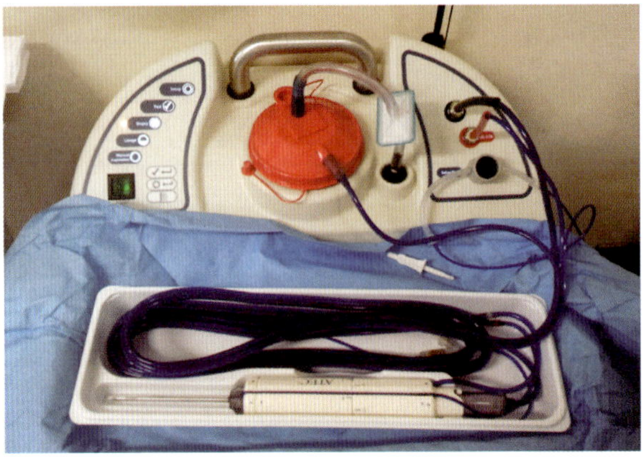

FIGURA 7 Aparelho de biópsia a vácuo com agulha conectada ao circuito.

O posicionamento da agulha é feito pelo controle na mesa de biópsias. Os botões redondos laterais controlam o X e o Y, enquanto o botão redondo posterior controla o Z (Figura 8). Os demais botões importantes são:

- *Z zero*: calibra o valor zero de Z.
- *Motor enable*: ao pressioná-lo junto com um dos botões de posicionamento movimenta o dispositivo para a direção indicada.

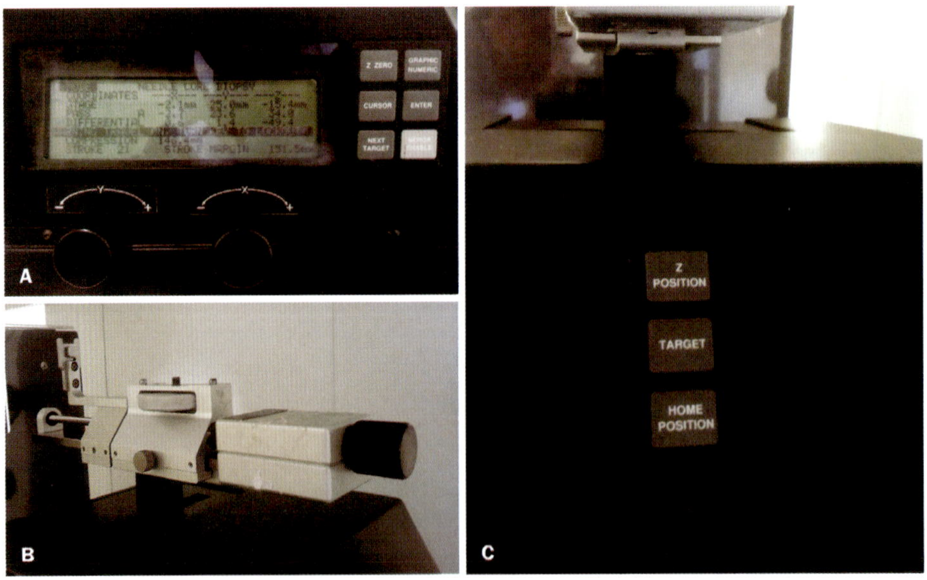

FIGURA 8 (**A**) Botões redondos do comando da mesa de biópsia para posicionamento dos eixos X e Y, além dos botões Z zero e *motor enable*. (**B**) Botão redondo posterior da mesa de biópsia para posicionamento do eixo Z. (**C**) Botões de posicionamento *Z position*, *target* e *home position*.

- *Z position*: junto com o *motor enable* posiciona o dispositivo para calcular o Z zero.
- *Target*: junto com o *motor enable* posiciona o dispositivo na posição X e Y do alvo.
- *Home position*: junto com o *motor enable* joga o dispositivo para o canto para facilitar a anestesia.

O próximo passo é limpar a mama com clorexidina e posicionar a peça preta guia na haste de suporte do aparelho. Essa peça está estéril e é a única que entrará em contato com a agulha (Figura 9). Assim, na prática, deve-se posicionar a peça antes de mexer nos botões, os quais geralmente não estarão estéreis.

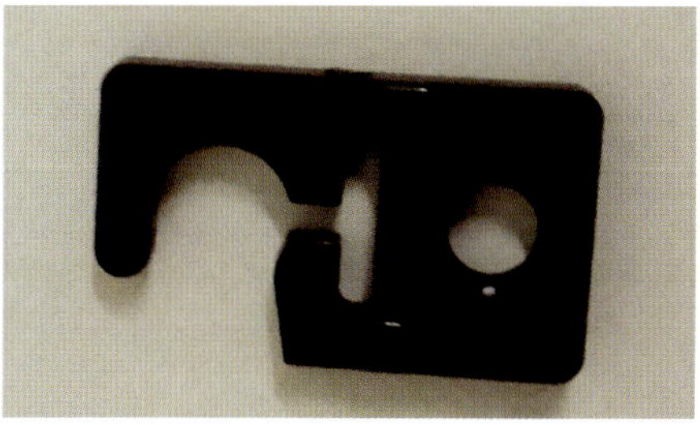

FIGURA 9 Guia estéril da agulha de biópsia.

Após deve-se posicionar a agulha no dispositivo. É necessário certificar-se que o dispositivo esteja armado e que o Z esteja na posição negativa máxima, pois caso contrário, ao se encaixar a agulha pode-se perfurar a mama. A agulha é encaixada forçando-a para frente e para baixo contra o dispositivo, passando a ponta através do orifício da peça-guia preta. Uma faixa metálica ajuda a fixar a agulha no dispositivo. Para armar o dispositivo, posiciona-se a alavanca lateral para trás (Figura 10).

Depois, prossegue-se para zerar o Z. Ao apertar junto o *motor enable* com o *Z position* o dispositivo se movimentará para cima. A posição Z zero é importantíssima, pois dará o parâmetro de localização da agulha. Para posicionar a agulha no zero, deve-se avançar o

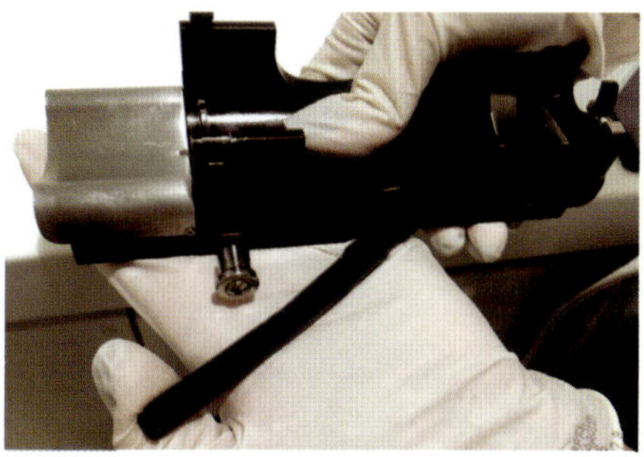

FIGURA 10 Para armar o dispositivo é necessário tracionar para trás a alavanca.

Z até que a ponta da agulha fique exatamente na direção do final das 2 aberturas do compressor vistas em perfil (limite mais próximo da mama). Essa posição coincide com a pequena barra metálica na parte de cima do interior do compressor que representa a calibragem Z zero com o dispositivo armado (Figura 11).

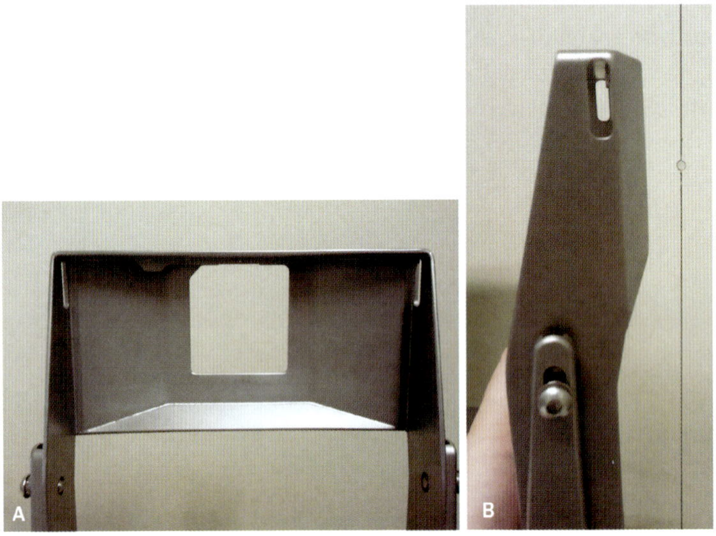

FIGURA 11 Compressor fenestrado de frente (**A**) e em perfil (**B**). A ponta da agulha deve ser posicionada entre as aberturas laterais do compressor vistas em perfil.

Após chegar no ponto zero de Z, deve-se pressionar o botão *Z zero*, determinando o ponto zero de profundidade. Após isto, recua-se um pouco o Z, pois a agulha poderá lacerar a mama na próxima movimentação. O próximo passo é apertar *motor enable* e *target*. Assim localiza-se a projeção do alvo na pele. A anestesia adequada é feita na projeção do alvo na pele e no trajeto futuro da agulha de biópsia, sempre em ângulo perpendicular à mama. Deve-se evitar infiltrar a anestesia num ponto apenas para que não ocorra deslocamento da lesão. Caso a lesão seja muito profunda e a mama espessa, pode-se também injetar anestésico através de agulha de biópsias antes de iniciar a obtenção de fragmentos. Para facilitar a realização da anestesia pode-se mexer no X e Y para afastar o dispositivo da projeção do alvo na pele. Outra opção é apertar *motor enable* e *home position* que afasta automaticamente a agulha do alvo.

Após a anestesia, pode-se ou não fazer um pequeno orifício para a penetração da agulha com um bisturi em 90º, aprofundando a lâmina, ajudando a fazer o pertuito da agulha na mama. Como a ponta da agulha é afiada, não há necessariamente a obrigação de realizar um acesso com o bisturi. Aperta-se novamente *motor enable* e *target*. Então avança-se o Z através do orifício na pele até a posição pré-disparo. Como já foi mencionado, a posição é –2 para a agulha padrão e –6 para a *petite*. O valor de Z é expresso no *differential* visto no *display* da mesa. Duas imagens anguladas são feitas para garantir que se está na direção correta da lesão. Caso contrário, o procedimento de estereotaxia e a marcação da lesão devem ser repetidos.

Deve-se informar à paciente que ela vai ouvir um barulho e sentirá uma pressão na mama. Efetua-se o disparo da agulha. Após o disparo deve-se avaliar se a chanfradura ficou para fora da pele pelas razões já mencionadas. Mais 2 imagens são efetuadas para ver a relação da chanfradura com a lesão a ser biopsiada. O cabo da agulha possui uma parte plana, que parte corresponde à chanfradura e à posição de 12 horas. A marcação das horas é visualizada na lateral do cabo. Apenas as horas pares estão representadas. Em geral, a posição de 12 horas é a utilizada como referência no início do procedimento.

Caso a chanfradura esteja no meio da lesão, deve-se obter fragmentos por 360º. Caso ela esteja superior, inferior, lateral ou medial à chanfradura, a obtenção de fragmentos pode ser reduzida para 180º ou menos. Caso a lesão tenha se desviado para longe da chanfradura, pequenas correções podem ser realizadas (Figura 12).

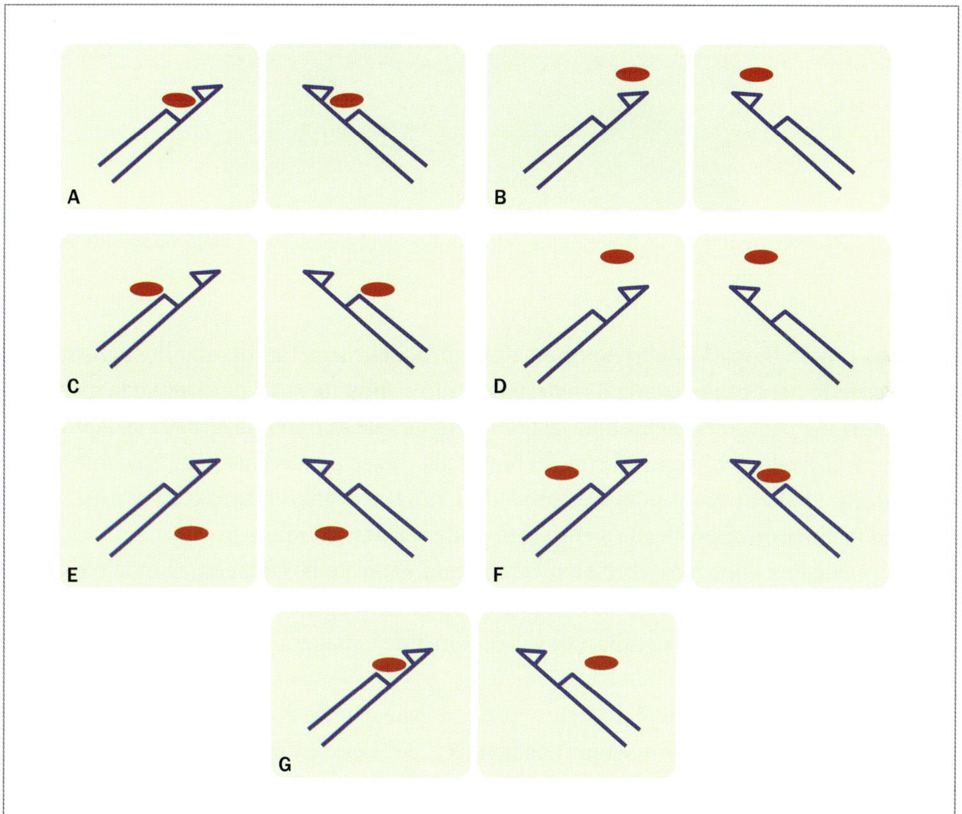

FIGURA 12 Posição correta (**A**). Erro de +Z (**B**): a lesão está profunda à chanfradura. Erro de -Z (**C**): a lesão está superficial à chanfradura. Erro de +Y (**D**): a lesão está acima da chanfradura. Erro de -Y (**E**): a lesão está abaixo da chanfradura. Erro de +X (**F**): a lesão está para a esquerda da chanfradura, na posição 9h. Erro de -X (**G**): a lesão está para a direita da chanfradura, na posição 3h.

Para obter fragmentos, o aparelho (mamótomo) deve estar no módulo de biópsia. Pressiona-se o pedal do aparelho para acionar a coleta de fragmentos, o que ocorrerá a cada 4 segundos. A agulha possui marcação horária. Geralmente são obtidos 12 fragmentos correspondendo às 12 horas do relógio. A cada 4 segundos o aparelho emitirá um sinal para trocar a posição. Ao se desapertar o pedal, a coleta de fragmentos é interrompida.

O aparelho é colocado em módulo de lavagem. Assim a cavidade da biópsia e os fragmentos obtidos são lavados com soro. Após alguns instantes pode-se desacoplar o soro do sistema e retirar os fragmentos do coletor da agulha (Figura 13).

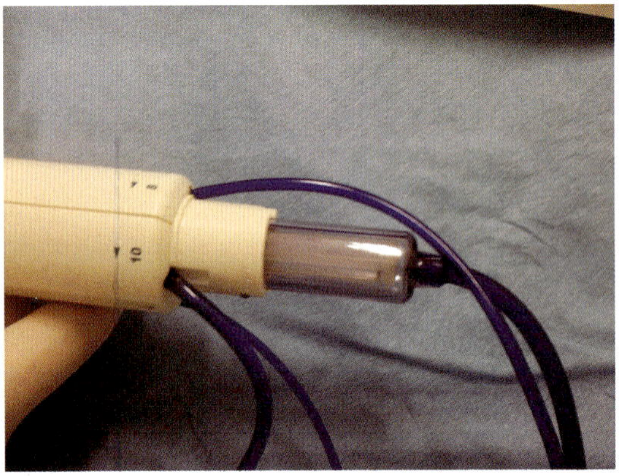

FIGURA 13 Recipiente coletor de fragmentos que fica na porção posterior neste modelo de agulha.

Caso a lesão biopsiada corresponda a calcificações, uma radiografia dos fragmentos pode ser feita para garantir que o material obtido contenha as calcificações de interesse. Caso contrário, deve-se coletar mais fragmentos até que se obtenha o material adequado.

Em geral, é feita a clipagem da região biopsiada. Isso é importante para as mamografias de controle e para orientar possíveis procedimentos cirúrgicos futuros. Caso exista lesão residual facilmente identificada a clipagem pode ser descartada.

Para realizar a clipagem, abre-se o *kit* contendo a haste de clipagem, a guia e a tampa do frasco coletor. Desconecta-se o frasco coletor de fragmentos e este é tampado. Na parte posterior do cabo da agulha, coloca-se a guia de clipagem, que tem um orifício para colocar a haste (Figura 14).

A posição Z de clipagem é diferente da de biópsia. Como o clipe é colocado no limite distal da chanfradura, deve-se superficializar o Z para que o clipe seja colocado no meio da cavidade do local de biópsia. Isto é feito ao se colocar o Z em posição –9. É válido lembrar que se deve mexer no Z apenas quando o aparelho estiver em módulo de biópsia, ou seja, com a chanfradura fechada.

Para realizar a clipagem deve-se colocar o aparelho no módulo manual ou no módulo de lavagem. No módulo manual, antes de introduzir o clipe é feita aspiração do material

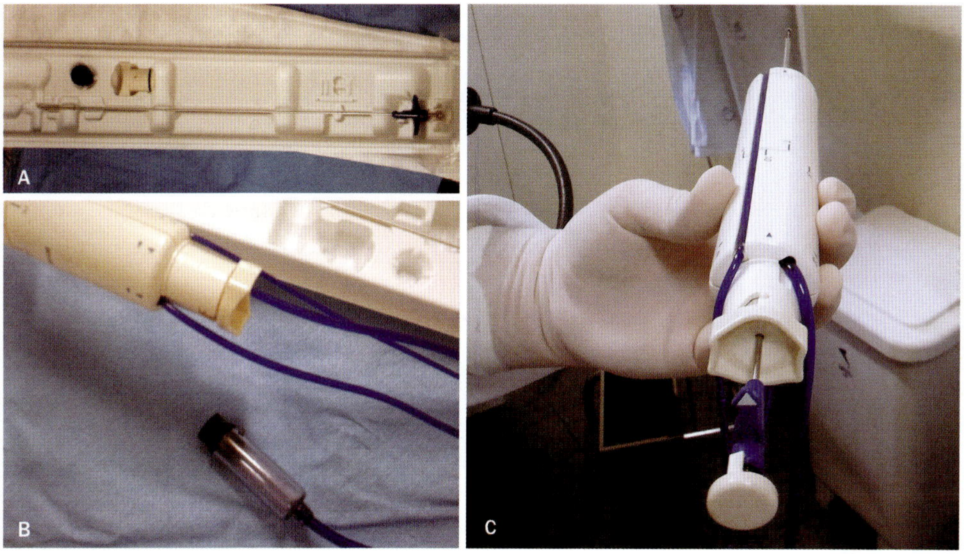

FIGURA 14 (**A**) Modelo de *kit* de clipagem com haste, guia e tampa do recipiente coletor. (**B**) Após tampar o recipiente deve-se acoplar a guia na parte posterior da agulha. (**C**) Insere-se completamente a haste de clipagem pela guia com a marcação na posição de 12h.

na cavidade para que ela possa receber o clipe. Caso seja optado pelo módulo de lavagem, deve-se desconectar o soro do sistema, para que o líquido da cavidade seja absorvido.

Ao clipar conferir os seguintes itens: agulha com chanfradura aberta (não pode estar no modo biópsia), agulha na posição Z = –9 e conferir se a abertura da agulha e a posição da seta da haste do clipe estão coincidentes.

A haste é introduzida até o final, quando se sente a resistência da ponta da agulha. Uma seta na haste indica a posição de clipagem. Esta seta deve coincidir com a chanfradura, também com a parte plana do cabo. A direção da clipagem deve ser voltada para o local biopsiado. Caso a biópsia tenha sido feita em 360º, a posição de 6 horas é a preferida, pois a gravidade ajuda a posicionar o clipe. Deve-se apertar o botão da haste até o final e soltá-lo. Após, roda-se a haste em 180º e depois a agulha também em 180º. Isto facilita a aderência do clipe à mama. Para garantir que o clipe não esteja aderido à agulha, pode-se recuar um pouco o Z e obter uma radiografia (Figura 15). Caso o clipe não esteja no local, deve-se reposicionar o Z e abrir um novo *kit* de clipagem. Pode-se também padronizar a posição de 12 horas da agulha, caso em que a seta da haste do clipe deverá ser posicionada para cima no momento da inserção do clipe. O importante é padronizar uma rotina em que a chanfradura aberta e a seta do posicionamento do clipe estejam coincidentes.

Caso a paciente já apresente clipes metálicos de biópsias anteriores ou que venha a realizar biópsias de diferentes lesões numa mesma mama, existem no mercado clipes de localização pós-biópsia de diferentes formatos, que ajudam a correlacionar de forma inequívoca cada região submetida à biópsia com o resultado histopatológico, assim faci-

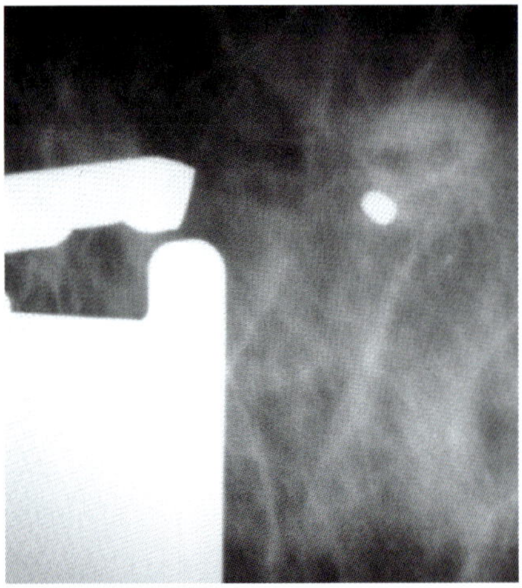

FIGURA 15 Clipe metálico adequadamente posicionado no sítio de biópsia. Nesta imagem, a agulha já foi recuada e está apenas se projetando na imagem.

litando futuros procedimentos cirúrgicos que possam ser necessários. É indicado que os formatos dos clipes sejam descritos no relatório da biópsia, para que fique documentado com exatidão cada lesão que foi amostrada e o clipe correspondente.

Por fim, deve-se descrever com detalhes a lesão biopsiada e o procedimento realizado. A paciente ainda será submetida à mamografia em craniocaudal e perfil com magnificações que servirá de parâmetro para futuras avaliações e procedimentos.

Caso o clipe tenha migrado, isto também deve ser descrito. Pode-se ainda sinalizar o local biopsiado na mamografia, imprimir ou enviar a imagem para o sistema PACS. Na maioria das vezes, a cavidade biopsiada contém ar e um pequeno hematoma, sendo facilmente identificada.

Realização de biópsia no mamógrafo digital

A realização de biópsias por estereotaxia no aparelho de mamografia digital segue o mesmo processo da mesa de biópsias. A posição da paciente será em decúbito lateral ou sentada. Nestes equipamentos denominados de estereotaxia *add-on*, não há calibração manual e a espessura da mama à compressão é automaticamente calculada. A marcação da lesão é feita ao se escolher o módulo de biópsia a vácuo no aparelho. Em geral, quando a lesão é muito profunda, o aparelho por medida de segurança impede a realização do procedimento. Da mesma forma que na mesa de biópsias, mamas com espessura menor que 22 mm não poderão realizar o procedimento.

Enquanto a mesa de biópsias informa o Z como a distância do Z = 0 à lesão, o aparelho de mamografia calcula a distância da placa do receptor à lesão. Por exemplo, numa mama com espessura de 50 mm, caso o Z da lesão seja 30, quer dizer que a lesão vai distar 30 mm da placa e 20 mm do compressor. Para calcular a localização da ponta da agulha após o disparo é necessário subtrair da distância da placa à lesão o comprimento do meio da chanfradura até a ponta da agulha. Entretanto, esse cálculo não é necessário, pois o aparelho automaticamente evita que biópsias sejam realizadas em lesões em que haja risco de impactação da agulha na placa do receptor. É necessário, contudo, conhecer cada aparelho antes da realização de qualquer procedimento, pois os padrões utilizados para a marcação numérica do eixo Z podem variar de acordo com o fabricante, assim como os mecanismos de segurança de cada equipamento.

Outros aparelhos de biópsia a vácuo

Atualmente existem diversos aparelhos de biópsia a vácuo disponíveis no mercado. Apesar de existirem diferenças de manuseamento e mecanismo, a metodologia dos aparelhos é semelhante.

Em alguns modelos de equipamento de mamotomia (Figura 16), os fragmentos são obtidos e acondicionados um por vez. A coleta do material também é realizada pelo método *biopsy*, direcionando a chanfradura para a posição do relógio desejada. É possível separar os fragmentos pelas horas do relógio e radiografá-los, o que pode ajudar na orientação da coleta de material adequado. Durante a retirada de cada fragmento, o médico deve estar

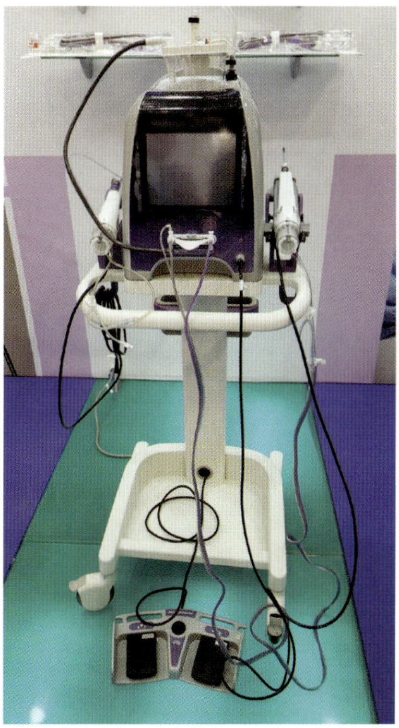

FIGURA 16 Modelo de mamótomo.

atento para que todo o fragmento seja coletado. Caso não venha material ou o fragmento seja pequeno, deve-se acionar o botão de limpeza do circuito, que ajudará a obter o material que possa ter ficado retido no trajeto. Usualmente, o calibre da agulha neste tipo de equipamento é 10 G. Para a colocação do clipe, segue a mesma regra de sempre conferir se a agulha está aberta e que a seta do marcador de inserção do clipe esteja coincidente com a abertura da sonda (chanfradura).

Assim como na agulha anteriormente descrita, é possível também a realização da biópsia com diferentes tamanhos da câmara da coleta dos fragmentos, dependendo da espessura da mama.

Para a clipagem eleva-se o Z para –6 e realiza-se a aspiração do conteúdo da cavidade. Insere-se então a haste do clipe no mesmo orifício pelo qual os fragmentos são obtidos. A posição radial de clipagem corresponde a uma marcação verde na base da haste, que deve coincidir com a chanfradura. Após girar a agulha 180º, retira-se o clipe e eleva-se o Z. A biópsia pode ser finalizada ao se comprovar a localização correta do clipe na imagem pós-biópsia.

Em outros modelos de mamótomo (Figura 17), os fragmentos são colhidos todos juntos em um mesmo compartimento, podendo ser realizada a coleta de material em diferentes horas do relógio. A agulha deve ser posicionada com o Z = 0 (ou Z= –5, se a agulha estiver aberta pela metade), com colocação do clipe sem reposicionamento da agulha no eixo Z. As agulhas podem ser usadas tanto por estereotaxia quanto por ultrassonografia e os calibres disponíveis neste tipo de equipamento são 12 G, 10 G e 7 G. (este último é o maior calibre disponível).

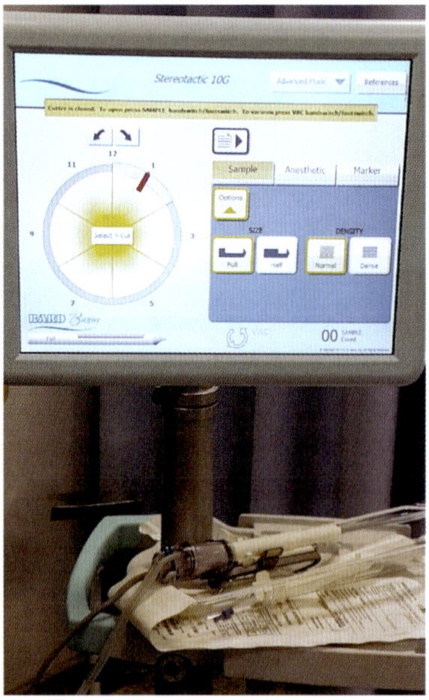

FIGURA 17 Modelo de mamótomo.

Biópsia de fragmento ou core

A biópsia de fragmento com agulha de *core* tem maior taxa de subestimação, mas também pode ser realizada, se a mamotomia não for possível. Os casos devem ser bem selecionados para reduzir a subestimação. Sugere-se utilizá-la preferencialmente nos casos com calcificações numerosas, naqueles em que não haverá necessidade de colocação de reparo metálico (clipe), pois haverá calcificações residuais.

Nesses casos, precisa-se marcar os diversos alvos, pois a coleta será realizada uma vez em cada local marcado, iniciando-se pelo mais central. A incisão na pele será no mais central. Para coleta nos demais, inserir o começo da agulha pelo mesmo orifício, usando o *target* central e em seguida levar para o próximo *target* utilizando os botões *next target* e *motor enable* antes de disparar a agulha.

O procedimento deve ser realizado da mesma forma que a mamotomia: deixar a agulha armada antes de zerar o Z. A cada coleta, acionar a agulha antes. Nesse procedimento também é utilizado uma guia estéril, que pode ser a mesma da mamotomia (Figura 18).

Os locais marcados na periferia do centro podem ser com diferenciais de até +5 ou –5, tanto para o X quanto para o Y, ou colocados manualmente seguindo a orientação do local em que as calcificações estão mais concentradas (Figura 19).

Pode-se realizar essa marcação dos múltiplos alvos (A a F) em 2 vezes, se desejar colher um número maior de fragmentos, como usualmente se faz na mamotomia. Isso é importante, pois a menor subestimação está relacionada a uma boa amostragem.

Ao se colocar os fragmentos para serem radiografados, é importante posicionar os fragmentos obtidos com a marcação da topografia, ou seja, a qual *target* pertenceu. Esse cuidado ajuda a perceber a localização das calcificações que estão sendo colhidas para orientar os novos alvos, caso o número de fragmentos com calcificações seja pequeno (Figura 20).

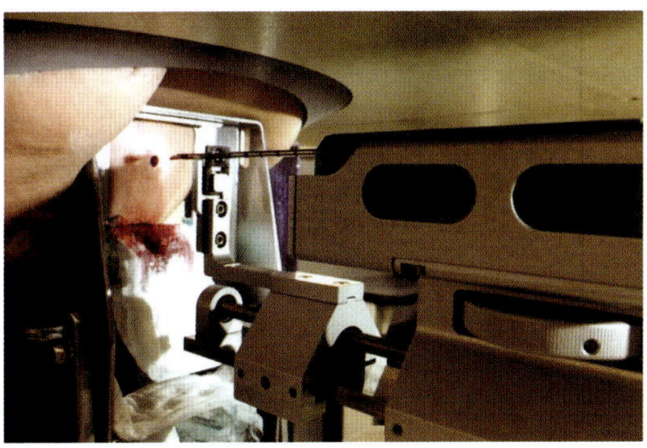

FIGURA 18 Agulha de biópsia por fragmento (*core*) e pistola acoplados na mesa de biópsia.

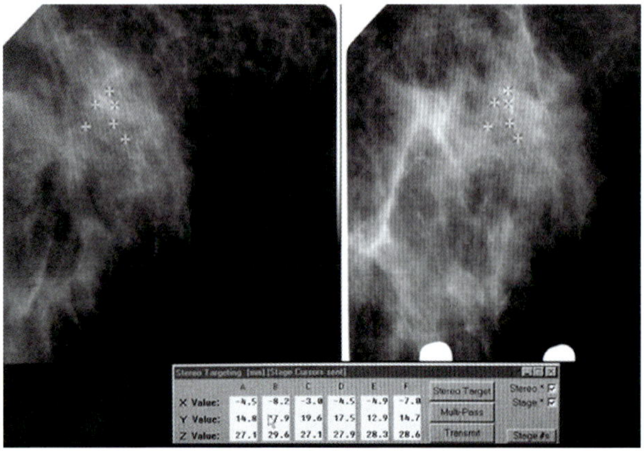

FIGURA 19 Marcação dos diversos alvos para a coleta de fragmentos.

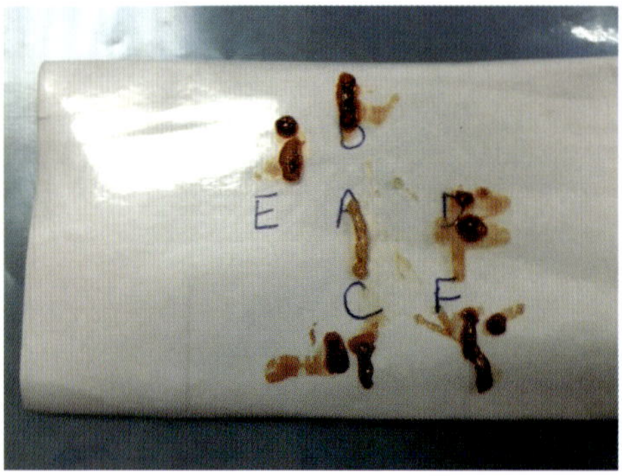

FIGURA 20 Fragmentos com marcação de cada alvo correspondente.

Avanços tecnológicos

Novas tecnologias têm sido desenvolvidas para procedimentos de biópsia por estereotaxia. Apesar de muitas delas estarem em fase experimental, alguns resultados promissores podem ser observados em estudos recentes. Dispositivos de excisão percutânea de lesões mamárias por radiofrequência demonstraram bons resultados. Esses equipamentos tem como finalidade a obtenção de uma amostra única, com retirada em bloco da lesão, o que reduz a possibilidade de subestimação, além de garantir a excisão por completo de lesões de alto risco. Têm como limitação, entretanto, a incapacidade de abordar lesões grandes e a necessidade de um maior volume anestésico durante o procedimento.

Um importante avanço tecnológico sobre as modalidades tradicionais de estereotaxia é a biópsia por tomossíntese. Esse novo método tem a capacidade de facilitar a visualização e a localização de determinadas lesões, além de reduzir o tempo de procedimentos de biópsia, e será discutido em um capítulo à parte.

Sugestões bibliográficas

1. Christou A, Koutoulidis V, Koulocheri D, Panourgias E, Nonni A, Zografos CG, Zografos GC. Role of one-pass breast lesion excision system in complete excision of high-risk breast lesions with atypia expressed as clusters of microcalcifications. Eur Radiol. 2019;29(6):3149-58.
2. Jackman RJ, Marzoni FA. Stereotactic histologic biopsy with patients prone: technical feasibility in 98% of mammographically detected lesions. AJR Am J Roentgenol. 2003;180(3):785-94.
3. Le-Petross HT, Hess KR, Knudtson JD, Lane DL, Moseley TW, Geiser WR, et al. Effect of Mammography on Marker Clip Migration After Stereotactic-Guided Core Needle Breast Biopsy. Curr Probl Diagn Radiol. 2017;46(6):410-4.
4. Nakano S, Imawari Y, Mibu A, Otsuka M, Oinuma T. Differentiating vacuum-assisted breast biopsy from core needle biopsy: Is it necessary? Br J Radiol. 2018;91(1092):20180250.
5. Patel A, Pain SJ, Britton P, Sinnatamby R, Warren R, Bobrow L, et al. Radioguided occult lesion localisation (ROLL) and sentinel node biopsy for impalpable invasive breast cancer. Eur J Surg Oncol. 2004;30(9):918-23.
6. Philpotts LE, Shaheen NA, Carter D, Lange RC, Lee CH. Comparison of rebiopsy rates after stereotactic core needle biopsy of the breast with 11-gauge vacuum suction probe versus 14-gauge needle and automatic gun. AJR Am J Roentgenol. 1999;172(3):683-7.
7. Sickles E, D'Orsi CJ, Bassett LW, et al. ACR BI-RADS® Mammography. In: ACR BI-RADS® Atlas, Breast Imaging Reporting and Data System. Reston, VA: American College of Radiology; 2013.
8. Tardioli S, Ballesio L, Gigli S, DI Pastena F, D'Orazi V, Giraldi G, et al. Wire-guided Localization in Non-palpable Breast Cancer: Results from Monocentric Experience. Anticancer Res. 2016;36(5):2423-7.
9. Waldherr C, Berclaz G, Altermatt HJ, Cerny P, Keller P, Dietz U, et al. Tomosynthesis-guided vacuum-assisted breast biopsy: A feasibility study. Eur Radiol. 2016;26(6):1582-9.
10. Weigel S, Decker T, Korsching E, Hungermann D, Böcker W, Heindel W. Calcifications in digital mammographic screening: improvement of early detection of invasive breast cancers? Radiology. 2010;255(3):738-45.

14

Biópsia guiada por tomossíntese

Flávio Spinola Castro
Paula de Camargo Moraes

Introdução

Métodos de orientação

Atualmente é possível realizar biópsias percutâneas orientadas por estereotaxia (mamografia e tomossíntese [*Digital Breast Tomosynthesis* – DBT]), ultrassonografia e ressonância magnética. O principal critério para escolha do método de orientação é a adequada visualização da lesão-alvo. Quando a lesão for visível em mais de um método de imagem, a escolha é feita sempre utilizando a seguinte ordem: ultrassonografia, estereotaxia e ressonância magnética.

Este capítulo discute os benefícios e desafios das biópsias guiadas por tomossíntese e revisa os passos relacionados ao procedimento.

Biópsia percutânea orientada por tomossíntese

Com o aumento do uso da DBT na prática clínica, lesões suspeitas, não calcificadas, identificadas apenas por este método estão sendo cada vez mais frequentemente encontradas.

O primeiro passo para adequada investigação desses achados é a realização de ultrassonografia direcionada. Nos casos em que é possível encontrar correlação, a biópsia deve ser orientada pela ultrassonografia, de maneira semelhante ao que ocorre com lesões suspeitas identificadas pela mamografia 2D.

Já nos casos em que nenhuma correlação ultrassonográfica for identificada, surge o questionamento de como melhor conduzir estas alterações. Isso porque quando a DBT começou a ser utilizada clinicamente, biópsia guiada por este método ainda não era disponível.

Anteriormente, estas lesões deveriam ser localizadas por agulhamento orientado por DBT, seguido por biópsia cirúrgica. Entretanto, biópsia excisional é mais invasiva e mais cara que a biópsia percutânea. Além de reduzir a capacidade de planejamento da abordagem cirúrgica e a neoadjuvância nos casos de lesões malignas.

O desenvolvimento da biópsia percutânea orientada por DBT permitiu a avaliação histológica das lesões suspeitas identificadas apenas por este método, sem que haja obrigatoriedade de intervenção cirúrgica posterior para os casos benignos. Abordagem geralmente preferida pelos pacientes, cirurgiões e radiologistas.

Benefícios da biópsia guiada por tomossíntese

Biópsia guiada por DBT já está disponível para uso clínico e deverá substituir a maioria dos sistemas de orientação de biópsia estereotáxica em médio prazo. Isto porque a biópsia orientada por DBT oferece algumas vantagens em relação ao sistema convencional e inclui melhor visibilização das lesões a serem biopsiadas, especialmente as lesões não calcificadas, como assimetrias, distorções e nódulos (Figura 1). Esta facilidade de identificação e a não necessidade de realização do par de imagens para localização do alvo torna o procedimento mais rápido e aumenta a segurança e a confiança da localização adequada do alvo.

Nos casos de sistemas de biópsia por DBT acoplados ao mamógrafo, a paciente pode ser posicionada tanto sentada (Figura 2) quanto em decúbito lateral (Figura 3). Essas

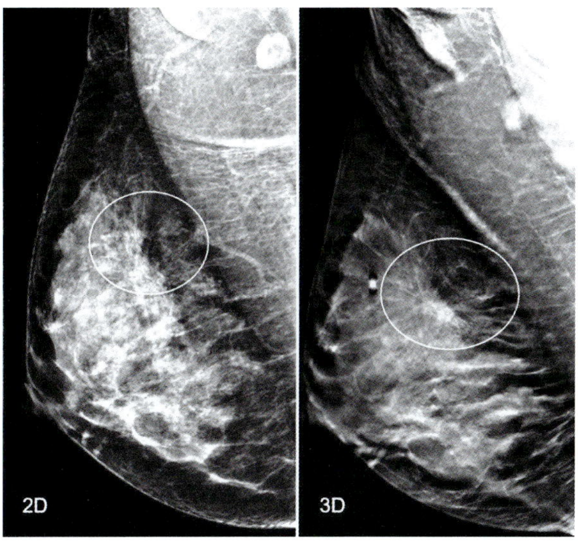

FIGURA 1 Incidência mediolateral oblíqua direita e corte de tomossíntese demonstrando a melhor identificação da distorção arquitetural no corte da tomossíntese. O mesmo ocorre quando se usa a tomossíntese para guiar o procedimento. Pela diminuição de sobreposição de estruturas, a localização das lesões não calcificadas é feita de maneira bastante acurada nas biópsias por tomossíntese.

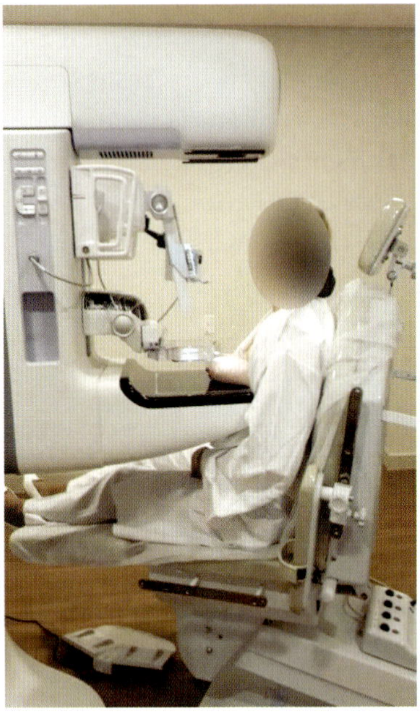

FIGURA 2 Aparelho de biópsia por tomossíntese acoplado ao mamógrafo. Posicionamento da mama em craniocaudal com a paciente sentada.

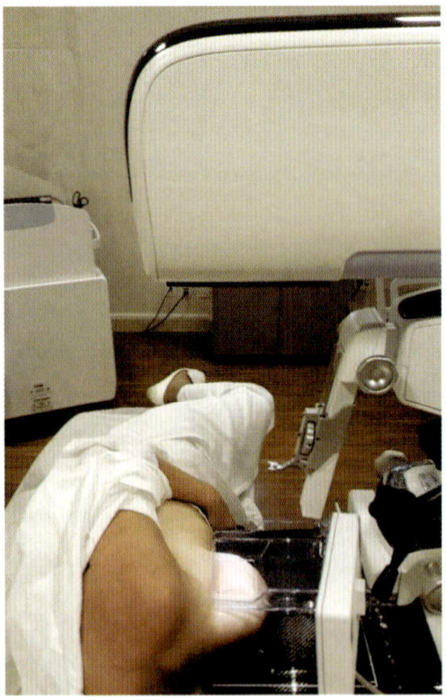

FIGURA 3 Aparelho de biópsia por tomossíntese acoplado ao mamógrafo. Posicionamento da mama em lateromedial com a paciente deitada em decúbito lateral. O decúbito lateral permite os acessos lateral, medial e inferior.

diferentes possibilidades permitem maior conforto às pacientes durante o exame, sobretudo para aquelas com dores nas costas, dificuldades respiratórias e limitações físicas que dificultam o decúbito ventral.

Além disso, é possível acessar regiões mais posteriores da mama e junto ao prolongamento axilar, que nos aparelhos de biópsia dedicada encontra dificuldade em posicionar por conta da espessura da mesa. Outra vantagem do sistema acoplado ao mamógrafo é a possibilidade de usar o aparelho para realizar exames mamográficos ao término do procedimento.

O sistema de orientação por DBT requer treinamento da equipe médica e técnica, mas, em geral, a transição é tranquila, sobretudo para quem já tem treinamento em biópsia estereotáxica convencional.

Como fazer biópsia orientada por tomossíntese

O procedimento orientado por DBT é muito semelhante à biópsia estereotáxica convencional. A principal diferença entre os dois é justamente a maneira de localização da lesão-alvo.

Primeiramente deve-se planejar o procedimento, determinando a via de acesso na mama. As opções de acesso são: craniocaudal, caudocranial, mediolateral e lateromedial e dependem da posição da lesão na mama.

Com a paciente adequadamente posicionada e a mama comprimida, realiza-se a incidência com DBT da área a ser biopsiada. Essa incidência substitui tanto a primeira incidência localizadora (*scout*) quanto o par angulado (15°) da estereotaxia convencional.

O cursor deve ser colocado sobre a lesão no corte de DBT que mais bem a identifique (Figura 4). Ao fazer isso, o aparelho já calcula todas as coordenadas (X, Y e Z) para realização do procedimento, demonstrando visualmente a posição da lesão na mama e em relação a abertura da agulha (Figura 5).

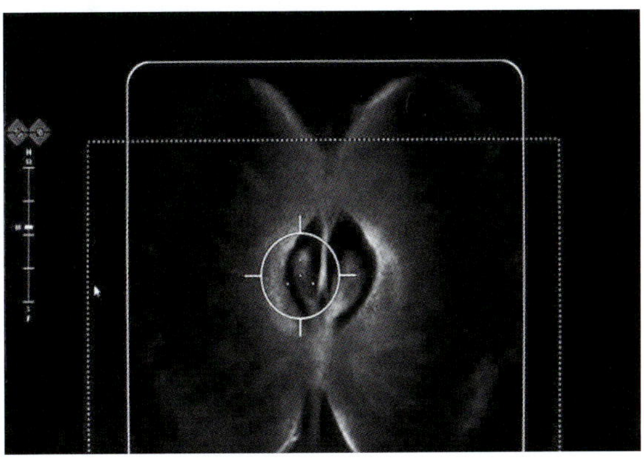

FIGURA 4 Posicionamento do cursor sobre o alvo no corte em que é melhor identificado. Nesse caso, o cursor foi posicionado sobre a semente de uma maçã, usada como *phantom* para treinamento. Notar como se pode ver claramente a semente no corte da tomossíntese.

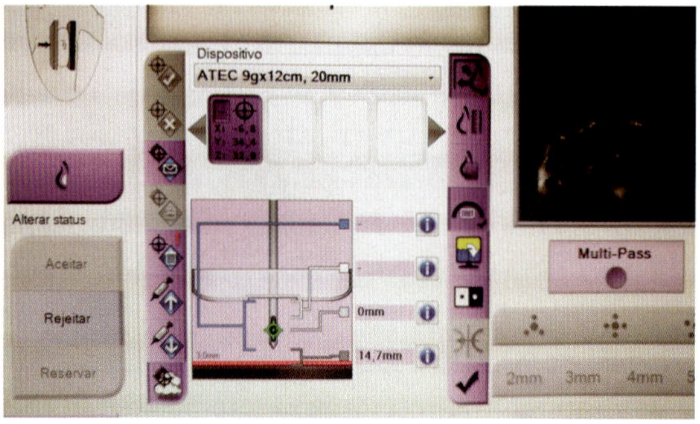

FIGURA 5 Após o posicionamento do cursor sobre o alvo, o aparelho fornece automaticamente as coordenadas X, Y e Z e ilustra a posição da lesão em relação à mama e à abertura da agulha.

Os passos seguintes são absolutamente iguais ao da estereotaxia convencional, incluindo a realização da amostragem (Figura 6A), radiografia dos fragmentos (Figura 6B) e colocação do clipe de marcação.

As radiografias pós-biópsia para confirmação da adequada posição do clipe podem ser feitas tanto com incidências 2D quanto 3D, a depender do tipo de lesão-alvo (Figura 7). As incidências com tomossíntese são superiores as 2D para as lesões não calcificadas, como distorções arquiteturais.

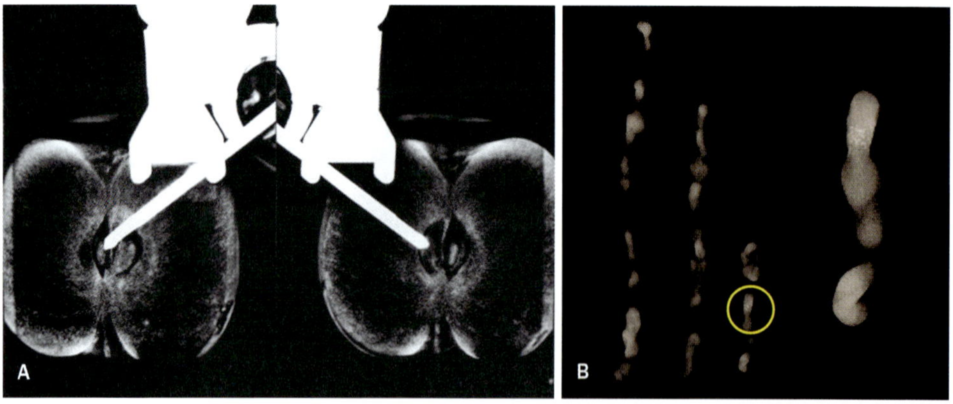

FIGURA 6 O procedimento por tomossíntese é muito semelhante ao procedimento estereotáxico 2D. A única diferença é a aquisição da imagem por tomossíntese para localização da lesão. (**A**) Podem ser observadas as imagens anguladas pré-disparo confirmando o posicionamento adequado da agulha (maçã usada como *phantom* para treinamento). (**B**) A radiografia dos fragmentos demonstrou a amostragem adequada das calcificações

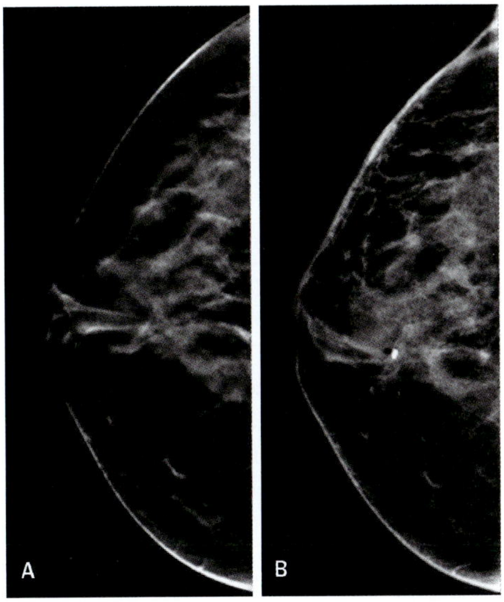

FIGURA 7 Mamografia para controle do clipe pode ser feita tanto com aquisição 2D quanto 3D. A mamografia 2D (**B**) demonstrou o posicionamento do clipe na topografia da distorção arquitetural (comparar com corte de tomossíntese pré-biópsia [**A**]). Os cortes de tomossíntese, não demonstrados, confirmaram a posição adequada do clipe.

Desafios das biópsias guiadas por tomossíntese

O principal desafio das biópsias guiadas por DBT é a adequada visualização do alvo com clareza, sem artefatos de movimentação, o que requer a colaboração da paciente e é especialmente presente neste tipo de aparelho, em razão da movimentação própria da aquisição das imagens por DBT.

Algumas pacientes podem apresentar reação vagal durante a realização do procedimento, sobretudo quando o acesso é feito com a paciente sentada. Conversa e esclarecimento do procedimento antes da realização, uso de vendas sobre os olhos e posicionamento em decúbito lateral minimizam o problema. Mas, em razão desta dificuldade, alguns fornecedores estão desenvolvendo mesas dedicadas de biópsia por DBT.

Calcificações sutis também podem ser difíceis de identificar por meio dos cortes de DBT. Nesses casos, as imagens para guiar o procedimento podem ser adquiridas pela técnica 2D convencional.

Conclusão

A biópsia guiada por DBT apresenta algumas vantagens em relação à técnica 2D tradicional, sobretudo em relação à rapidez e à segurança da identificação da lesão-alvo. Dentre as principais desvantagens podem ser citados: custo, artefatos de movimentação, reações vagais e dificuldade para identificar calcificações sutis. Entretanto, treinamento da equipe e entendimento da técnica de exame, permitem a transição tranquila para esta tecnologia.

Sugestões bibliográficas

1. Bahl M, Maunglay M, D'Alessandro HA, Lehman CD. Comparison of upright digital breast tomosynthesis-guided versus prone stereotactic vacuum-assisted breast biopsy. Radiology. 2019;290(2):298-304.
2. Omofoye TS, Martaindale S, Teichgraeber DC, Parikh JR. Implementation of upright digital breast tomosynthesis-guided stereotactic biopsy. Acad Radiol. 2017;24(11):1451-5.
3. Schrading S, Distelmaier M, Dirrichs T, Detering S, Brolund L, Strobel K, Kuhl CK. Digital breast tomosynthesis-guided vacuum-assisted breast biopsy: initial experiences and comparison with prone stereotactic vacuum-assisted biopsy. Radiology. 2015;274(3):654-62.
4. Shin K, Teichgraeber D, Martaindale S, Whitman GJ. Tomosynthesis-guided core biopsy of the breast: why and how to use it. J Clin Imaging Sci. 2018 31;8:28.

15

Procedimentos guiados por ultrassonografia

Érica Endo

Introdução

O objetivo dos procedimentos minimamente invasivos da mama é obter um diagnóstico de alta precisão como alternativa rápida, segura, com menor morbidade e mais econômica em relação à biópsia cirúrgica, além de dados robustos de sensibilidade e especificidade amplamente publicados, desde o primeiro relato da eficácia da biópsia percutânea por agulha grossa, conforme Parker et al., em 1993.

Além disso, o diagnóstico prévio de câncer antes de qualquer procedimento cirúrgico é considerado uma medida de qualidade pois, com a atualização dos critérios para estadiamento do câncer de mama (TNM), que inclui a imuno-histoquímica das lesões, a biópsia de fragmentos pode fornecer informações prognósticas histopatológicas que são cada vez mais importantes para ajudar os médicos a determinar as opções de tratamento, planejamento cirúrgico, oncológico, cosmético e minimizam o número de intervenções cirúrgicas, à medida que as terapias de câncer de mama se tornam mais direcionadas e personalizadas.

O conhecimento preciso dessas informações antes da cirurgia permite o melhor planejamento do tratamento e aconselhamento ao paciente, especialmente para aqueles submetidos à quimioterapia pré-operatória (neoadjuvante), nos quais o grau pode afetar a seleção e a duração da terapia.

Dentre os procedimentos intervencionistas das mamas, ainda estão incluídos, demarcação da lesão pré-quimioterapia neoadjuvante, marcação pré-cirúrgica da lesão, esvaziamento de cistos ou coleções. Nesse contexto, a ultrassonografia é o melhor método para orientar procedimentos intervencionistas da mama em razão das seguintes características:

- Não está associada a radiações ionizantes.
- Prático e ágil para todos procedimentos intervencionistas: punção aspirativa por agulha fina (PAAF), biópsia percutânea por agulha grossa (BPAG ou *core biopsy*),

biópsia de fragmentos a vácuo (BAV ou mamotomia), agulhamento pré-operatório, localização de lesão oculta por radiofármaco (*radioguided occult lesion localization* [ROLL]), localização de linfonodo-sentinela e da lesão oculta (*sentinel node and occult lesion localization* [SNOLL]), colocação de clipe pré-quimioterapia.
- Realizada em tempo real.
- Mais rápido.
- Mais confortável para o médico e para o paciente.
- Fácil acesso.
- Menor custo.

Controle de qualidade

A realização do exame deve ser feita por médico que possua treinamento em ultrassonografia e saiba correlacionar o exame com a mamografia, tenha realizado 20 procedimentos sob supervisão e 25 procedimentos por ano, é operador dependente e a visualização inequívoca da lesão é fator essencial para escolha desse método para orientar qualquer procedimento.

Antes do procedimento

O termo de consentimento informado deve ser assinado pelo paciente antes do exame e deve conter informações gerais sobre o procedimento e o risco.

Segundo diversos sistemas de gestão da qualidade, para realização de qualquer procedimento intervencionista, é obrigatória a presença de um acompanhante com mais de 18 anos.

As orientações para o paciente antes do procedimento devem incluir:

- Trazer todos os exames (filmes, imagens e laudos) já realizados e relacionados à mama (mamografia, ultrassonografia, ressonância magnética, biópsias pregressas e resultados da patologia) que indicaram a razão do procedimento nos diferentes métodos de imagem para avaliação e definição do melhor tipo de procedimento e a via de acesso.
- Realizar higiene corporal e não utilizar desodorante ou cremes.
- Não é necessário jejum, pelo contrário, deverá se alimentar habitualmente.
- Não deixar de tomar os medicamentos de uso contínuo (remédios para pressão, colesterol, antidepressivos etc., exceto anticoagulantes/antiagregantes – descritos a seguir).
- Caso a paciente faça uso de antiagregantes plaquetários, que requeiram suspensão (vide capítulo 18), deverá retirar a carta de encaminhamento com as justificativas

do procedimento (biópsia) e procurar o médico para que ele interrompa o medicamento anticoagulante, de acordo com a condição clínica.

Questionário de comorbidades e contraindicações

Não há contraindicações absolutas, no entanto, existem as relativas para realização dos exames, sendo assim, os benefícios e riscos relativos dos procedimentos devem ser avaliados cuidadosamente.

É necessário realizar um questionário pré-procedimento, que também deve ser assinado, com a finalidade de descobrir alguma doença ou utilização de algum medicamento que aumente a chance de sangramento exagerado ou infecção decorrente da biópsia.

O questionário é sigiloso e caso o paciente responda "sim" para alguma destas doenças, as contraindicações relativas devem ser abordadas e corrigidas ou controladas antes do procedimento, quando viável. (Vide capítulo 18).

Atenção especial deve ser dada quando o paciente possui:

- Incapacidade de cooperar ou estar posicionado para o procedimento.
- Coagulopatia significativa que não possa ser adequadamente corrigida.
- Problemas de função hepática.
- Utilização de anticoagulantes.
- História de trombose.
- Transplante de órgãos.
- Sangramentos espontâneos.
- Diabete.
- Doenças reumáticas.
- Hipertensão arterial.
- Alergias (caso haja alergia à lidocaína, a bupivacaína pode ser uma opção).
- Utilização de algum medicamento recente.
- Utilização de ácido acetilsalicílico, Bufferin, Ginkgo Biloba, varfarina etc.

Após o procedimento

- A paciente poderá permanecer em observação/repouso por algumas horas dentro do hospital.
- Pode ser necessário repouso de atividades físicas e laborais, a critério do médico que realizou o procedimento.
- Não é aconselhado dirigir após o procedimento a fim de evitar sangramentos espontâneos.

O procedimento

A checagem do nome do paciente, tipo de procedimento, alergias, a mama a ser abordada, o material disponível, identificação dos aspectos da lesão que possam dificultar a biópsia, análise de todos os exames e definição da estratégia reduzem o tempo do procedimento e fazem parte do protocolo de segurança antes de iniciar o exame.

No sistema de gestão da qualidade, a conferência dos dados deve ser sempre realizada e afixada como quadro na parede da sala de procedimento (Figura 1)

Materiais básicos para realização de procedimentos intervencionistas das mamas

- Mesa suporte, de preferência com rodinhas.
- Depósito de materiais perfurocortantes.
- Etiquetas para identificação do material coletado.
- Campo estéril ou compressas estéreis.
- Luvas estéreis com vários números.
- Luvas de procedimento.
- Gazes estéreis (vários pacotes).
- Clorexidina (degermante).
- Álcool.
- Pinça Cheron (opcional).
- Cuba.
- Agulhas para insulina, de 21 G (30 x 7 mm ou 40 x 8 mm) e 18 G (40 x 12 mm).
- Seringas 5, 10 e 20 cc.

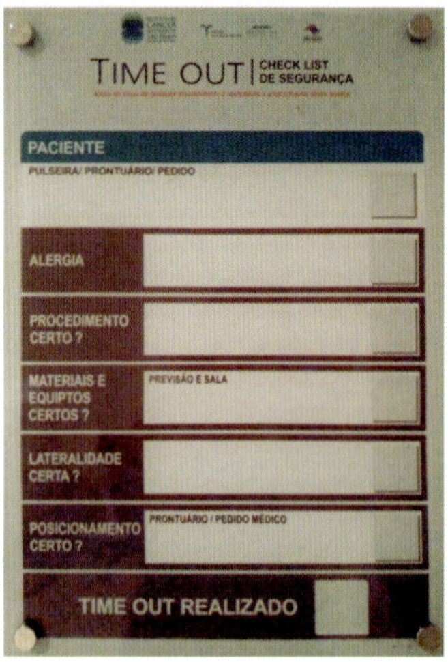

FIGURA 1 Modelo de tabela de segurança para conferência e segurança de paciente.

- Lidocaína sem e com vasoconstritor (o vasoconstritor para diminuir o sangramento é opcional, deve ser aplicado na anestesia profunda e não deve ser aplicado na pele pelo risco de necrose local).
- Material para curativo: micropore, atadura etc.
- Gelo.

Verifique o resumo dos materiais necessários para os procedimentos mamários (Tabela 1 e Figura 2). A documentação apropriada também é uma etapa essencial para segurança do paciente e do médico, pois é a prova inconteste de que o procedimento foi realizado de maneira adequada, comprovando que não houve imperícia, imprudência ou negligência.

TABELA 1 Material para procedimentos mamários

BPAG (*core biopsy*) Figura 2A	PAAF e drenagem de coleção (Figura 2B)	Marcação pré-cirúrgica
Pistola automática ou semiautomática Agulhas de 12 ou 14 G Lâminas de bisturi Frasco com formol para conservação dos fragmentos Boneco com gaze por dentro da luva	Agulhas de 21 G (30 x 7 ou 40 x 8 mm) Agulhas de 18 G (40 x 12 mm) Seringa de 10 e 20 cc Jelco 14 Manete (citoaspirador)	Agulhas de 21 G (30 x 7 ou 40 x 8 mm) Agulhas de 18 G (40 x 12 mm) Seringa de 10 e 20 cc

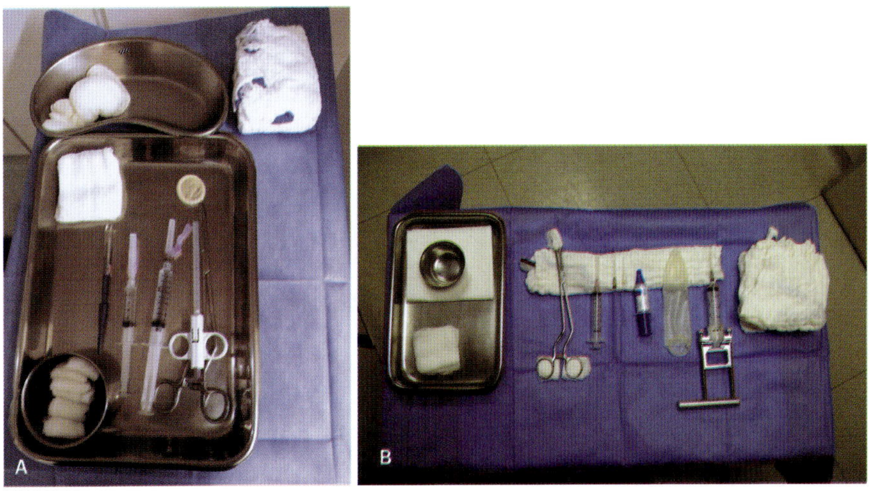

FIGURA 2 (**A**) Material para BPAG com TRU-CUT. Bandeja composta com preservativo, gazes para limpeza, anestésicos com e sem vasoconstritor, bisturi, pinça Cheron, Tru-cut, cuba com boneco com gaze por dentro, compressas; (**B**) material para realizar PAAF. Mesa composta com preservativo, gazes para limpeza, anestésico sem vasoconstritor (opcional), compressas, manete com seringa e agulha.

Basicamente, deve conter a lesão a ser abordada, o procedimento sendo realizado e em alguns casos, a imagem pós-procedimento.

O laudo final deve ser liberado apenas após a correlação de imagem com o resultado cito/anatomopatológico do exame, pois é responsabilidade do radiologista avaliar se a lesão biopsiada é concordante, discordante ou se é uma lesão concordante que possa ser subestimada. Em casos de dúvidas, deve considerada a análise interdisciplinar com o patologista.

A acurácia dos procedimentos vai depender da técnica adequada, manejo pós-biópsia e correlação dos achados cito/anatomopatológicos com a imagem radiológica.

É importante lembrar que rotinas evitam erros!

Técnica do exame

O posicionamento do paciente deve levar em conta a via de acesso e os aspectos ergonômicos para que o médico realize o de forma adequada (Figura 3).

O princípio básico e fundamental para realização dos procedimentos orientados por ultrassonografia é o paralelismo entre o transdutor e a agulha.

O transdutor preferencialmente deve ser perpendicular ao solo (Figura 4). Deve-se evitar a angulação lateral do transdutor para avaliação da relação entre a lesão e a agulha. A agulha é que deve procurar o paralelismo e deve ser conduzida em movimentos horizontais.

O botão anestésico deve ser aplicado a cerca de 1 cm do início do transdutor (Figura 5). A identificação do botão anestésico na pele confirma o local de anestesia e garante um procedimento indolor, tendo em vista que a inervação da mama é basicamente cutânea, especialmente próxima à papila. A sensação de movimentação da agulha na mama não pode ser evitada.

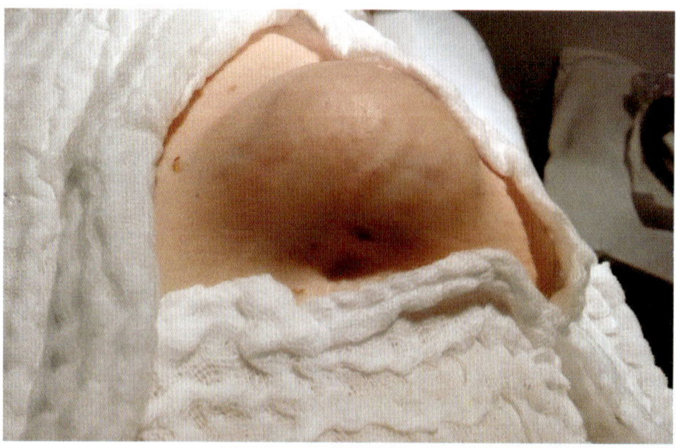

FIGURA 3 Posicionamento do paciente para realização de procedimentos da mama com compressas isolando o campo.

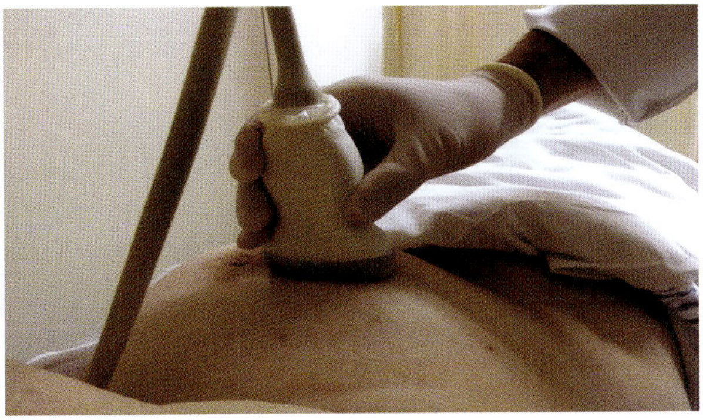

FIGURA 4 Posicionamento do transdutor perpendicular ao solo.

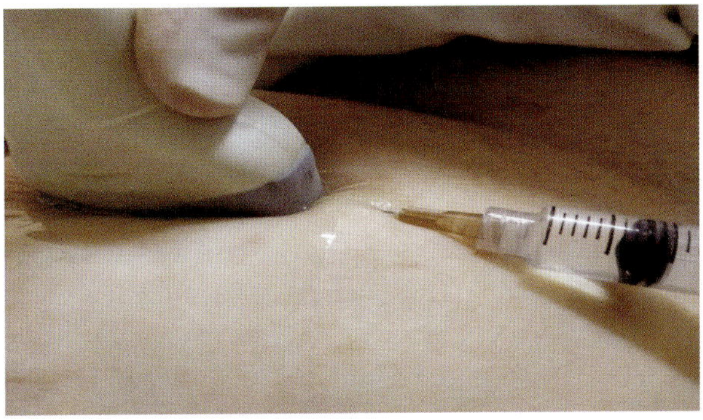

FIGURA 5 A distância entre a agulha e o início do transdutor para aplicação do botão anestésico deve ser de cerca de 1 cm, que corresponde a 1 dedo, o botão anestésico pode ser aplicado com a agulha de insulina.

Punção aspirativa por agulha fina

A punção aspirativa por agulha fina (PAAF) consiste basicamente em aspiração de células em lesões sólidas ou conteúdo líquido em cistos.

Geralmente indicadas para punções de alívio, drenagem de coleções, estudo citológico de linfonodos axilares, supra e infraclaviculares e da cadeia mamária interna.

Podem ser consideradas para pacientes jovens (com menos de 30 anos) com lesões provavelmente benignas pela intensa quantidade de células, porém desaconselhadas para pacientes com idade superior aos 40 anos com ACR BI-RADS 4/5.

As complicações são raras, porém um viés do exame é a taxa de material insuficiente e a taxa de falso-negativo se aproximando de 30%.

Na técnica de exame, em razão do menor tamanho da agulha, a regra do paralelismo entre o transdutor e a agulha permanece, porém, uma angulação anteroposterior pode auxiliar na visualização da agulha (Figura 6).

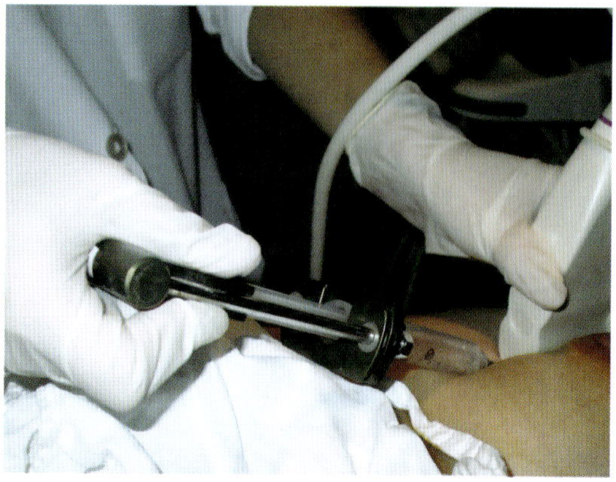

FIGURA 6 O transdutor deve sempre ficar paralelo à agulha.

A documentação básica consiste na lesão pré-procedimento, da agulha e/ou cateter no interior da coleção, coleção residual ou ausência da mesma (Figura 7).

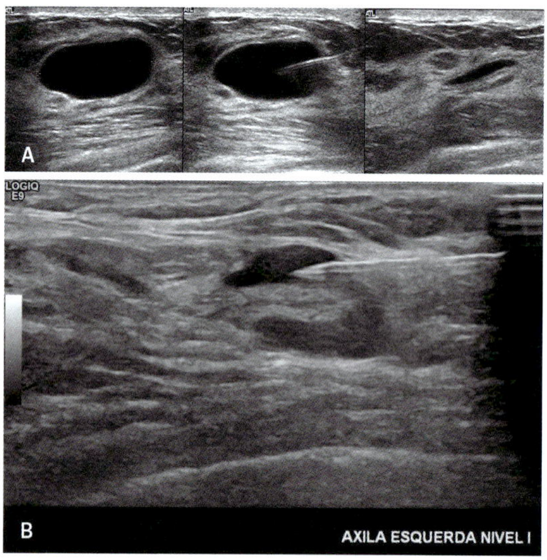

FIGURA 7 (**A**) Documentação básica da aspiração de cisto simples demonstrando a identificação da lesão a ser submetida à PAAF, a agulha no interior e a imagem pós-aspiração; (**B**) documentação correta da agulha na PAAF de linfonodo na axila.

Drenagem de coleção

As drenagens das coleções podem ser realizadas para alívio ou para diagnóstico. A escolha das agulhas vai depender do volume da coleção e do conteúdo.

O jelco 14 G é o mais indicado para pacientes com coleções de maior volume e naquelas que possuem próteses mamárias, pois possui agulha com bisel que facilita a punção, cateter radiopaco e flexível (Figura 8), que assegura perfeita visualização à ultrassonografia e segurança para pacientes com próteses mamárias.

A técnica de exame é semelhante à da PAAF. A manobra manual empurrando a coleção em direção ao local da punção também pode ser utilizada.

A documentação básica consiste na coleção pré-procedimento, da agulha e/ou cateter no interior da coleção, coleção residual ou ausência (Figura 9).

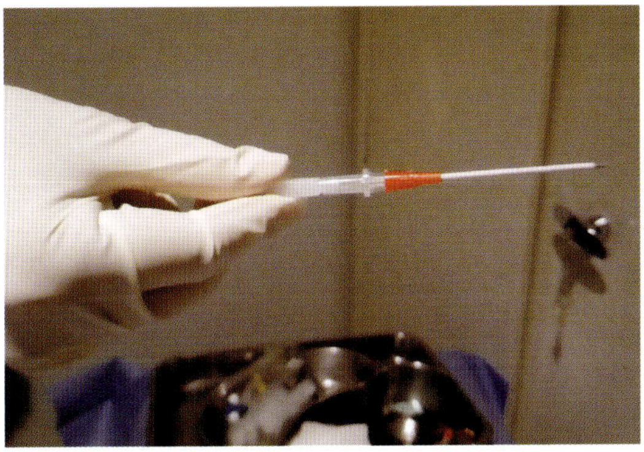

FIGURA 8 Cateter de jelco 14 para drenagem de coleções de maior volume, especialmente coleções associadas a próteses/implantes mamários.

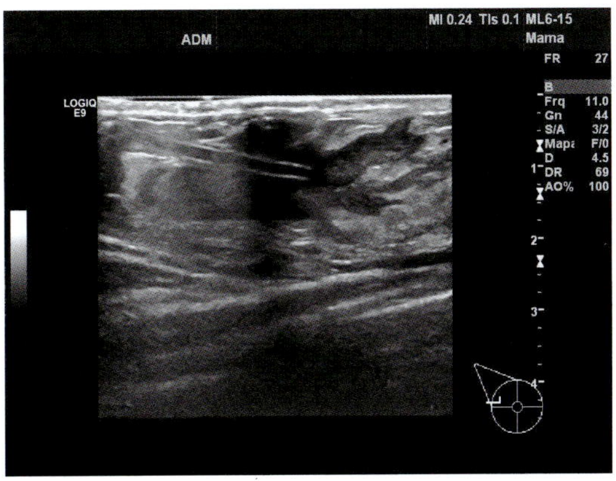

FIGURA 9 Documentação ultrassonográfica do cateter no interior da coleção.

Biópsia percutânea de fragmentos por agulha grossa com pistola automática (BPAG ou *core biopsy*) ou assistida a vácuo (BAV ou mamotomia)

As biópsias de fragmentos são superiores à PAAF para todas as lesões mamárias, pela sensibilidade, especificidade na caracterização histológica e imuno-histoquímica das lesões.

São indicadas para nódulos sólidos ou complexos sólido-císticos ACR BI-RADS 4 ou 5 para confirmar o diagnóstico ou guiar o tratamento definitivo, casos especiais de lesões ACR BI-RADS 3, em que o intervalo curto de seguimento pode ser difícil ou deve ser evitado, como para pacientes com câncer sincrônico ou que serão submetidos a transplantes etc., achados de *second look* mamográfico ou de ressonância magnética, rebiópsia em casos em que os resultados iniciais foram considerados discordantes ou subestimados quando correlacionados com os achados de imagem ou em casos de citologia atípica, suspeita ou não diagnóstica.

A BAV orientada por ultrassonografia é frequentemente utilizada em casos de incompatibilidade entre os relatórios de imagem e o diagnóstico histológico após uma biópsia percutânea por agulha grossa, calcificações identificáveis à ultrassonografia, lesões mamárias muito pequenas (< 5 mm), lesões complexo sólido-císticas predominantemente císticas menores que 1,5 cm, para uma biópsia representativa.

A BAV com fins terapêuticos e para retirada de resíduos de lesões previamente biopsiadas, como papilomas, também tem sido relatada em estudos recentes.

Além da documentação prévia da lesão que será submetida ao procedimento e as imagens registradas da BPAG devem contemplar:

- Uma imagem da relação da agulha da área a ser biopsiada.
- A agulha transfixando a lesão no sentido longitudinal em todos os disparos realizados.
- A agulha transfixando a lesão no sentido transversal, provando que a agulha está dentro da lesão em todos os disparos realizados.

O rigor na documentação do procedimento se deve a variabilidade de médicos que fazem a leitura das lâminas, citoaspirado ou dos fragmentos. Tendo em vista que, segundo a literatura, o número de fragmentos necessários para um diagnóstico anatomopatológico e de imuno-histoquímica adequado deve ser de 4 ou 5 fragmentos que afundem a prova de que todo procedimento foi realizado de forma adequada é fundamental para sua defesa, frente a alguma discordância anatomopatológica ou em casos judiciais.

Na documentação do BAV, o registro da agulha com a fenestra sob ou no interior da lesão, com a agulha aberta e fechada também são importantes para comprovação da realização de um exame adequado (Figura 10). A radiografia para comprovação da localização do clipe é mandatória para controle.

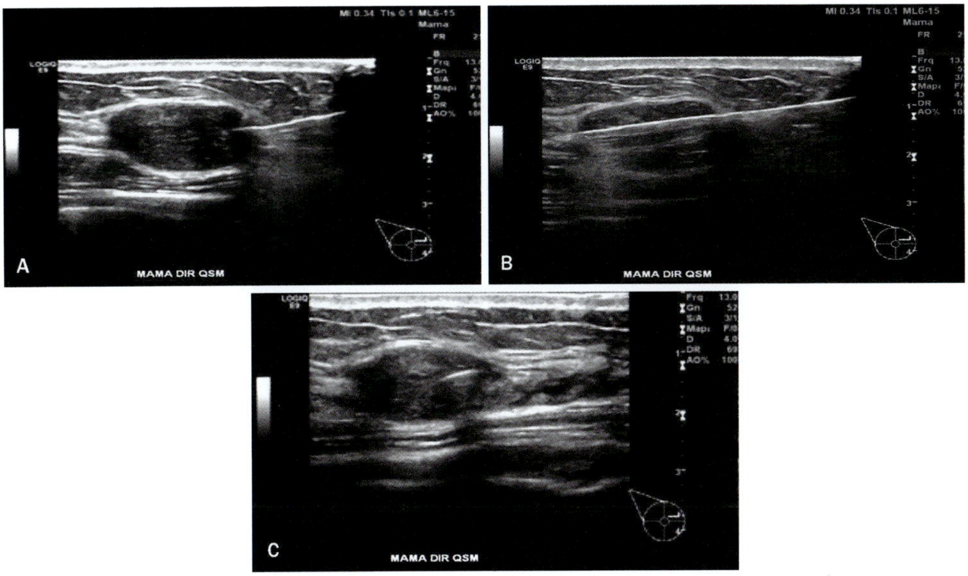

FIGURA 10 (**A**) Documentação da agulha pré-disparo; (**B**) documentação da agulha pós-disparo no eixo longitudinal. É importante mostrar a agulha inteira e a extremidade distal da agulha, demonstrando que não há comprometimento da pele nem da musculatura peitoral; (**C**) documentação da agulha demonstrando que se encontra no interior.

Demarcação de lesão pré-quimioterapia

A quimioterapia neoadjuvante (NAC) evoluiu em seu papel na terapia do câncer de mama inoperável e operável.

Atualmente, com o avanço dos novos agentes quimioterápicos, não raro, depara-se com a resposta completa das lesões malignas à quimioterapia impossibilitando a visibilização do tumor por todos os métodos de imagem.

Ao colocar um marcador radiopaco antes que a lesão se torne não identificável, pode-se localizar com confiança o leito do tumor na cirurgia.

A técnica de exame é a mesma para todos os exames, com anestesia local e colocação do clipe, preferencialmente no centro da lesão. É importante ter em mente que ao soltar o clipe, a ponta da agulha tem de ficar um pouco aquém do centro, pois ao disparar, o clipe vai além da cânula.

A documentação do exame, tanto na ultrassonografia como na mamografia, é fundamental para a comprovação de um procedimento adequado e deve contemplar a agulha no interior da lesão, o clipe no interior da lesão na ultrassonografia e mamografias em craniocaudal e perfil para melhor avaliação da relação do clipe na lesão (Figuras 11 e 12).

Caso o clipe não fique no centro da lesão, convém relatar a relação, referindo-se se está junto ao bordo superior, inferior, lateral ou medial da lesão.

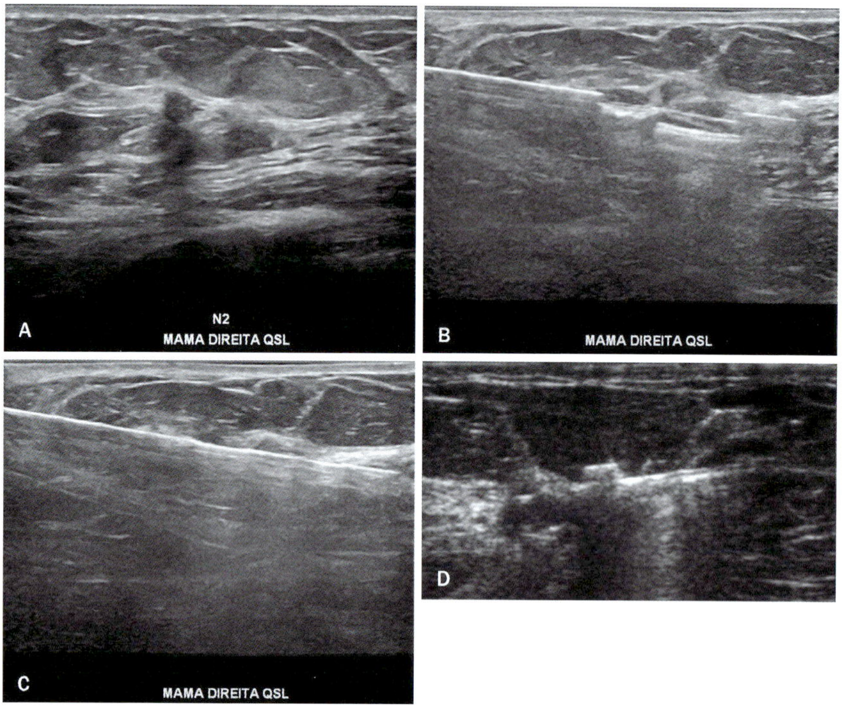

FIGURA 11 (**A**) Nódulo sólido, hipoecogênico, redondo, indistinto, orientação não paralela. Documentação pré-procedimento; (**B**) documentação da agulha aberta, comprovando que a agulha está no meio da fenestra; (**C**) documentação da agulha fechada, cobrindo a lesão; (**D**) registro da colocação do clipe pós-procedimento.

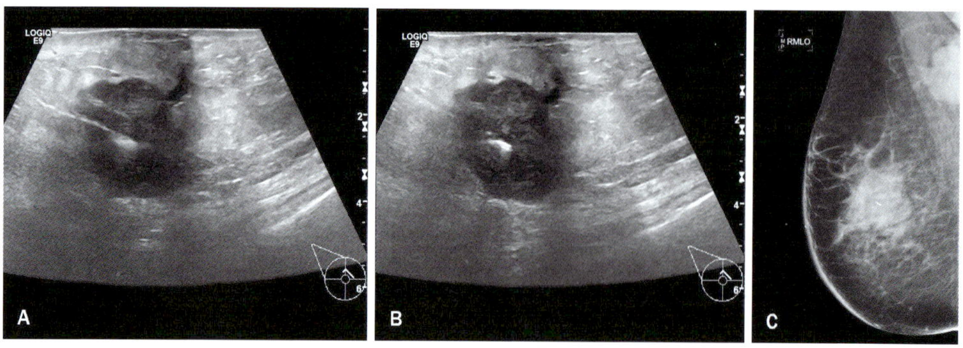

FIGURA 12 (**A**) Documentação da demarcação do clipe com a agulha; (**B**) com o clipe e (**C**) mamografia para controle.

Marcações pré-operatórias

As marcações pré-operatórias (agulhamento, ROLL, SNOLL, semente radioativa) são realizadas para auxiliar o cirurgião a realizar uma ressecção cirúrgica completa e eficaz para lesões não palpáveis, de forma segura, permitindo a retirada de volume mínimo de tecido, com menor morbidade e melhor resultado estético. Ela pode ser realizada com agulha apropriada.

Agulhamento

O método de localização pré-operatória mais comumente utilizado, mais acessível e mais barato em nosso meio é a inserção de fios sob orientação mamográfica, ultrassonográfica ou ainda por ressonância magnética. O uso de marcadores de fios facilita a excisão da lesão, diminui o tempo operatório e envolve a excisão de um volume menor de tecido.

A técnica de exame é semelhante aos outros procedimentos, mas alguns detalhes são importantes na realização e incluem visualização e documentação da agulha ultrapassando a lesão, e o fio colocado no interior, a distância entre a ponta do fio e a lesão e a marcação da pele da lesão agulhada. Após o procedimento, são realizadas radiografias comprovando a relação do fio, lesão e papila (Figura 13).

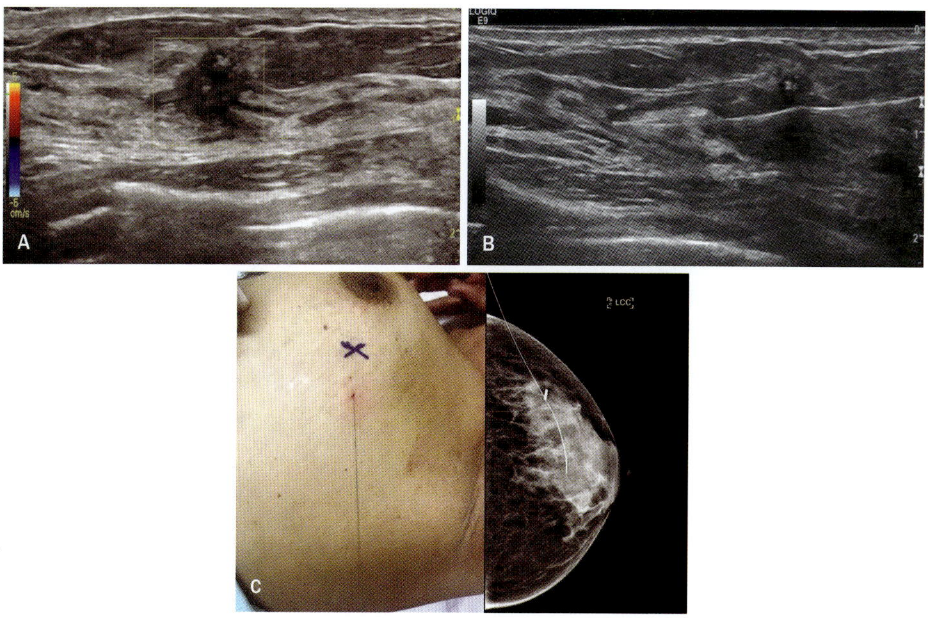

FIGURA 13 Documentação de agulhamento. (**A**) Nódulo irregular indistinto hipoecogênico associado a imagem de clipe no seu interior representado por linha ecogênica no centro; (**B**) após o agulhamento com o fio atravessando o nódulo; (**C**) imagem do fio exposto e a imagem de mamografia documentando a passagem do fio – o nódulo em si está obscurecido pelo parênquima.

SNOLL e ROLL

SNOLL é uma alternativa à localização guiada por fios para orientar a excisão cirúrgica do câncer de mama não palpável e permite ainda a localização do linfonodo-sentinela.

ROLL também é uma alternativa à localização guiada por fios para orientar a excisão cirúrgica de lesões não palpáveis e a diferença para o SNOLL é o radiofármaco utilizado, neste caso um macroagregado, que fica retido no local da injeção, direciona de forma precisa a biópsia excisional, porém não migra para o linfonodo-sentinela.

A técnica de procedimento do SNOLL e ROLL é semelhante à da PAAF.

Entretanto, no ROLL (Figura 14), a injeção do macroagregado deve ser no interior da lesão e do SNOLL (Figura 15) na periferia, tanto para marcar a lesão e permitir que haja migração para o linfonodo-sentinela.

Dentre os cuidados pós-procedimento, aplicar pressão no local para não extravasar, massagem por 5 minutos e encaminhar para medicina nuclear.

A documentação dos procedimentos deve incluir a lesão a ser abordada e o registro do procedimento, que deve contemplar a relação da agulha com a lesão e após a injeção do radiofármaco.

O conhecimento das indicações, cuidados, técnica dos procedimentos intervencionistas e documentação são fundamentais para melhor abordagem das lesões.

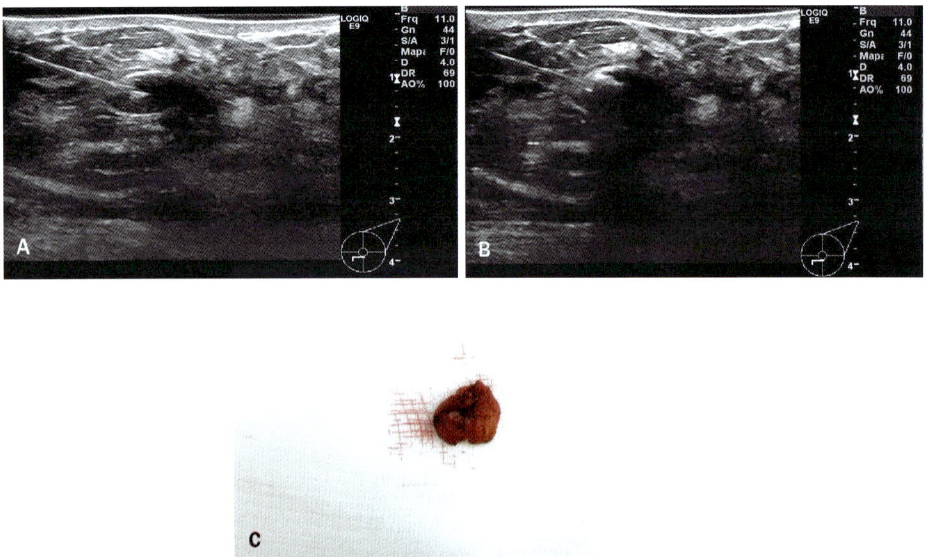

FIGURA 14 (A) Documentação do ROLL, incluindo a agulha dentro da lesão; (B) após a injeção do radiofármaco é possível identificar um material hiperecogênico no interior do nódulo; (C) com retirada posterior da peça.

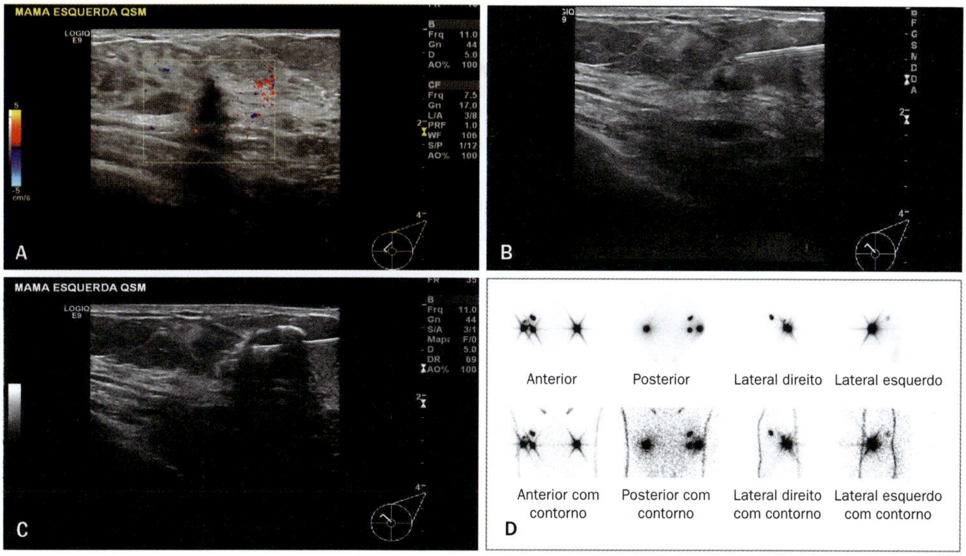

FIGURA 15 (**A**) Documentação do seriada do SNOLL, incluindo o nódulo hipoecogênico, irregular, espiculado, orientação não paralela, com diagnóstico de carcinoma ductal invasivo; (**B**) a documentação demonstra a agulha na periferia com a lesão; (**C**) o radiofármaco hiperecogênico englobando a lesão; (**D**) a avaliação da cintilografia identificando o nódulo com o linfonodo-sentinela é realizada após o procedimento.

Sugestões bibliográficas

1. Bick, U., Trimboli, R.M., Athanasiou, A. *et al.* Image-guided breast biopsy and localisation: recommendations for information to women and referring physicians by the European Society of Breast Imaging. *Insights Imaging* 11, 12 (2020). https://doi.org/10.1186/s13244-019-0803-x
2. Abe H, Schmidt RA, Sennett CA, Shimauchi A, Newstead GM. US-guided core needle biopsy of axillary lymph nodes in patients with breast cancer: Why and how to do it. Radiographics. 2007;27(Suppl 1):S91-9.
3. ACR Practice Guideline for the Performance of Ultrasound- Guided Percutaneous Breast Interventional Procedures. Am Coll Radiol. 2021; Disponível em: https://www.acr.org/-/media/ACR/Files/Practice-Parameters/US-Breast.pdf; acessado em 4 de outubro de 2021.
4. Brancato B, Crocetti E, Bianchi S, Catarzi S, Risso GG, Bulgaresi P, et al. Accuracy of needle biopsy of breast lesions visible on ultrasound: Audit of fine needle versus core needle biopsy in 3233 consecutive samplings with ascertained outcomes. Breast. 2012;21(4):449-54.
5. Bruening W, Fontanarosa J, Tipton K, Treadwell JR, Launders J, Schoelles K. Systematic review: Comparative effectiveness of core-needle and open surgical biopsy to diagnose breast lesions. Ann Intern Med. 2010;152(4):238-46.
6. Cassano E, Urban LABD, Pizzamiglio M, Abbate F, Maisonneuve P, Renne G, et al. Ultrasound-guided vacuum-assisted core breast biopsy: Experience with 406 cases. Breast Cancer Res Treat. 2007;102(1):103-10.
7. Cho N, Moon WK, Cha JH, Kim SM, Kim SJ, Lee SH, et al. Sonographically guided core biopsy of the breast: comparison of 14-gauge automated gun and 11-gauge directional vacuum-assisted biopsy methods. Korean J Radiol. 2005;6(2):102-9.

8. Davidson JC, Rahim S, Hanks SE, Patel IJ, Tam AL, Walker TG, et al. Society of Interventional Radiology Consensus Guidelines for the Periprocedural Management of Thrombotic and Bleeding Risk in Patients Undergoing Percutaneous Image-Guided Interventions—Part I: Review of Anticoagulation Agents and Clinical Considerations: Endorsed by the Canadian Association for Interventional Radiology and the Cardiovascular and Interventional Radiological Society of Europe. J Vasc Interv Radiol. 2019;30(8):1155-67.
9. Fishman JE, Milikowski C, Ramsinghani R, Velasquez MV, Aviram G. US-guided core-needle biopsy of the breast: How many specimens are necessary? Radiology. 2003;226(3):779-82.
10. Harvey JA, Moran RE. US-guided core needle biopsy of the breast: technique and pitfalls. Radiographics. 1998;18(4):867-77.
11. Holmes DR, Silverstein MJ. A minimally invasive breast biopsy clinic: an innovative way to teach breast fellows how to perform breast ultrasound and ultrasound-guided breast procedures. Am J Surg. 2006;192(4):439-43.
12. Youk JH, Kim EK, Kim MJ, Lee JY, Oh KK. Missed breast cancers at us-guided core needle biopsy: How to reduce them. Radiographics. 2007;27(1):79-94.
13. Liberman L. Clinical management issues in percutaneous core breast biopsy. Radiol Clin North Am. 2000;38(4):791-807.
14. Liberman L. Percutaneous image-guided core breast biopsy. Radiologic Clinics of North America. 2002;40(3):483-500.
15. Liberman L, Feng TL, Dershaw DD, Morris EA, Abramson AF. US-guided core breast biopsy: Use and cost-effectiveness. Radiology. 1998;208(3):717-23.
16. Lui CY, Lam HS. Review of ultrasound-guided vacuum-assisted breast biopsy: techniques and applications. J Med Ultrasound 2010;18(1):1–10.
17. Nakano S, Sakamoto H, Ohtsuka M, Mibu A, Sakata H, Yamamoto M. Evaluation and indications of ultrasound-guided vacuum-assisted core needle breast biopsy. Breast Cancer. 2007;14(3):292-6.
18. O'Flynn EAM, Wilson ARM, Michell MJ. Image-guided breast biopsy: state-of-the-art. Clinical Radiology. 2010;65(4):259-70.
19. Park HL, Kim LS. The current role of vacuum assisted breast biopsy system in breast disease. J Breast Cancer. 2011;14(1):1-7.
20. Parker SH, Klaus AJ, Mc Wey PJ, Schilling KJ, Cupples TE, Duchesne N, et al. Sonographically guided directional vacuum-assisted breast biopsy using a handheld device. Am J Roentgenol. 2001;177(2):405-8.
21. Pisano EP, Fajardo LL, Caudry DJ, Sneige N, Frable WJ, Berg WA, et al. Fine-needle aspiration biopsy of nonpalpable breast lesions in a multicenter clinical trial: Results from the Radiologic Diagnostic Oncology Group V. Radiology. 2001;219(3):785-92.
22. Raza S, Chikarmane SA, Gombos EC, Georgian-Smith D, Frost EP. Optimizing success and avoiding mishaps in the most difficult image-guided breast biopsies. Semin Ultrasound, CT MRI. 2018;39(1):80-97.
23. Sanderink WBG, Mann RM. Advances in breast intervention: where are we now and where should we be? Clinical Radiology. 2018;73(8):724-34.
24. Shulman SG, March DE. Ultrasound-guided breast interventions: accuracy of biopsy techniques and applications in patient management. Semin Ultrasound, CT MRI. 2006;27(4):298-307.
25. Simon JR, Kalbhen CL, Cooper RA, Flisak ME. Accuracy and complication rates of US guided vacuum-assisted core breast biopsy: Initial results. Radiology. 2000;215(3):694-7.

16

Procedimentos guiados por ressonância magnética

Su Jin Kim Hsieh
Carlos Shimizu

Introdução

Nos primórdios do uso da ressonância magnética (RM) como método diagnóstico e de rastreamento do câncer de mama, houve questionamentos a respeito do que fazer com as lesões detectadas apenas por este método. Com o desenvolvimento do sistema de biópsia dedicado para RM, esse questionamento foi solucionado, porém muitos ainda não possuem experiência adequada para realizar esse procedimento em razão do alto custo do material empregado e relativa paucidade dos casos que efetivamente vão para biópsia guiada por RM. Soma-se a este fato a melhora dos equipamentos ultrassonográficos e da maior experiência na realização de ultrassonografias (US) direcionadas pós-RM ou US *second look,* melhorando a detecção e permitindo a biópsia guiada por US, que se torna uma opção factível e de menor custo comparada à biópsia guiada por RM.

Entretanto, mesmo com a melhora dos exames ultrassonográficos, ainda há significativa parcela de lesões que são detectadas apenas por RM (média de 42%) e casos de discordância na correlação do local da biópsia guiada por US e o achado de RM, com relato de discordância de cerca de 26%, grupo no qual observa-se taxa de malignidade detectada posteriormente em cerca de 10%.

Peculiaridades das biópsias guiadas por RM

Ainda existem algumas peculiaridades quanto aos procedimentos guiados por RM, por exemplo, a impossibilidade de documentar a retirada de amostra apropriada, pois a área biopsiada é de realce, dependente de vascularização íntegra. O material é visibilizado indiretamente pelos artefatos de suscetibilidade magnética tanto da agulha quanto do clipe marcador e das marcas na pele das grades de compressão. Há a impossibilidade de acesso caudal ou cranial para a biópsia, visto que os sistemas de compressão são apenas laterais e mediais.

Ainda há como dificuldade a falta de acesso em prolongamentos axilares, em lesões muito próximas a papila, a pele ou a parede, como na estereotaxia. Inerente à RM, ainda há a possibilidade da não visibilização da área de realce no dia da biópsia, que pode ocorrer em cerca de 8 a 13% dos casos. Os fatores mais associados a não identificação da lesão são realces de fundo intensos ou moderados, tecido fibroglandular denso ou heterogeneamente denso e lesões menores que 1 cm. A taxa de cancelamento também varia de acordo com a experiência do grupo, sendo mais frequentes nos primeiros anos e menores nos anos subsequentes. *Status* hormonal e tipo de lesão não apresentam relação com maior número de cancelamentos de biópsias por RM.

Aspectos de segurança

Obviamente as pacientes já terão realizado exames de RM e, portanto, os aspectos de segurança já terão sido previamente avaliados, como se a função renal está adequada, se possui algum impedimento para a realização de RM (objetos e implantes ferromagnéticos e/ou eletromagnéticos em locais vitais do corpo) ou se há história de alergias para o contraste paramagnético ou claustrofobia.

Precauções

Outras precauções e considerações a serem feitas às pacientes antes da biópsia são: esclarecê-las quanto ao procedimento, explicando para que fiquem imóveis, mesmo quando a mesa da RM estiver em movimento (a mesa entra e sai do *gantry* diversas vezes), assegurando para isso uma acomodação confortável para o posicionamento do tronco, das pernas e da cabeça e mantas para evitar que sinta frio. Explicar que no local da biópsia ficará um clipe marcador metálico e que mamografias de controle serão realizadas para a documentação após o procedimento. Os riscos de complicações devem ser informados, sendo raros, como hematomas e infecções e a eventualidade de cancelamento da biópsia pela não identificação da lesão.

Tipos de procedimentos guiados por RM

O tipo de biópsia guiada por RM restringe-se às mamotomias, visto que biópsias percutâneas com calibres menores apresentam resultados piores. Há a possibilidade de localização pré-cirúrgica guiada por RM utilizando-se fio (compatível com RM) ou por radiofármaco, sendo estes procedimentos mais raros, pois, na maioria das vezes, as lesões são previamente biopsiadas por RM com colocação de clipe metálico que permite a localização pré-cirúrgica via métodos mamográficos.

Antes do procedimento guiado por RM

A seguir as etapas ao se agendar um procedimento guiado por RM:

1. Checagem do caso: necessário rever os estudos disponíveis e eventual US direcionada para avaliação, se o procedimento é passível de ser realizado por outro método que não a RM.
2. Rever as imagens da RM de mamas para o planejamento, para escolher a via de entrada, se são lesões únicas, múltiplas ou bilaterais e, nestas duas últimas situações, avaliar se serão factíveis no mesmo momento.
3. Verificar se o material adequado está disponível (Quadro 1 e Figuras 1 a 19.).
4. No dia marcado, a paciente deverá vir acompanhada, não sendo necessário jejum.

QUADRO 1 Materiais para procedimentos guiados por RM

Materiais (todos devem ser compatíveis com a ressonância magnética)	Bobina dedicada para mama com dispositivo de compressão e biópsia
Biópsia (a vácuo ou mamotomia)	Mamótomo Agulhas (sondas) *Kit* com guias/trocater Clipe marcador
Localização por fio	Agulha com fio
Localização por radiofármaco	Agulha de localização metálica ou jelco Solução de gadolínio com soro (diluição de 1:100 mL) Radiofármaco Seringas de insulina

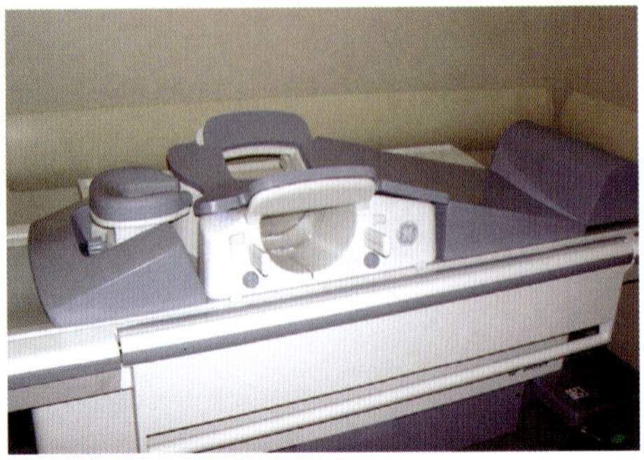

FIGURA 1 Bobina dedicada para mama com dispositivo de biópsia.

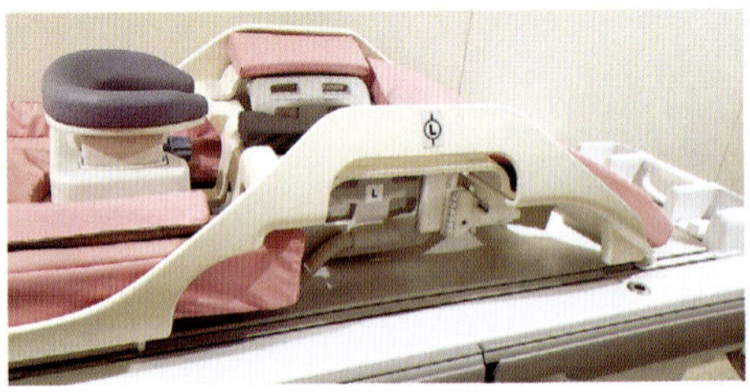

FIGURA 2 Bobina dedicada para mama.

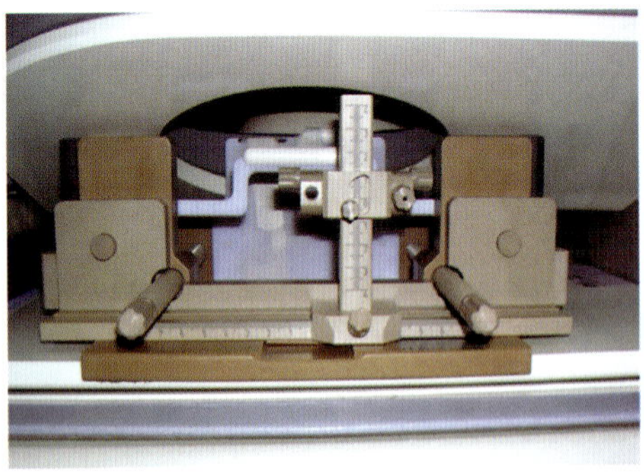

FIGURA 3 Grade com compressor em torre.

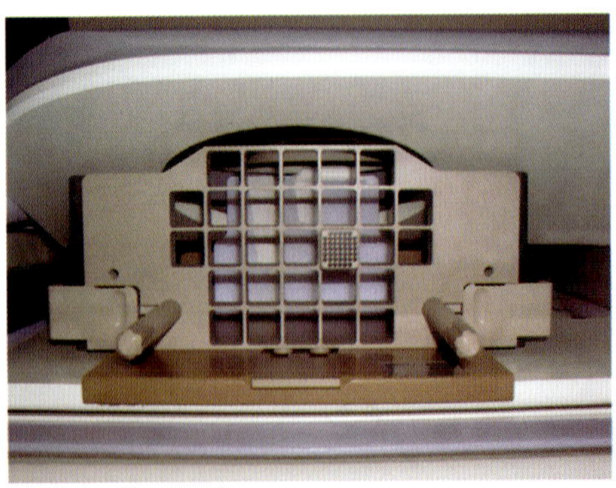

FIGURA 4 Grade com compressor fenestrado para bobina de 4 canais.

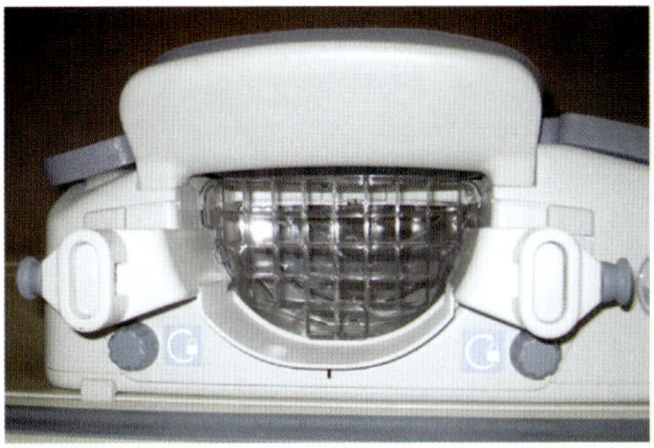

FIGURA 5 Grade com compressor fenestrado para bobina de 8 canais.

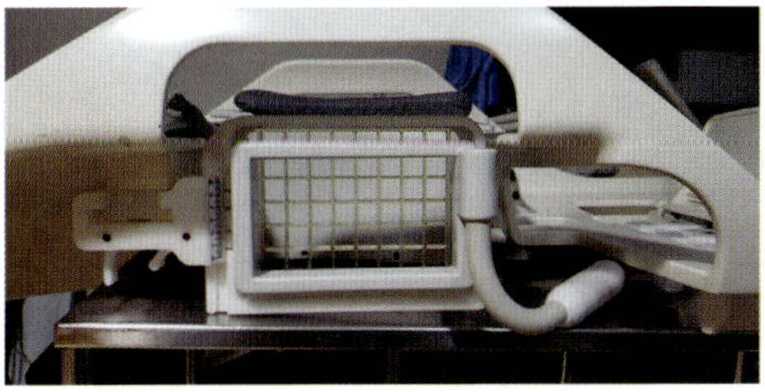

FIGURA 6 Grade com compressor fenestrado para bobina.

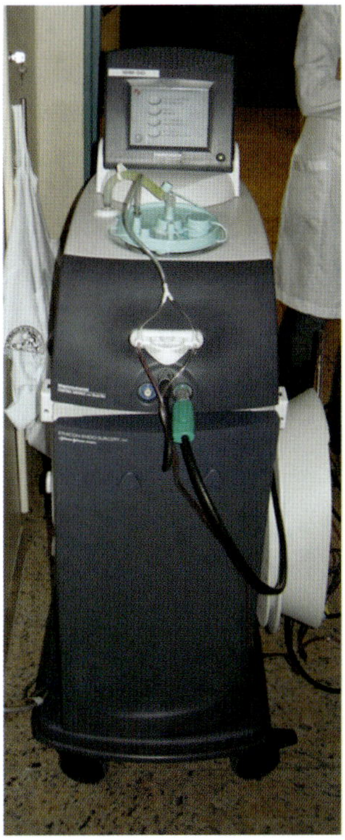

FIGURA 7 Exemplo de mamótomo.

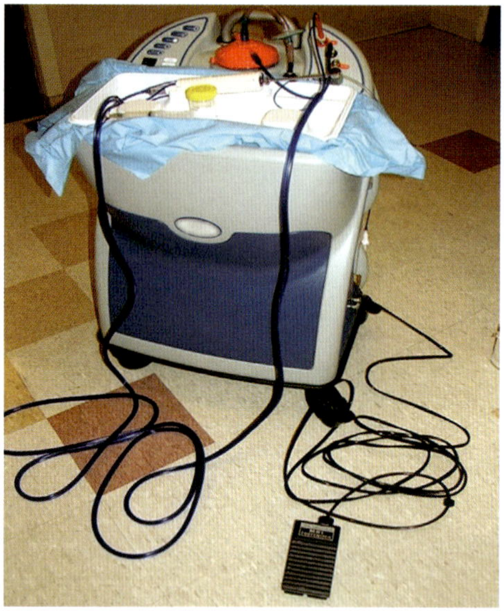

FIGURA 8 Mamótomo.

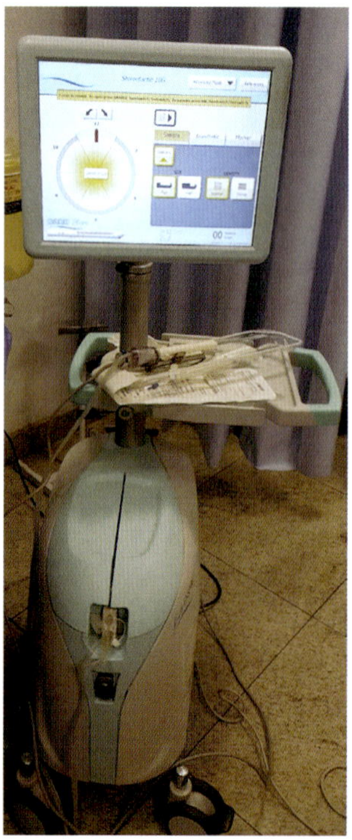

FIGURA 9 Exemplo de mamótomo.

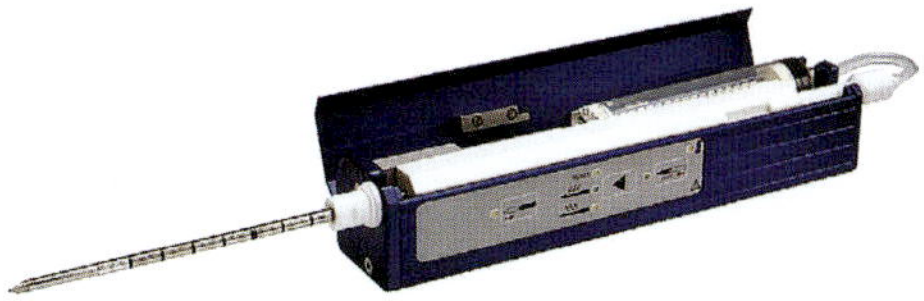

FIGURA 10 Mamótomo portátil.

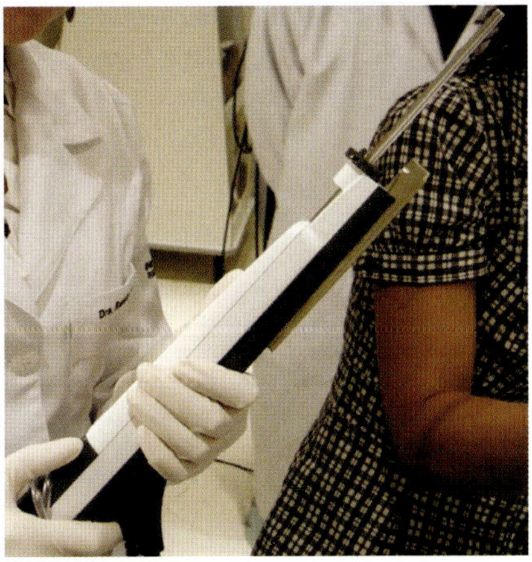

FIGURA 11 Sonda de mamotomia.

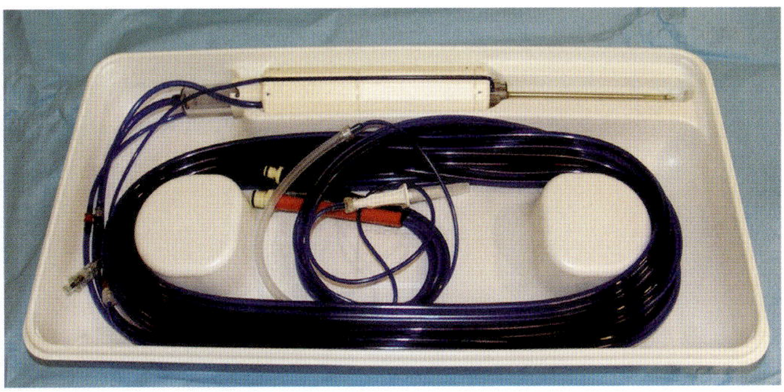

FIGURA 12 Exemplo de kit de sonda de mamotomia.

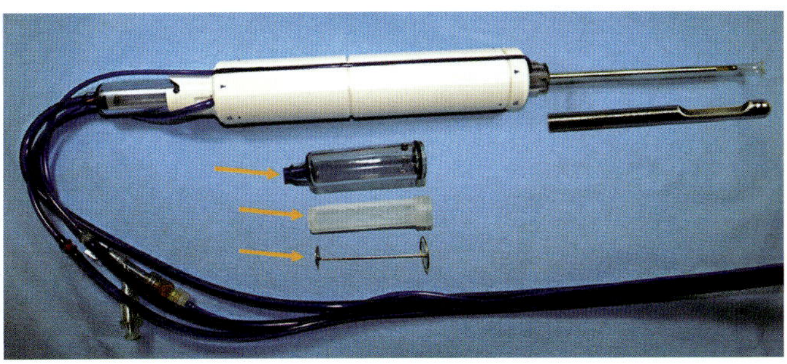

FIGURA 13 Detalhe da sonda com câmara de recolhimento de fragmentos desmontada (setas).

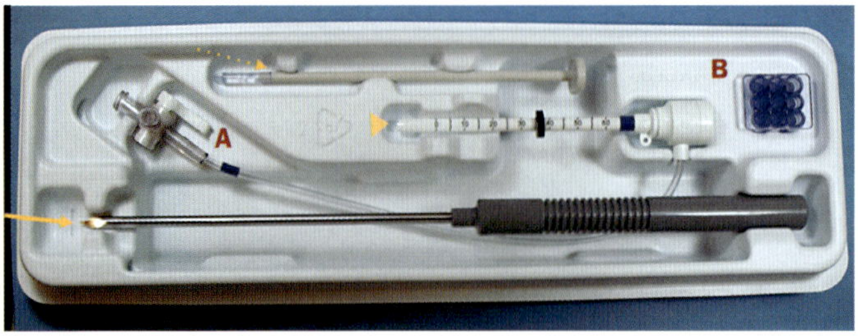

FIGURA 14 *Kit* de biópsia: trocater metálico (seta), trocater plástico (seta pontilhada), introdutor centimetrado (cabeça de seta), (**A**) extensão com torneira de duas vias, (**B**) cubo de suporte da agulha.

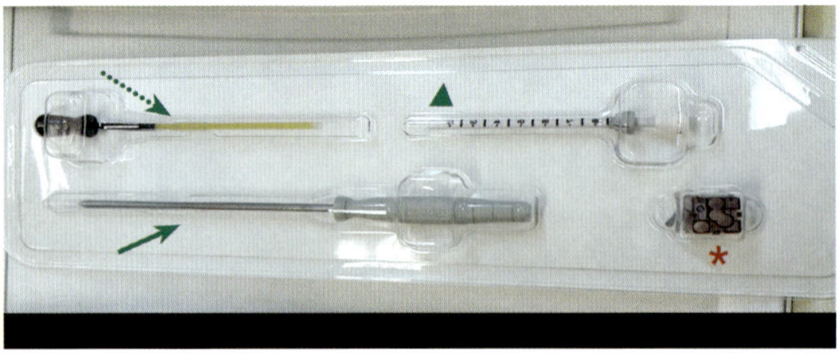

FIGURA 15 *Kit* de biópsia por ressonância magnética: trocater metálico (seta), trocater plástico (seta pontilhada), introdutor centimetrado (cabeça de seta), cubo de suporte da agulha*.

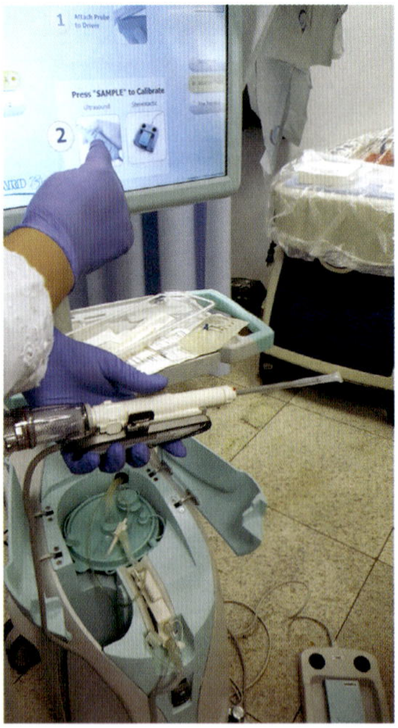

FIGURA 16 Sonda de biópsia montada.

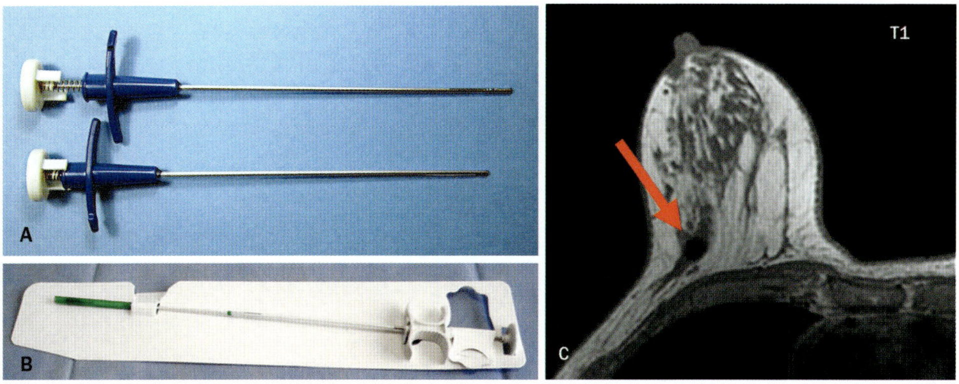

FIGURA 17 (**A**, **B**) Clipes marcadores e artefato de suscetibilidade magnética decorrente do clipe metálico (seta) na sequência (**C**) T1 sem supressão de gordura.

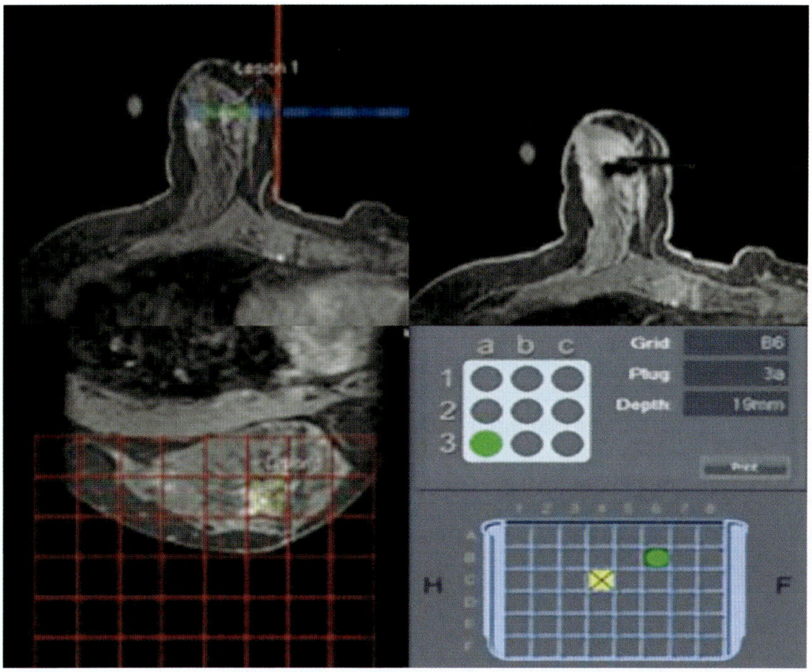

FIGURA 18 Localização da lesão com uso de software específico para biópsia guiada por ressonância magnética.

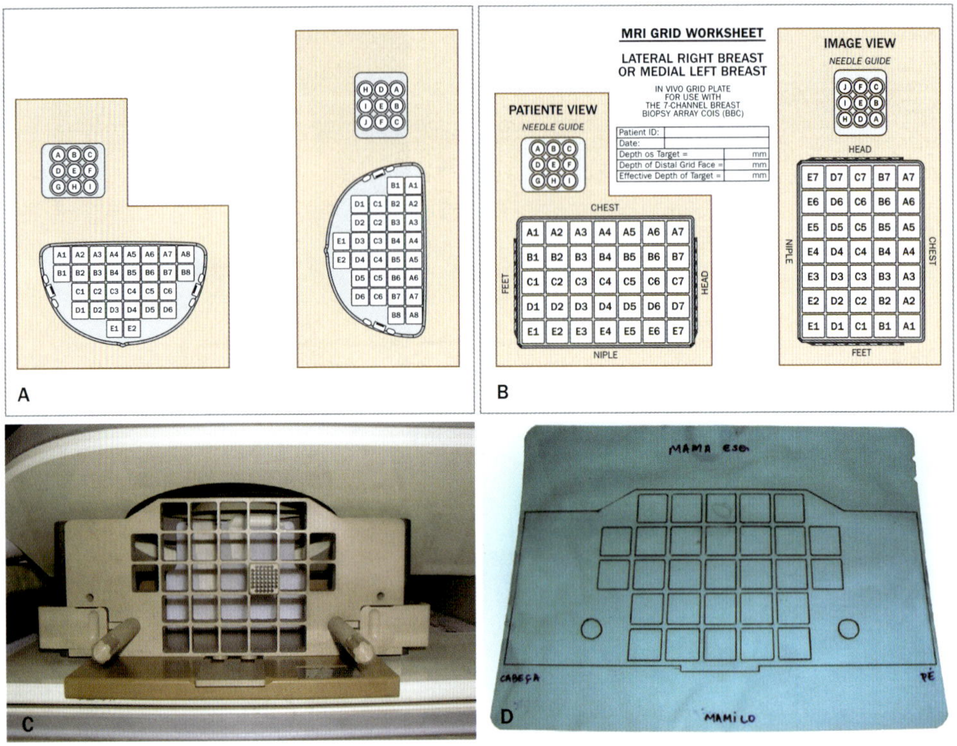

FIGURA 19 Modelos gráficos utilizados para localização das lesões em biópsias guiadas por ressonância magnética (**A** e **B**) fornecidos pelas empresas. Modelo artesanal (**D**), em correspondência à grade (**C**).

Etapas do procedimento e casos ilustrativos

As Figuras 20 a 43 apresentam exemplos de casos, detalhes dos materiais e etapas dos procedimentos por RM.

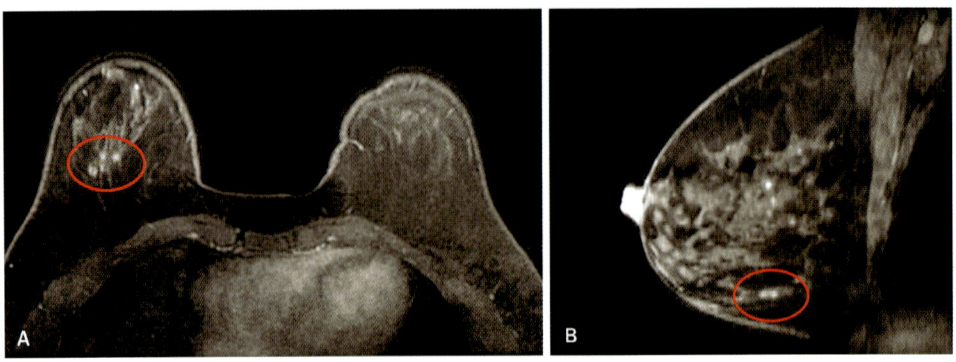

FIGURA 20 (**A**) Imagem original axial pós-contraste e (**B**) a imagem reformatada em sagital. Utilização de reformatações multiplanares são importantes para o planejamento da biópsia.

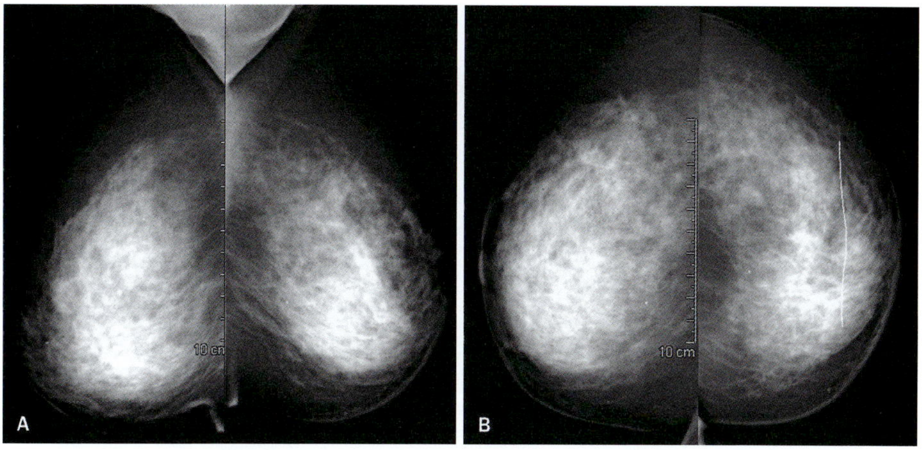

FIGURA 21 Exemplo de caso. (**A**) Paciente de alto risco em rastreamento apresentando mamas densas à mamografia em incidências mediolaterais oblíquas e (**B**) em craniocaudais.

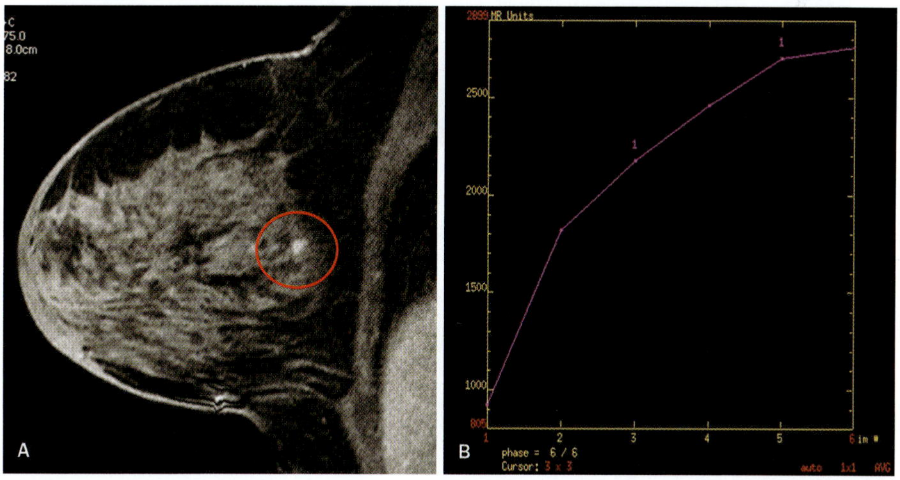

FIGURA 22 Continuação do caso da Figura 21. (**A**) Ressonância magnética pós-contraste demonstra foco de realce (círculo). (**B**) Curva cinética do foco demostrando curva persistente. Sugerido controle em 6 meses.

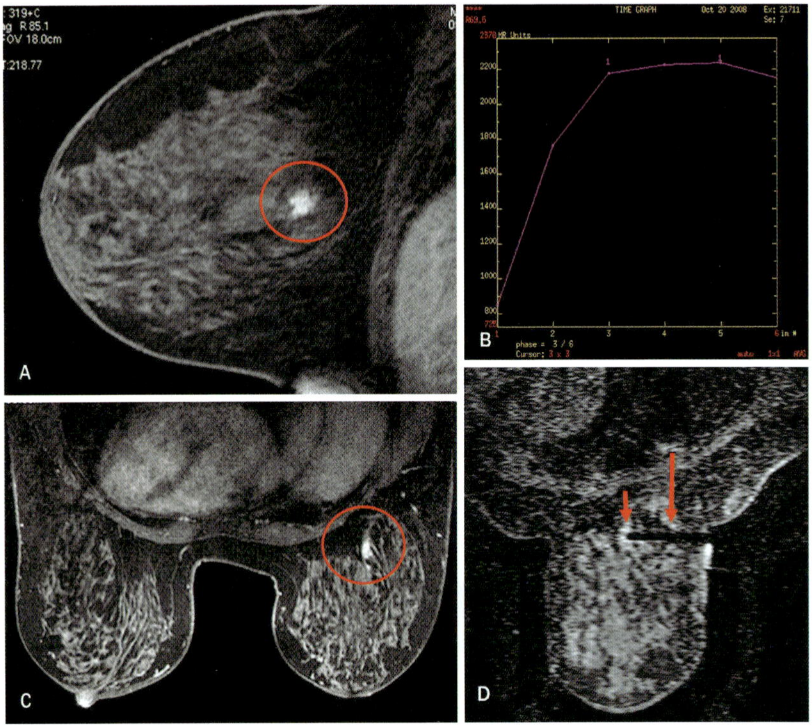

FIGURA 23 Continuação do caso da Figura 21. (**A**) Ressonância magnética pós-contraste após 6 meses demonstra aumento do foco de realce, agora com aspecto de nódulo irregular (círculo). (**B**) Curva cinética do nódulo demonstrando curva em platô. Sugerido biópsia do nódulo. (**C**) Ultrassonografia *second look* negativa. (**D**) Imagem em aquisição axial para controle durante a biópsia. Resultado da biópsia: carcinoma mamário invasivo.

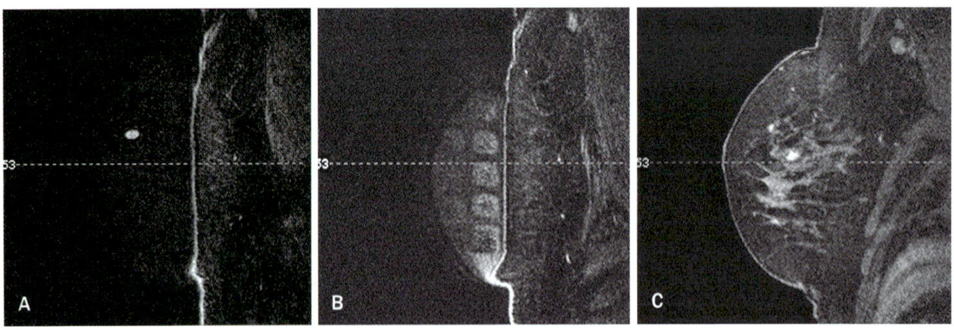

FIGURA 24 Etapas do procedimento: avaliação das coordenadas X e Y para escolha do local de entrada. (**A**) Corte mais lateral demonstrando marcador cutâneo para referência na pele; (**B**) cortes com as marcas da grade na pele da mama e (**C**) corte que apresenta a lesão-alvo.

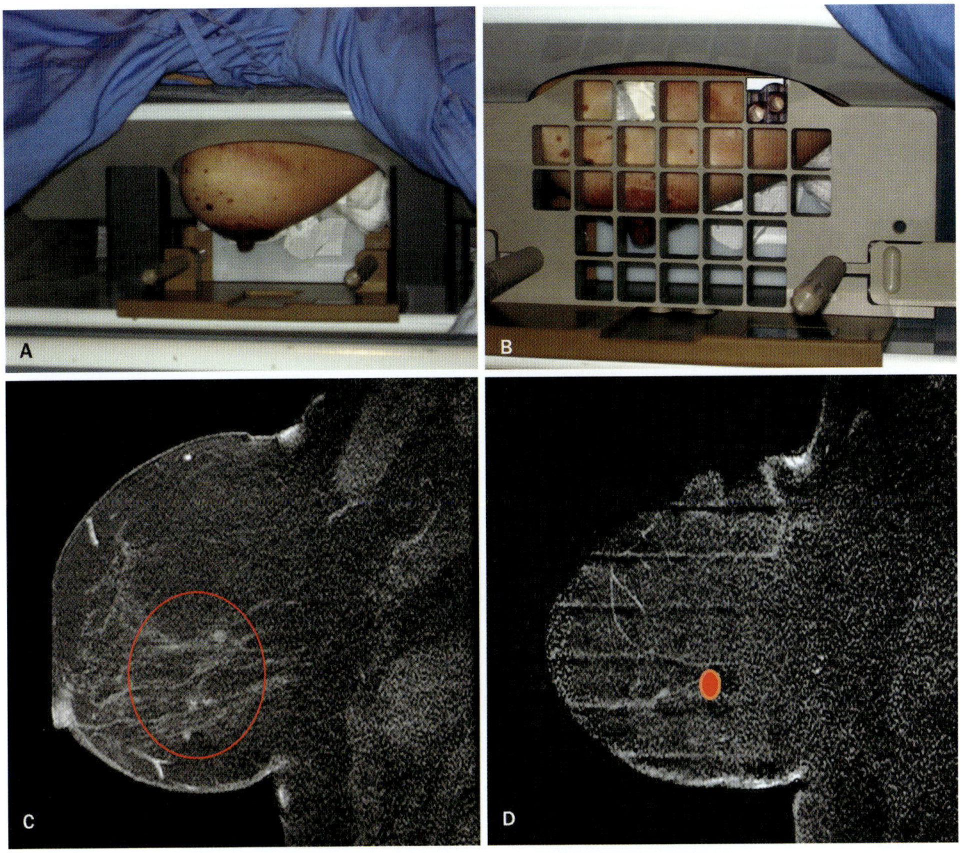

FIGURA 25 (**A**) Imagem da mama antes da compressão; (**B**) imagem da mama após a compressão; (**C**) imagens em sagital da mama pós-contraste e supressão de gordura com identificação da área de realce a ser abordada e (**D**) corte sequencial na projeção da pele com as marcas das grades do compressor para a escolha do local de entrada na pele.

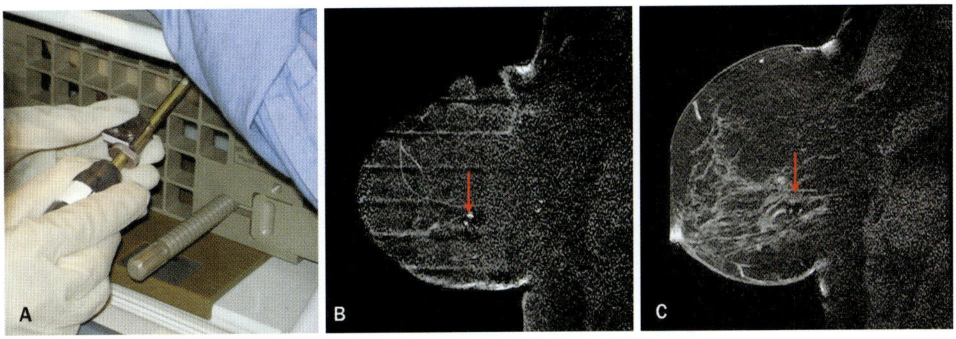

FIGURA 26 (**A**) Introdução da agulha após antissepsia e anestesia locais; (**B**) artefato da agulha (seta) em posição na grade; (**C**) imagens sagital e axial da mama com o artefato da agulha (setas) em posição com a ponta na lesão.

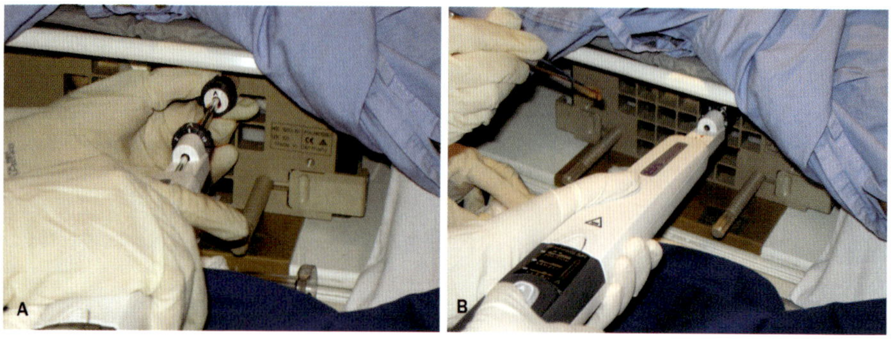

FIGURA 27 (**A**) Introdução da agulha do mamótomo; (**B**) retirada dos fragmentos com sonda de mamotomia.

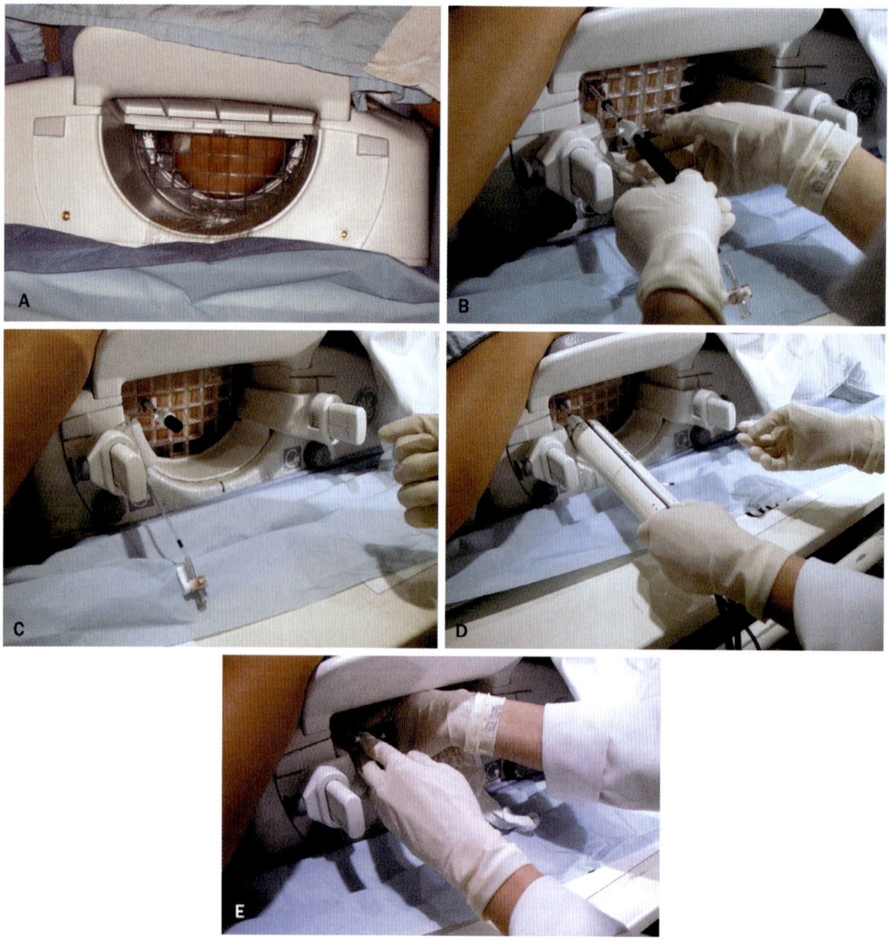

FIGURA 28 (**A**) Mama com compressor e procedimento com sonda. (**B**) Introdução com estilete metálico; (**C**) substituição pelo trocater plástico para a realização da imagem; (**D**) após confirmação da posição, troca pela sonda de mamotomia para a coleta dos fragmentos; (**E**) clipagem.

Detalhes específicos

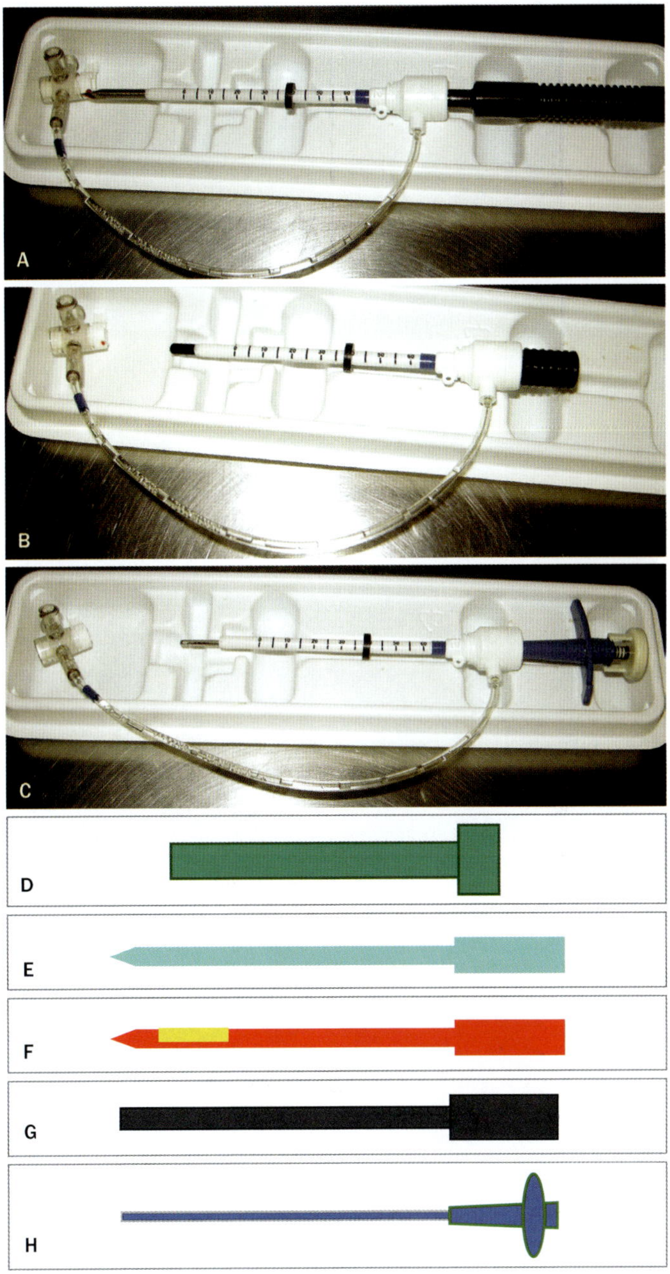

FIGURA 29 Detalhes do *kit* de sonda. (**A**) Trocater de metal inserido no introdutor centimetrado; (**B**) trocater plástico no introdutor centimetrado; (**C**) posição do introdutor do clipe metálico dentro do introdutor centimetrado; (**D**) representação do introdutor centimetrado; (**E**) representação do trocater de metal; (**F**) representação da sonda de mamotomia; (**G**) representação do trocater plástico e (**H**) representação do clipe.

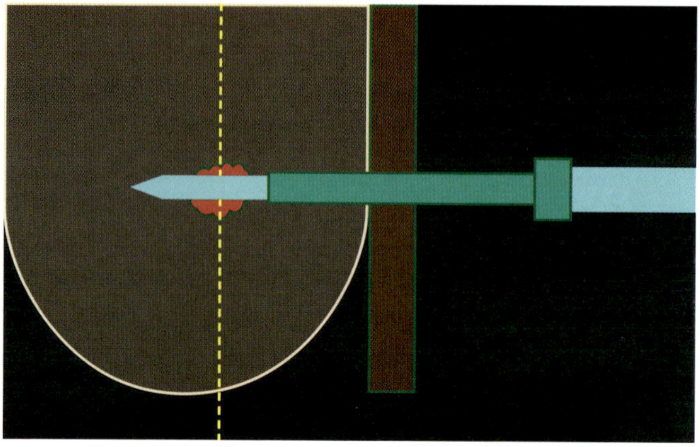

FIGURA 30 Etapas do procedimento: introdução do trocater metálico na mama.

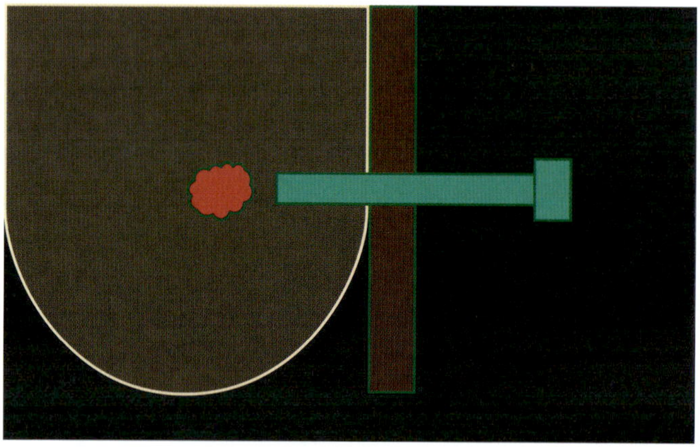

FIGURA 31 Etapas do procedimento: retirada do trocater metálico.

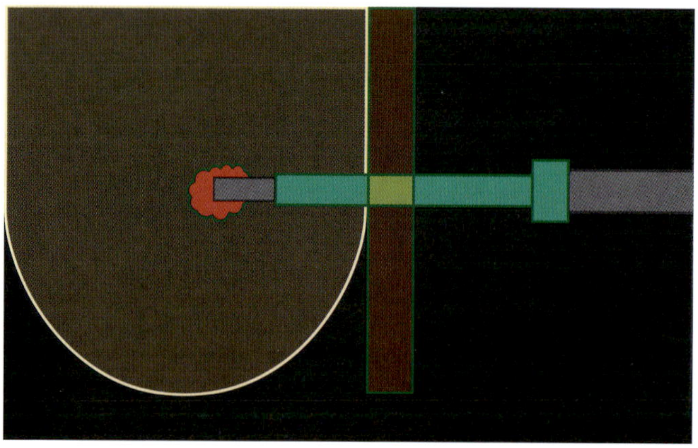

FIGURA 32 Etapas do procedimento: substituição pelo trocater plástico na mama para a realização da imagem.

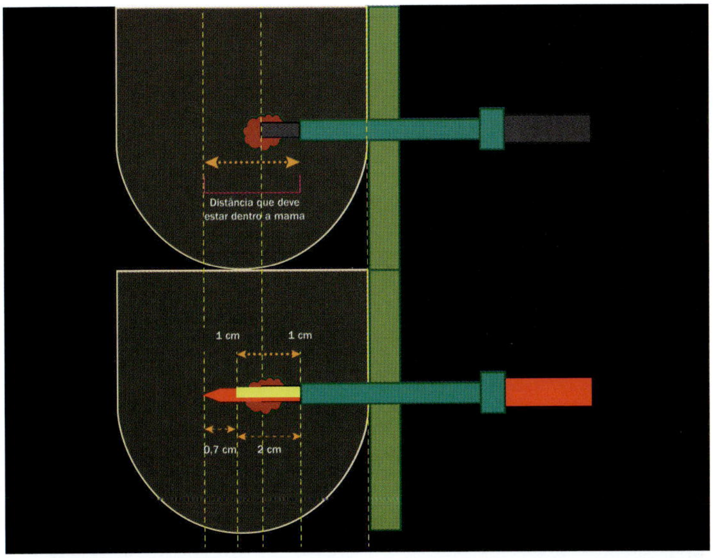

FIGURA 33 Etapas do procedimento: substituição pela sonda de mamotomia para a realização da biópsia. A ponta do trocater plástico termina no meio da ranhura de coleta da sonda de mamotomia, que possui comprimento de 2 cm, ou seja, da extremidade do artefato causado pelo trocater plástico, a sonda de mamotomia realizará cortes por até 1 cm aquém e 1 cm além. Observar ainda que a distância do começo da ranhura de coleta até a ponta é de 0,7 cm. Essas distâncias são importantes para evitar atingir a pele durante o procedimento. A pele deve estar longe do ponto final do artefato do trocater metálico por 1 cm aquém e por 1,7 cm além.

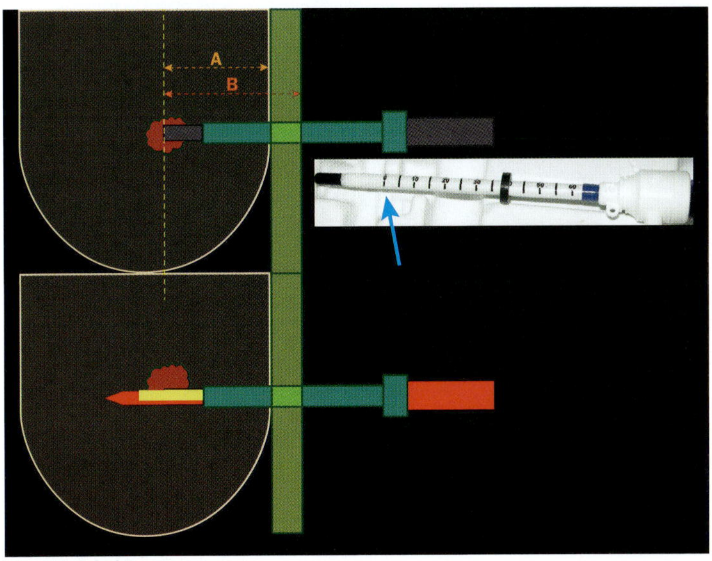

FIGURA 34 Etapas do procedimento: detalhes da profundidade (valor de Z). (**A**) A profundidade medida no aparelho é a distância da pele à lesão. (**B**) A medida a ser colocada na mama deve incorporar a espessura da grade que é de 2 cm. Esta medida já vem descontada no introdutor centimetrado (seta). A espessura de 2 cm da grade deve ser adicionada no introdutor de alguns fabricantes.

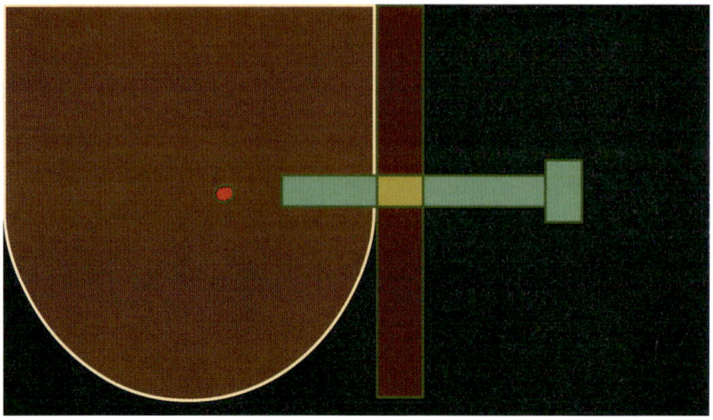

FIGURA 35 Etapas do procedimento: retirada da sonda de mamotomia.

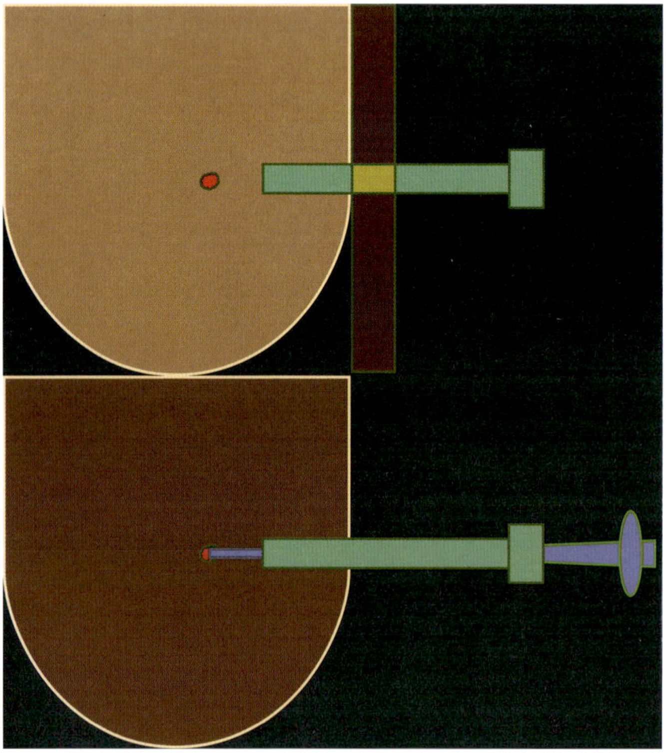

FIGURA 36 Etapas do procedimento: colocação do clipe através do introdutor centimetrado.

Lesões com acesso medial

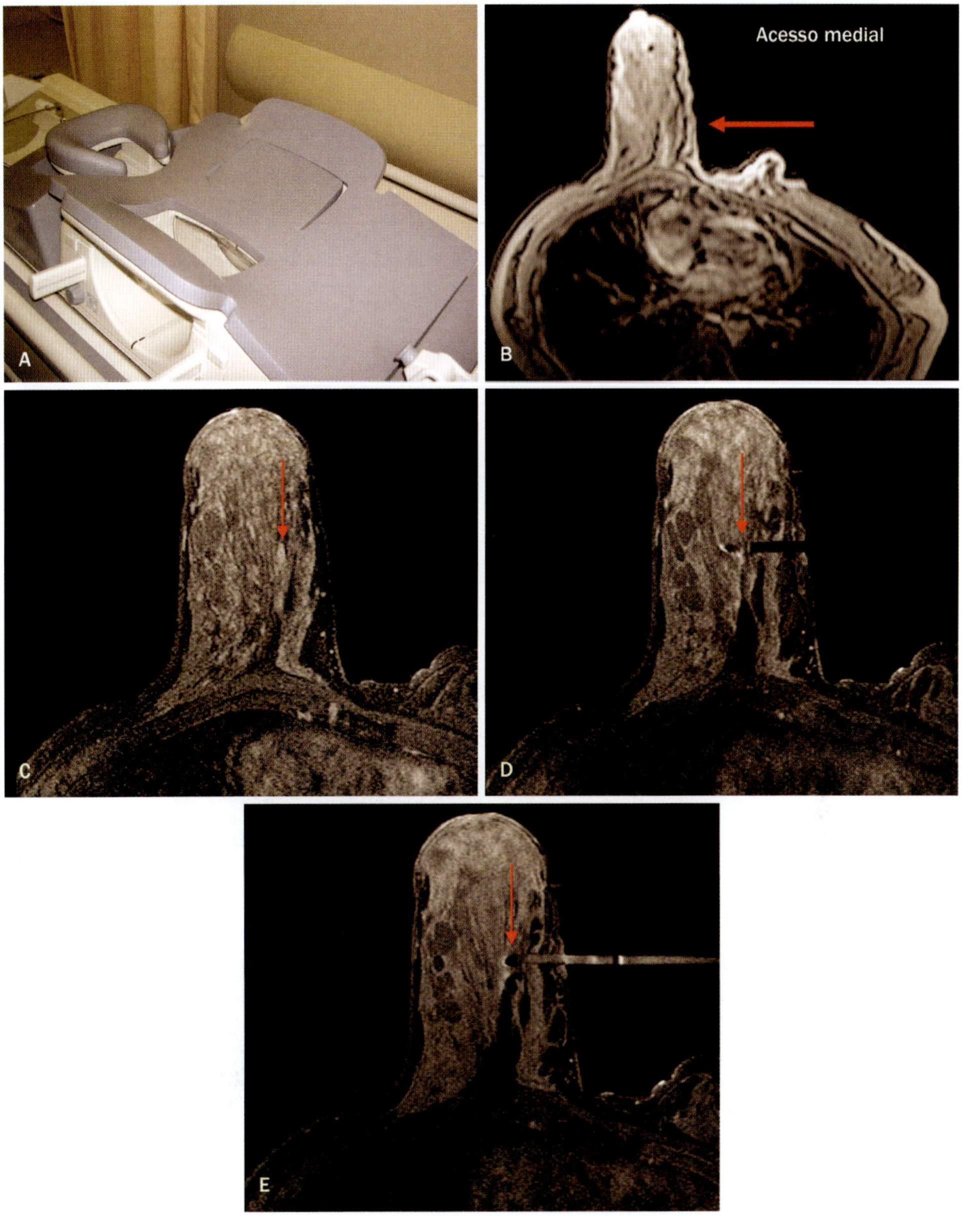

FIGURA 37 Acesso medial. Tampar a mama contralateral da bobina (**A**) e realizar o procedimento por baixo desta mama (seta em **B**). Imagem axial em T1 pós-contraste com supressão de gordura demonstrando a lesão (seta em **C**). Artefato da agulha com a ponta na lesão (seta em **D**) e artefato do clipe na posição (seta em **E**). Resultado: hiperplasia epitelial usual sem atipias com hiperplasia pseudoangiomatosa do estroma.

Lesões muito posteriores com acesso lateral

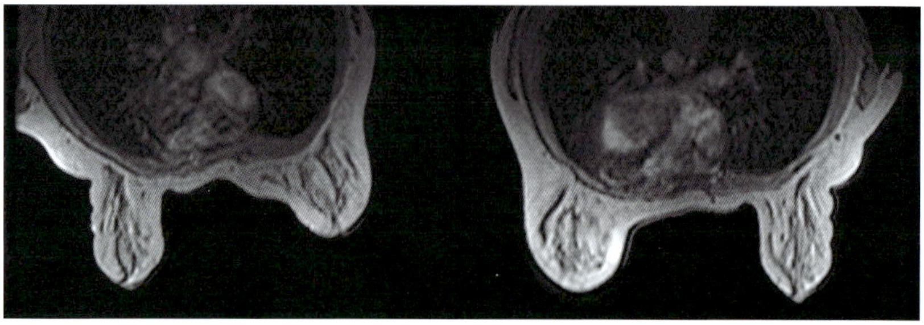

FIGURA 38 Posicionamento diferenciado para acesso a porções mais posteriores por via lateral.

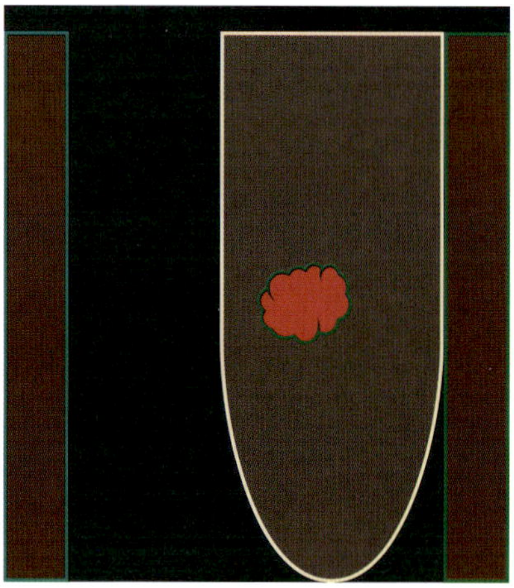

FIGURA 39 O que fazer quando a mama tem pouca espessura.

Mamas com pouca espessura

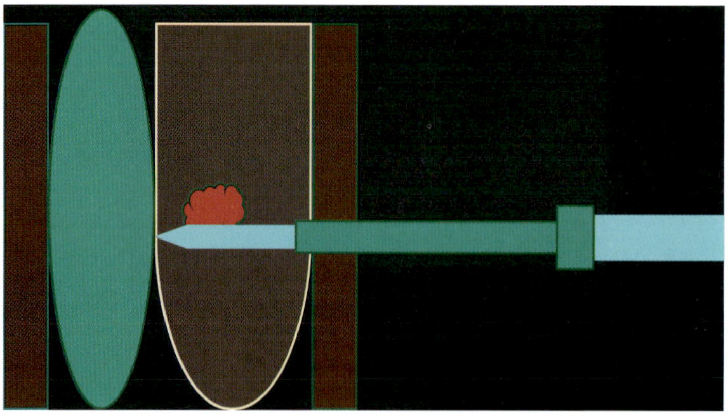

FIGURA 40 Colocar coxim para preencher a distância entre os compressores.

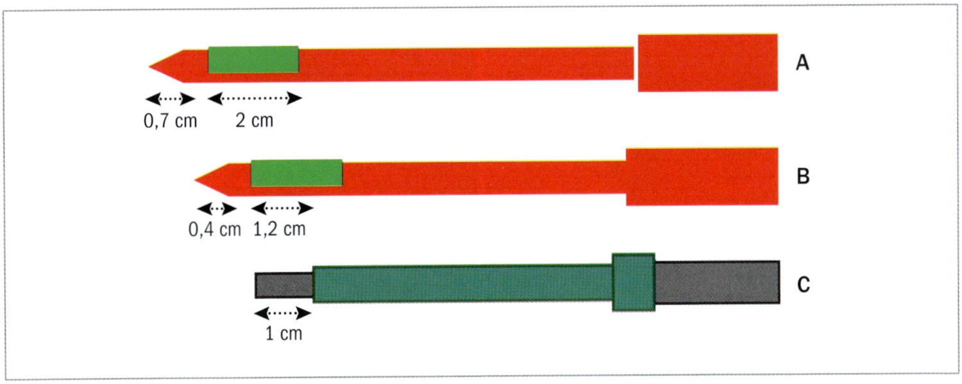

FIGURA 41 Em mamas com pouca espessura, também se pode utilizar sondas petite (com ranhura de coleta menores). (**A**) Relação das medidas da ranhura de coleta e distâncias da ponta até o início da ranhura na sonda padrão; (**B**) sonda petite e (**C**) medida do trocater plástico para fora do introdutor centimetrado quando posicionado. Com sondas de alguns fabricantes pode-se ajustar o tamanho da ranhura de coleta para metade ou total no equipamento.

Localização pré-cirúrgica por RM – com fio

O procedimento do agulhamento por ressonância magnética é o mesmo para localização da lesão. A diferença está no posicionamento de um fio metálico que deve ser compatível com a ressonância magnética no local, não esquecendo de adicionar na medida da profundidade (Z) a espessura da grade (2 cm). Mamografias após são realizadas para documentação do fio. Ver etapas nas Figuras 42A a 42J.

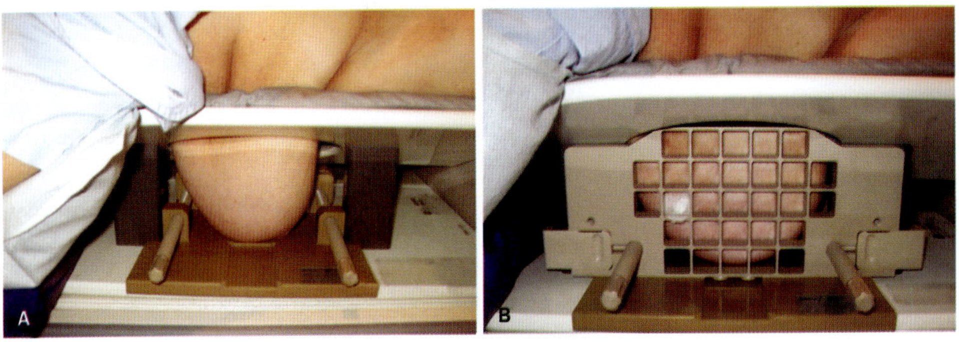

FIGURA 42 (**A**) Posicionamento da mama na bobina com antissepsia antes de se colocar a grade e (**B**) colocação de um reparo cutâneo, geralmente uma cápsula de vitamina E.

(continua)

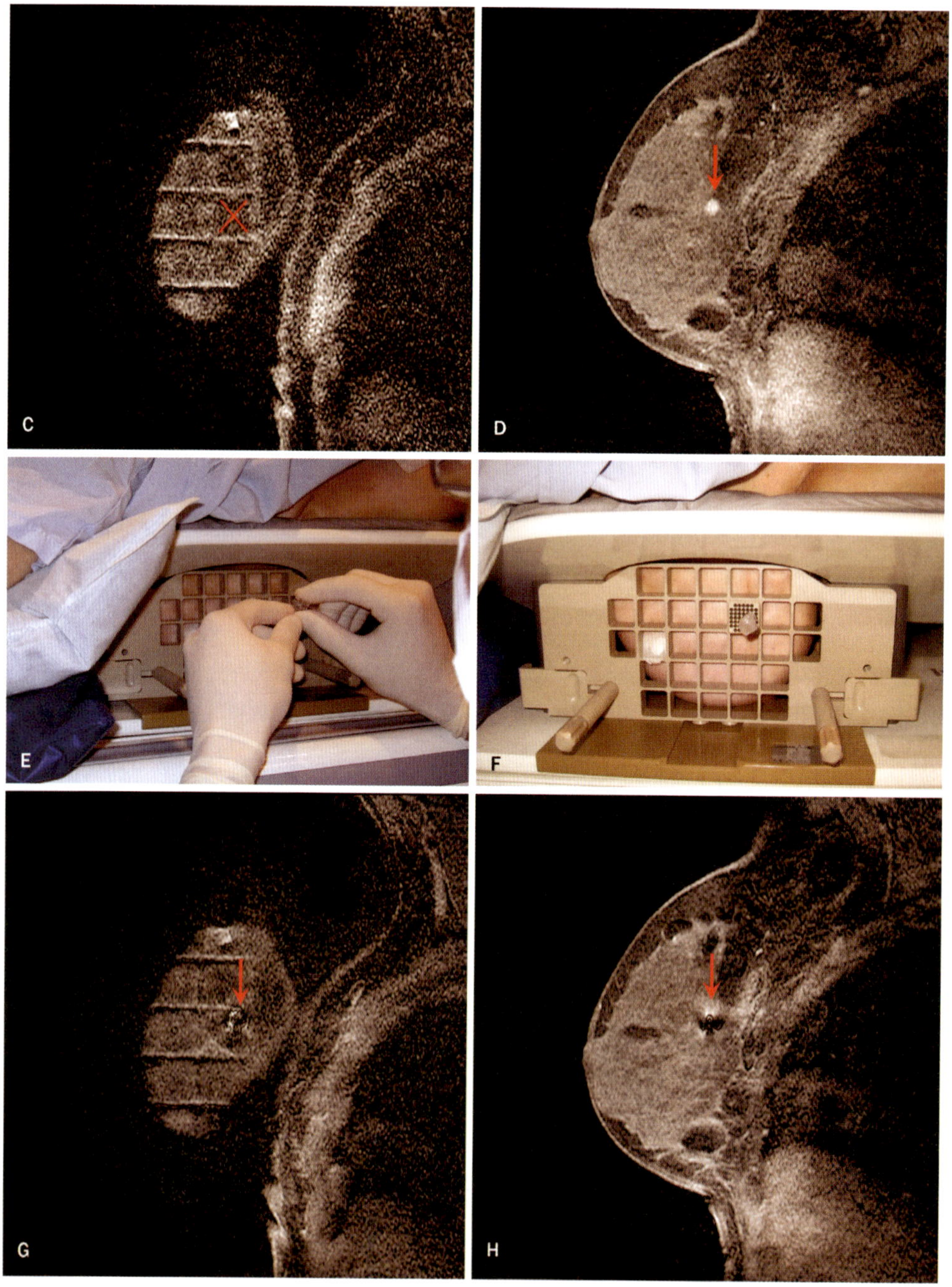

FIGURA 42 *(continuação)* (**C**) As imagens são realizadas e marca-se o local de entrada na grade correspondente à lesão nos cortes seriados (**D**). (**E**, **F**) Após a anestesia local é introduzido a agulha com o fio. (**G**, **H**) Realizada a imagem para conferir se o artefato da agulha está no local desejado nos cortes sagitais.

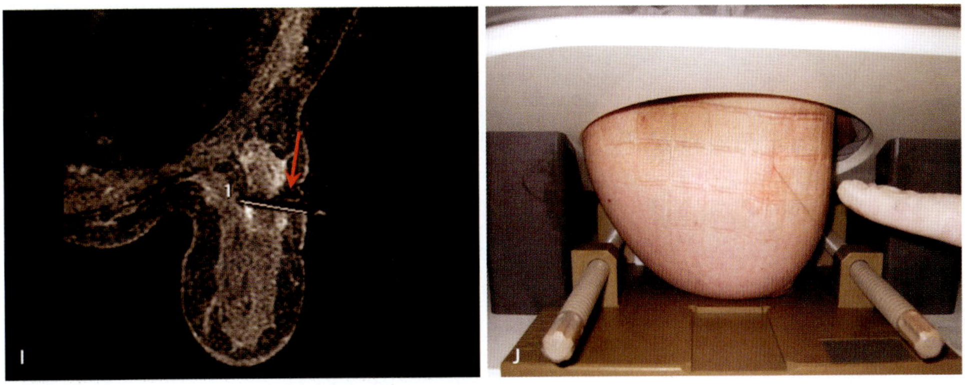

FIGURA 42 *(continuação)* (G e H) Realizada a imagem para conferir se o artefato da agulha está no local desejado nos cortes sagitais e (I) no corte axial. Após a confirmacão do local o fio é ancorado (retirada a agulha, deixando apenas o fio). (J) Visão da mama com o fio após o procedimento e após a descompressão.

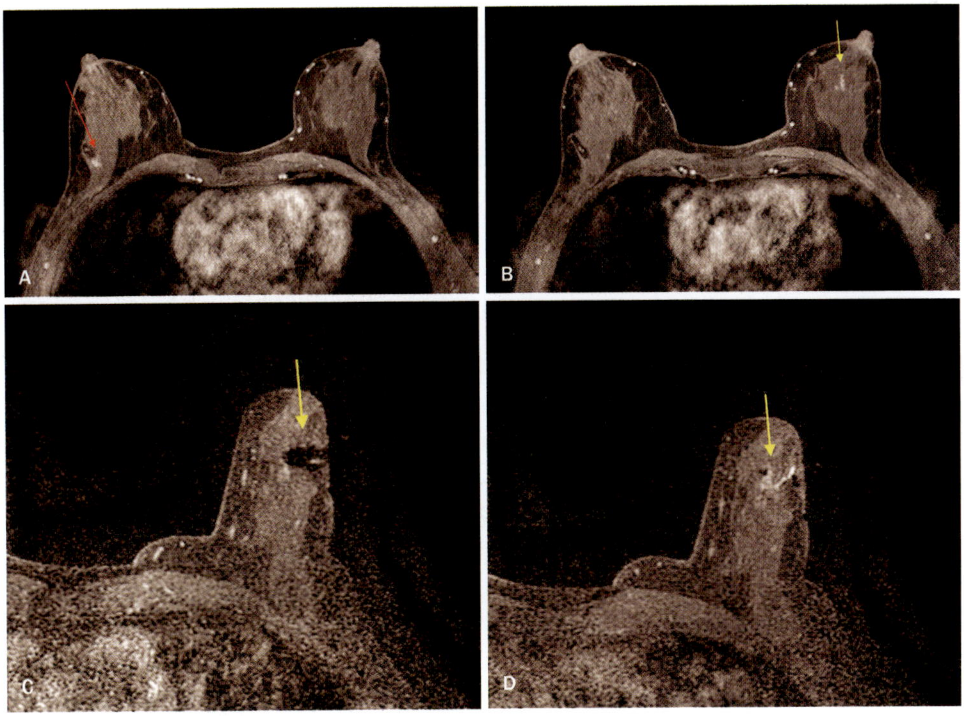

FIGURA 43 ROLL. Paciente com diagnóstico de carcinoma ductal invasivo (seta em **A**), com realce linear contralateral (seta em **B**), imagem do ar injetado após a injeção do radiofármaco (seta em **C**) e o líquido misturado à solução de gadolínio (seta em **D**) demonstrando a marcação do local a ser excisado. Resultado histológico do ROLL: ausência de neoplasia, parênquima mamário exibindo adenose simples e esclerosante; alterações fibroadenomatoides; cistos simples.

Localização pré-cirúrgica por RM – com radiofármaco (ROLL)

O procedimento é o mesmo do agulhamento. Porém, em vez posicionar um fio, injeta-se o radiofármaco seguido de solucão de gadolínio e soro fisiológico (na diluição de 1:100 mL).

Utilizar seringas de insulina e verificar a quantidade suficiente para apenas expulsar uma gota desta solução pela ponta da agulha após a injeção do radiofármaco e ar.

A mistura de ar e solução de soro e gadolínio serve apenas para confirmar a entrada do radiofármaco na mama. Quantidades exageradas de solução injetada podem fazer migrar excessivamente o radiofármaco para longe do local pretendido a marcar.

As agulhas utilizadas podem ser as metálicas compatíveis com radiofármaco ou jelcos. Neste último caso, a visibilização do jelco depende do preenchimento deste com a solução de soro e gadolínio (que deve ser apenas o suficiente para preenchê-lo e esse volume deve ser testado antes do procedimento, pois varia conforme o calibre e o comprimento).

O que fazer quando não se observa a lesão no dia da biópsia por RM

- Verificar se a mama está bem posicionada na bobina e que a área de interesse esteja contida na área comprimida pela grade (sugere-se certificar-se antes da injeção de contraste paramagnético estimando-se a localização pela RM anterior), porém a paciente pode ter se movimentado).
- Verificar se houve algum mal funcionamento do sistema de injeção de contraste (novamente verificar os sistemas antes de injetar, porém intercorrências podem ocorrer), verificando se o contraste entrou, por exemplo observando se há contraste no coração e nos grandes vasos e se a qualidade de imagem está adequada (por exemplo, saturação adequada de gordura).
- Se essas etapas estiverem adequadas, realizar imagens tardias da mama.
- Se continuar sem identificar a lesão, repetir a injeção de contraste a critério do radiologista (realces de fundo intensos a moderados podem obscurecer a lesão).
- Em caso de persistência da não visibilização da lesão, cancelar a biópsia e agendar uma RM de controle em curto prazo, prazo este a critério do radiologista responsável pela biópsia (o primeiro controle em até no máximo 6 meses).

Nos casos de cancelamento de uma biópsia por RM, o controle precoce é aceitável, uma vez que a incidência de tumor nesse grupo é pequena, cerca de 0,4 a 9%.

Correlação imagem-anatomia patológica

Qual é a conduta após uma biópsia guiada por RM com resultado anatomopatológico benigno? Em razão da limitação da verificação da retirada da lesão na amostra, os controles por RM são cruciais. Em casos de alterações de imagem francamente suspeitas, como nódulos espiculados, realces segmentares/*clumped, clustered ring,* lineares extensos ou lineares ramificantes, principalmente associados à suspeita clínica ou à linfonodomegalia suspeita, a rebiópsia é a conduta mais adequada.

Falsos-negativos em biópsias guiadas por RM são de até 2,4%.

Apesar de seguras, o controle pós-biópsias por RM requer certos cuidados, por exemplo, no caso de lesões subcentimétricas que permaneçam visíveis no controle precoce devem levantar a suspeita de que a lesão não foi adequadamente amostrada. Há relatos ainda de carcinomas que permaneceram estáveis por até 26 meses pós-biópsia por RM.

Um controle pós-biópsia considerado adequado é por 2 anos após uma biópsia com resultado benigno e concordante, particularmente para lesões que claramente não reduziram ou sumiram na pós-RM imediata. O risco de malignidade relatado na literatura é de 0,9 a 1,1%, nos 24 a 26 meses pós-biópsia por RM.

Sugestões bibliográficas

1. Brennan SB , Sung JS, Dershaw DD, Liberman L, Morris EA. Cancellation of MR imaging-guided breast biopsy due to lesion nonvisualization: frequency and follow-up. Radiology. 2011;261(1):92-9.
2. Hayward JH, Ray KM, Wisner DJ, Joe BN . Follow-up outcomes after benign concordant MRI-guided breast biopsy. Clin Imaging. 2016;5(40):1034-9.
3. Lee AY, Nguyen VT, Arasu VA, Greenwood HI, Ray KM, Joe BN, Price ER. Sonographic-MRI correlation after percutaneous sampling of targeted breast ultrasound lesions: initial experiences with limited-sequence unenhanced MRI for postprocedural clip localization. AJR. 2018;210(4):1-8.
4. Liberman L, Bracero N, Morris E, Thornton C, Dershaw DD. MRI-guided 9-gauge vacuum assisted breast biopsy: initial clinical experience. AJR Am J Roentgenol. 2005;185(1):183-93.

17

Correlação imagem-patologia, pós-biópsias e pós-cirurgias

Su Jin Kim Hsieh
Marcelo Abrantes Giannotti

Introdução

Procedimentos percutâneos de mama são comuns e necessários para o diagnóstico final e planejamento terapêutico. Além do domínio técnico na realização, são parte integrante a escolha correta do método para cada caso em particular e a correlação com o resultado citológico ou histológico.

São fundamentais, portanto, as seguintes etapas:

1. Cuidados pré-biópsia: informações clínicas, identificação, descrição da imagem, checagem do pedido.
2. Escolha do método de biópsia percutânea.
3. Escolha do método para guiar o procedimento.
4. Avaliação da qualidade da biópsia: se houve amostragem correta e se é adequada para o diagnóstico.
5. Cuidados no manuseio e no envio das amostras.
6. Correlação do resultado cito/histológico com a imagem.
7. Recomendação pós-biópsia percutânea e pós-cirurgia.

Cuidados pré-biópsia: informações clínicas, identificação, descrição da imagem

Básico e fundamental é a verificação da paciente correta, checando-se nome e data de nascimento. Pode parecer óbvio, porém existem pacientes com nomes muito parecidos ou mesmo homônimas, que se distinguem apenas pela data de nascimento. A rechecagem nunca é redundante, devendo ser realizada em voz alta, de preferência pedindo-se para a paciente dizer o próprio nome e a data de nascimento e não o médico, pois no estresse do momento é comum pacientes concordando com tudo, inclusive atendendo pelo nome errado. Essa verificação deverá ser realizada no momento de identificação no aparelho para a obtenção de imagens e início do procedimento.

Em seguida, convém avaliar o pedido médico e as imagens dos exames anteriores, pois, às vezes, a biópsia é da alteração mais suspeita, que pode já ter diagnóstico (Quadro 1).

As informações clínicas são importantes para o patologista, como idade, condições clínicas (gestação e lactação), aspecto de imagem, tamanho e localização da lesão.

A escolha do tipo de biópsia, os diferentes métodos de imagem para guiá-la e a avaliação da qualidade da amostragem são abordados em capítulos anteriores, estando este capítulo focado nos cuidados no manuseio da amostra (Figura 1) e na correlação radiológica-patológica e a recomendação posterior.

Cuidados no manuseio e envio da amostra (Quadro 2).

Correlação radiologia e patologia

Após o resultado citológico ou histológico estar disponível é importante observar se há concordância ou não do resultado com a imagem.

Resultados concordantes: por exemplo, nódulo sólido, circunscrito, hipoecogênico, provavelmente benigno, categoria BI-RADS 3 com biópsia percutânea (*core*) tecnicamente bem realizada com resultado histológico de fibroadenoma. O resultado é considerado concordante e uma recomendação de controle por imagem é adequada, sendo que o primeiro controle é, em geral, realizado em 6 meses da data da biópsia, ainda categorizada como BI-RADS 3 e havendo estabilidade do achado após estes 6 meses, esta lesão passa a ser considerada benigna (BI-RADS 2) e a paciente passa para o rastreamento (não havendo outras alterações).

Outro exemplo: calcificações agrupadas pleomórficas, altamente suspeitas para malignidade (BI-RADS 5) submetidas à biópsia assistida a vácuo guiada por estereotaxia, com comprovação de saída das calcificações na radiografia dos fragmentos e comprovação de saída do grupo desejado na mamografia de controle da paciente logo após a biópsia, com resultado de carcinoma invasivo mamário associado ao carcinoma ductal *in situ* com calcificações. Esse resultado é considerado concordante e a recomendação é a de tratamento apropriado (não havendo outras alterações suspeitas).

Exemplos de resultados discordantes: nódulo irregular espiculado associado a calcificações pleomórficas (altamente suspeito para malignidade, BI-RADS 5), submetida a *core* biópsia com resultado de fibroesclerose e fibrose ou grupo de calcificações pleomórficas (BI-RADS 5) submetido à biópsia assistida a vácuo com poucas calcificações na radiografia dos fragmentos e com resultado de adenose esclerosante e hiperplasia ductal usual sem atipias e calcificações.

Os resultados discordantes geralmente são decorrentes de amostragem inadequada (a biópsia não pegou a área mais representativa da lesão). Para a conclusão de que

QUADRO 1 *Checklist* para procedimentos percutâneos das mamas

1	Antes da biópsia	Verificar o pedido, rever os exames prévios e definir os métodos de biópsia e de imagem para guiar o procedimento	
		Verificar se há necessidade de preparo especial (p. ex., suspensão ou troca de anticoagulantes, se necessita de médico nuclear, no caso de localização pré-cirúrgica por radiofármaco - ver capítulo 18)	
		Verificar se há necessidade de marcação em data e horário específicos (p. ex., localizações pré-cirúrgicas devem ser realizados em até 1 dia antes da cirurgia)	
		Se necessário, fazer novas imagens (mamografia em perfil, craniocaudal (CC) com e sem magnificações ou ultrassonografia [US])	
		Verificar se há a disponibilidade ou solicitar o material necessário para o procedimento no dia marcado (p. ex., material para biópsia ou localização por ressonância magnética (RM), que tem de ser compatível com RM ou radiofármaco, que tem meia-vida curta)	
		Lista de materiais	
		PAAF	▪ Material para antissepsia, luvas, gazes, campos ou compressas, capa para transdutor e gel de US ou anestésico em gel estéreis ▪ Agulhas para aspirar anestésico, para injeção do anestésico e de 21 ou 23 G para a realização da PAAF ▪ Citoaspirador ▪ Seringas estéreis de volume apropriadas (padronizar o volume de seringas para anestésico sem e com vasoconstritor) ▪ Anestésico local sem e com vasoconstritor (aspirar 2 seringas de anestésico com vasoconstritor, no caso de mamotomias) ▪ Equipo com torneira para o caso de drenagens de coleções de maior volume ▪ Gelco ou drenos específicos no caso de drenagem de coleções e abscessos
		Core	▪ Material para antissepsia, luvas, gazes, campos ou compressas, capa para transdutor e gel de US ou anestésico em gel estéreis ▪ Agulhas para aspirar anestésico, para injeção do anestésico ▪ Seringas estéreis de volume apropriadas (padronizar volume de seringas para anestésico sem e com vasoconstritor) ▪ Anestésico local sem e com vasoconstritor ▪ Pistola automática (descartável ou não) ▪ Trocater de 12 ou 14 G
		Mamotomia	▪ Material para antissepsia, luvas, gazes, campos ou compressas, capa para transdutor e gel de US ou anestésico em gel estéreis ▪ Agulhas para aspirar anestésico, para injeção do anestésico ▪ Seringas estéreis de volume apropriadas (padronizar volume de seringas para anestésico sem e com vasoconstritor) ▪ Anestésico local sem e com vasoconstritor ▪ Mamótomo ▪ Sonda de mamotomia 10, 9 ou 8 G para estereotaxia ou RM e 9, 10 ou 14 G para os guiados por ultrassonografia ▪ No caso de guiado por RM: *kit* de biópsia por RM*

(continua)

QUADRO 1 *Checklist* para procedimentos percutâneos das mamas (*continuação*)

1	Antes da biópsia	Localização por fio	▪ Material para antissepsia, luvas, gazes, campos ou compressas, capa para transdutor e gel de US ou anestésico em gel estéreis ▪ Agulhas para aspirar anestésico, para injeção do anestésico ▪ Seringa estéril para anestésico sem vasoconstritor ▪ Anestésico local sem vasoconstritor ▪ Fio de localização (no caso de guiado por RM deverá ser compatível com RM) ▪ No caso de guiado por RM: *kit* de biópsia por RM*
		Localização por radiofármaco	▪ Material para antissepsia, luvas, gazes, campos ou compressas, capa para transdutor e gel de US ou anestésico em gel estéreis ▪ Agulhas para aspirar anestésico, para injeção do anestésico ▪ Seringa estéril para anestésico sem vasoconstritor ▪ Anestésico local sem vasoconstritor ▪ Radiofármaco: tecnésio marcado com macroagregado de albumina (para ROLL) ou fitato ou dextran (para LS ou SNOLL) ▪ No caso de guiado por RM deverá haver fio compatível com RM ou jelco com solução de soro fisiológico com gadolínio ▪ No caso de guiado por RM: *kit* de biópsia por RM*
		Clipagem pré-QT	▪ Material para antissepsia, luvas, gazes, campos ou compressas, capa para transdutor e gel de US ou anestésico em gel estéreis ▪ Agulhas para aspirar anestésico, para injeção do anestésico ▪ Seringa estéril para anestésico sem vasoconstritor ▪ Anestésico local sem vasoconstritor ▪ Clipe metálico
		Localização com materiais especiais: semente radioativa ou carvão ativado	▪ Material para antissepsia, luvas, gazes, campos ou compressas, capa para transdutor e gel de US ou anestésico em gel estéreis ▪ Agulhas para aspirar anestésico, para injeção do anestésico ▪ Seringa estéril para anestésico sem vasoconstritor ▪ Anestésico local sem vasoconstritor ▪ Material especial: semente marcada com iodo radioativo ou carvão ativado
2	No dia da biópsia	Verificar o pedido, checar se é a paciente correta (checar nome, data de nascimento, registro interno), rever os exames prévios e verificar se tem o material necessário	
		Realização do exame com a documentação apropriada	
		Guiado por estereotaxia ou mamografia	▪ Imagens pré-procedimento ▪ Imagens com agulha na posição ▪ Radiografia dos fragmentos no caso de biópsias ▪ Radiografia do fio no caso de localizações em 2 incidências ortogonais (CC e perfil) ▪ Radiografia do clipe no caso de mamotomias ou clipagens pré-QT em 2 incidências ortogonais (CC e perfil) sem e com magnificações (este último se forem calcificações)

(*continua*)

QUADRO 1 *Checklist* para procedimentos percutâneos das mamas (*continuação*)

2	No dia da biópsia	Guiado por US	▪ Imagens pré-procedimento com e sem medidas e distâncias da pele e papila ▪ Imagens com a agulha no interior da lesão em 2 cortes (pelo menos 1 imagem longitudinal e 1 transversal) ▪ Imagem do fio com e sem medidas demonstrando a relação do fio com a lesão (no caso de localizações por fio) ▪ Imagem do clipe (no caso de clipagem pós-biópsia ou localização pré-QT) ▪ Imagem com presença de ar no caso de localização por radiofármaco ▪ Imagem pós-biópsias percutâneas (com medidas no caso de pós-core ou pós-PAAF)
		Guiado por RM	▪ Imagens pré-procedimento (pré e pós-contraste)
			▪ Imagens com o trocater localizatório
			▪ Imagens com o clipe pós-biópsia ou pós-injeção de radiofármaco
			▪ Imagens de mamografia em 2 incidências ortogonais, no caso de mamotomias, para documentação do clipe
3	Após a biópsia	Verificar se saiu o resultado da biópsia, checando o nome, data de nascimento e registro da paciente, data e tipo de procedimento	
		Verificar as imagens do procedimento, para avaliar se foi adequado tecnicamente e se foi da lesão correta	
		Verificar o resultado citológico ou histológico e decidir se há concordância ou não com a imagem Se necessário, fazer contato com o patologista para discutir em conjunto	
		Verificar se o resultado histológico final de cirurgias conservadoras após localizações por imagem é concordante Entrar em contato com o patologista ou mastologista no caso de discordâncias no resultado antomorradiológico, especialmente se houver suspeita de falha de localização ou de exérese da área de interesse	
		Finalizar o relatório com o resultado cito/histológico final no caso de biópsias percutâneas e dar uma recomendação adequada: ▪ Controle em 6 meses no caso de resultados benignos e concordantes ▪ Exérese cirúrgica no caso de leões subestimáveis/de alto risco ▪ Tratamento apropriado no caso de malignidade ▪ Rebiópsia (ou exérese cirúrgica) se houver discordância radiológica patológica	
		Em casos necessários, avisar o mastologista da paciente e/ou encaminhá-la para o serviço apropriado	
		Arquivamento do caso para fins didáticos	

* *Kit* de procedimento por RM: compressores fenestrados e fechados mediais e laterais para bobina de mama, marcador cutâneo e planilha com a grade ou *software* de localização.
ROLL: *radioguided occult lesion localization*; LS: biópsia de linfonodo-sentinela; SNOLL: *radioguided occult lesion localization* com biópsia de linfonodo-sentinela.

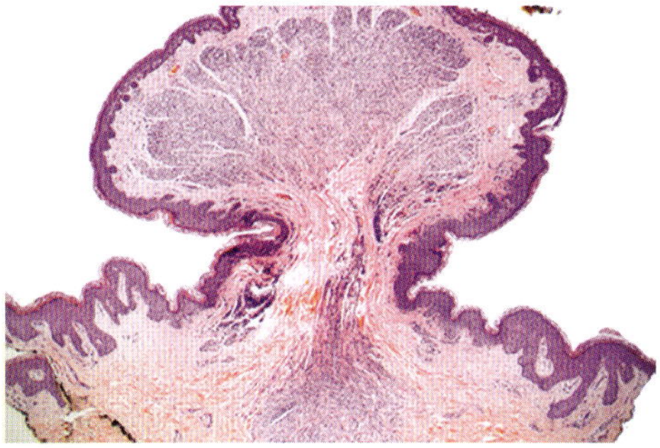

FIGURA 1 Pinçamento de fragmento.

QUADRO 2 Cuidados no envio e manuseio da amostra

1	Identificação correta da paciente, lateralidade, localização, descrição da lesão e data	
2	Evitar pinçar os fragmentos (Figura 1)	Pode prejudicar a análise
3	Core biópsia e biópsias a vácuo	Mergulhar imediatamente em formol
4	Citologia	Fazer esfregaço e mergulhá-las imediatamente em álcool e/ou mandar na seringa diluído em álcool
5	Pesquisa de bactérias em aspirados	Amostras em tubo seco para culturas em geral aeróbios e anaeróbios
6	Pesquisa de bactérias em fragmentos	Amostras em tubo seco
7	Pesquisa de fungos e agentes especiais em aspirados	Amostras em tubo seco
8	Pesquisa de linfoma de células anaplásicas relacionadas a implantes mamários	Amostras em tubo seco e em tubo com RPMI Solicitar citometria de fluxo com pesquisa de CD30 e ALK
9	Para solicitar imuno-histoquímica	Fragmentos em formol

* Amostras em tubos secos: mandar volumes ≥ 2 mL

houve biópsia com amostragem inadequada, é necessário saber se houve alguma dificuldade técnica durante a realização do procedimento (lesão profunda, lesão muito endurecida, se houve sangramento abundante etc.), o que pode ser mais bem elucidado por quem realizou o procedimento e também reavaliando-se a documentação do procedimento. Nessa situação, inicialmente deve-se discutir o caso com o patologista para que ele possa identificar alguma eventual falha. A seguir, a recomendação é rebiopsiar a lesão, exceto se o médico da paciente preferir realizar biópsia excisional (exérese cirúrgica).

Alguns resultados de biópsia são concordantes, porém, necessitam de maior amostragem para o diagnóstico definitivo, sendo subestimáveis, pois na amostragem limitada de uma biópsia percutânea não permitem o diagnóstico final e necessitam da análise de toda a lesão ou maior amostragem para a elucidação diagnóstica final. Entram nesta categoria: lesões papilíferas, tumores *phyllodes* e lesões *mucocele like* associadas à atipia.

Outras lesões possuem potencial de associação com malignidade, podendo estar concomitantes ou serem precursoras funcionando como lesões marcadoras de risco, como cicatrizes radiadas, neoplasias lobulares, adenose microglandular.

Algumas lesões representam ambas as possibilidades, como a hiperplasia ductal atípica, em que ampla amostragem é geralmente necessária para a diferenciação com carcinoma ductal *in situ*, também aumentam o risco de câncer de mama futuro, inclusive bilateralmente.

Na prática diária, estes tipos de lesões são tratados como subestimáveis ou de alto risco ou risco potencial desconhecido para malignidade, com recomendações geralmente de excisão. Porém, gradativamente, as recomendações podem ser expectantes na medida em que há uma boa e ampla amostragem (preferencialmente sem lesão residual) e uma boa correlação anatomorradiológica (Quadro 3 – avaliação de taxas de subestimação e recomendações de diversas doenças).

Após o resultado de uma cirurgia de mama conservadora, pós-localização guiada por imagem, cabe ao imaginologista verificar se houve a exérese adequada da lesão, examinando não somente as imagens da localização, como a radiografia da peça cirúrgica se houver, e o resultado histológico final. Qualquer incongruência deve ser relatada ao mastologista, para as devidas providências.

No caso de avaliação de peça cirúrgica, essa comunicação deve ser imediata, pois normalmente implica que a paciente e o cirurgião se encontram no centro cirúrgico aguardando a informação da necessidade de realizar ampliação de margens. Em peças cirúrgicas, as margens são marcadas com combinação de fios que variam de acordo com o serviço ou do mastologista (curto, longo, duplo longo, duplo curto, um fio longo e um curto etc.) e que devem ser informados pelo cirurgião ao imaginologista. Essas peças cirúrgicas devem ser radiografadas em 2 incidências ortogonais para a avaliação de margens (Figura 2). Alguns serviços possuem caixas para suportes destas peças que facilitam o manuseio, porém dificultam o posicionamento da peça para as radiografias, especialmente na incidência ortogonal.

QUADRO 3 Condutas pós-biópsias percutâneas

Lesão	Taxa de subestimação/risco relativo para câncer de mama/peculiaridades	Recomendações
Hiperplasia ductal usual (HDU) Hiperplasia lobular atípica (neoplasia lobular grau I/II)	RR baixo para câncer (ca) de mama	Controle por imagem
Hiperplasia ductal atípica (HDA)	Média 23% (18-31%) RR ca de mama 2,6-4,7%	Exérese cirúrgica
Carcinoma lobular *in situ* (neoplasia lobular grau III)	Média 18% (0-60%) RR ca de mama 6,1-11%	Se houve retirada completa por imagem: conduta a critério clínico. Geralmente controla-se Excisão se for extenso com acometimento de mais de 4 unidades ductolobulares no AP
Carcinoma lobular *in situ* pleomórfico Carcinomas lobulares *in situ* não clássicos	20-36%	Exérese cirúrgica
Atipia epitelial plana (AEP)	0-7% (com boa correlação AP - imagem) 13-67% (sem boa correlação AP - imagem)	Se houve retirada completa por imagem: conduta a critério clínico. Geralmente controla-se Se associada a HDA, excisão é recomendada
Hiperplasia de células colunares (HCC)	RR baixo para ca de mama	Controle por imagem
Papiloma	2,3-7%	Se houver retirada completa por imagem e sem atipia celular, conduta a critério clínico. Geralmente a opção é por controlar por imagem
Lesão papilífera sem atipias	15,7%	Controle por imagem
Lesão papilífera com atipias	36,9%	Exérese cirúrgica
Cicatriz radiada	1-8% para malignidade 20-26% para lesões de risco	Se for pequeno, incidental e com retirada completa por imagem: conduta a critério clínico. Geralmente a opção é por controlar por imagem

(continua)

QUADRO 3 Condutas pós-biópsias percutâneas (*continuação*)

Lesão	Taxa de subestimação/risco relativo para câncer de mama/peculiaridades	Recomendações
Lesão esclerosante complexa	0-23%	Se for pequeno, incidental e com retirada completa por imagem: conduta a critério clínico. Geralmente a opção é por controlar por imagem
Adenose esclerosante	RR baixo para ca de mama	Controle por imagem
Adenose microglandular com atipias	Até 27%	Exérese cirúrgica
Lesões mucocele-*like*	25% associadas a hiperplasias atípicas (HA) 0% quando sem HA 31% quando associado a HA	Controle por imagem se sem imagem residual e sem HA Exérese cirúrgica quando com HA
Tumor *phyllodes* (TP)	Exérese cirúrgica para definir se é TP benigno, maligno ou *borderline* e fazer diagnóstico diferencial com sarcomas e carcinomas metaplásicos	Taxa de recorrência local nos TP benignos 8% (6-9%), TP *borderline* 13% (11-16%), TP malignos 18% (14-21%)

RR: risco relativo; AP: anatomopatológico

Exemplos

Nas Figuras 2 a 8, alguns casos para exemplificar a correlação de imagem com a doença em biópsias percutâneas.

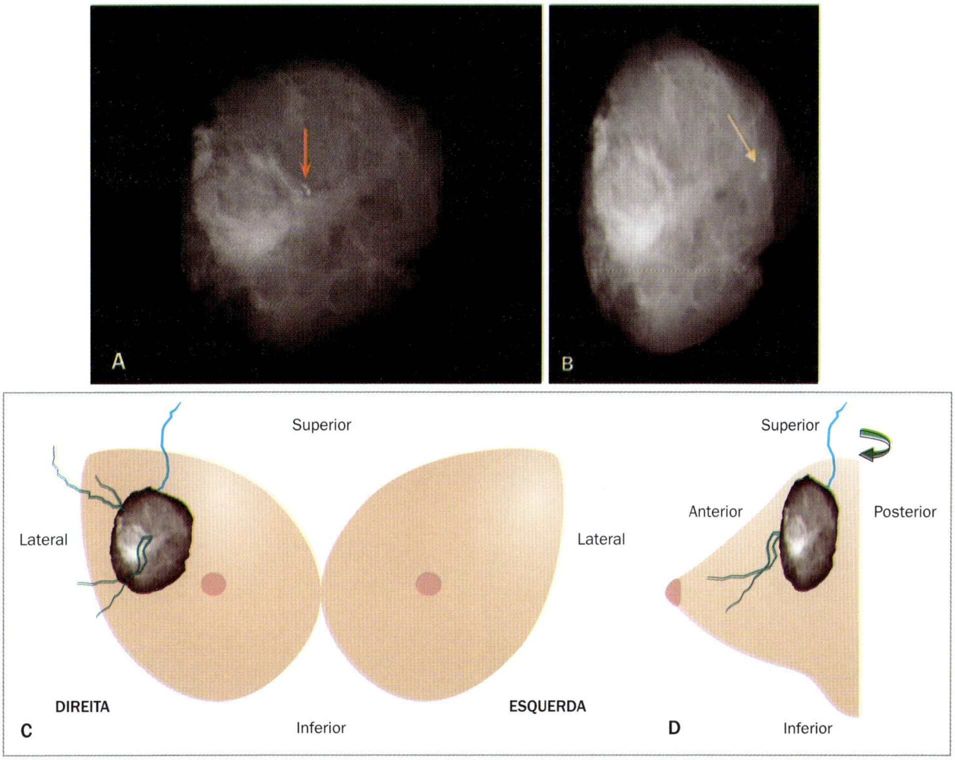

FIGURA 2 (**A**, **B**) Radiografia de peça cirúrgica demonstra a calcificação no centro da peça numa incidência e próximo à borda em outra (setas); (**C**) sugestão de posicionamento no mamógrafo. Pode-se desenhar, sobre um filme mamográfico, diagrama da mama como se estivesse visibilizando a paciente de frente para o operador e posicionar a peça em cima deste conforme a orientação de fios ou margens coloridas realizadas pelo cirurgião. (**D**) Fazer uma incidência ortogonal para ver as margens que faltam, no caso anterior e posterior.

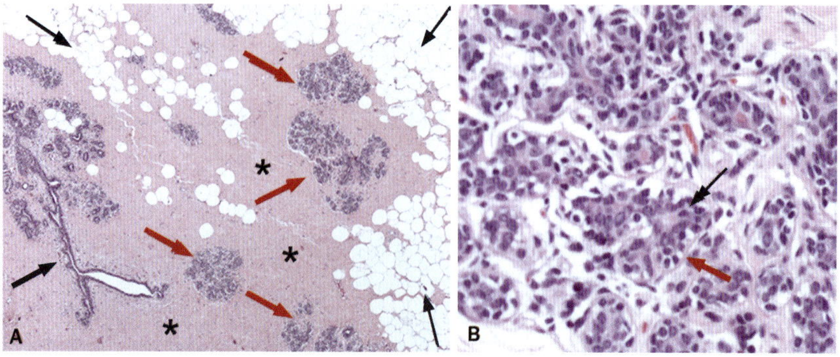

FIGURA 3 Mama normal. (**A**) Tecido gorduroso (setas finas), lóbulos (seta grossa vermelha) com ductos (seta grossa preta) e estroma (*); (**B**) maior aumento demonstrando lóbulos com dupla população celular: células epiteliais (setas finas) e mioepiteliais (setas grossas).

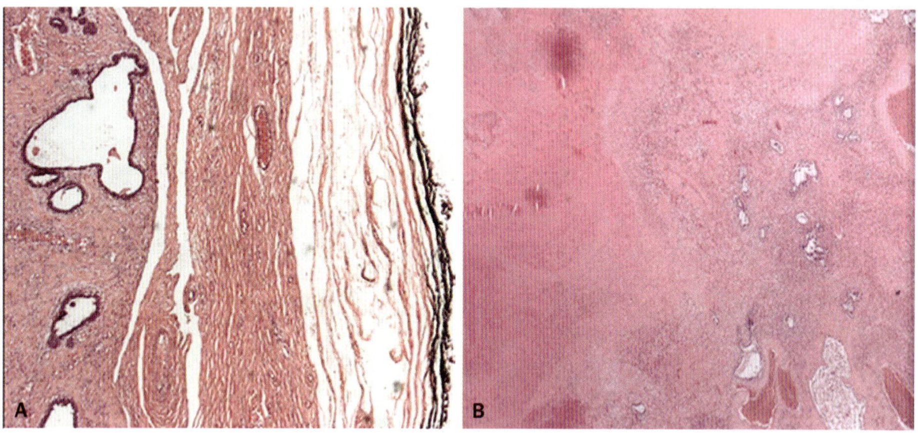

FIGURA 4 Na biópsia percutânea: (**A**) procurar representar a transição lesão/normal e (**B**) evitar áreas de necrose.

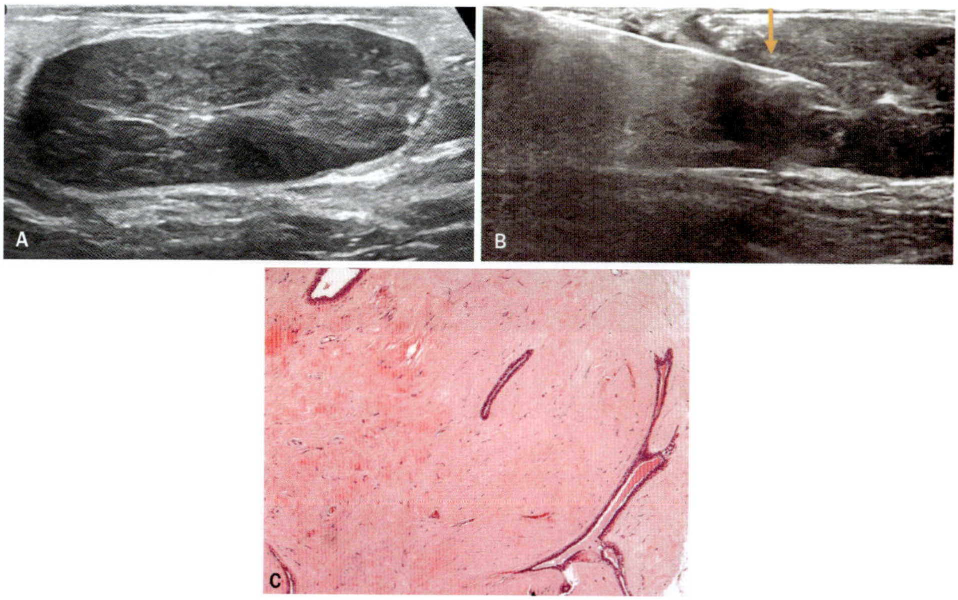

FIGURA 5 Caso concordante – *core* biópsia de nódulo. Paciente feminino 17 anos. (**A**) Nódulo palpável em crescimento na mama direita; nódulo sólido, oval, circunscrito, hipoecogênico com septos internos; (**B**) imagem da agulha de biópsia transfixando o nódulo (seta); (**C**) histologia demonstrando proliferação estromal (área rosa) homogênea e com baixa celularidade. Fibroadenoma.

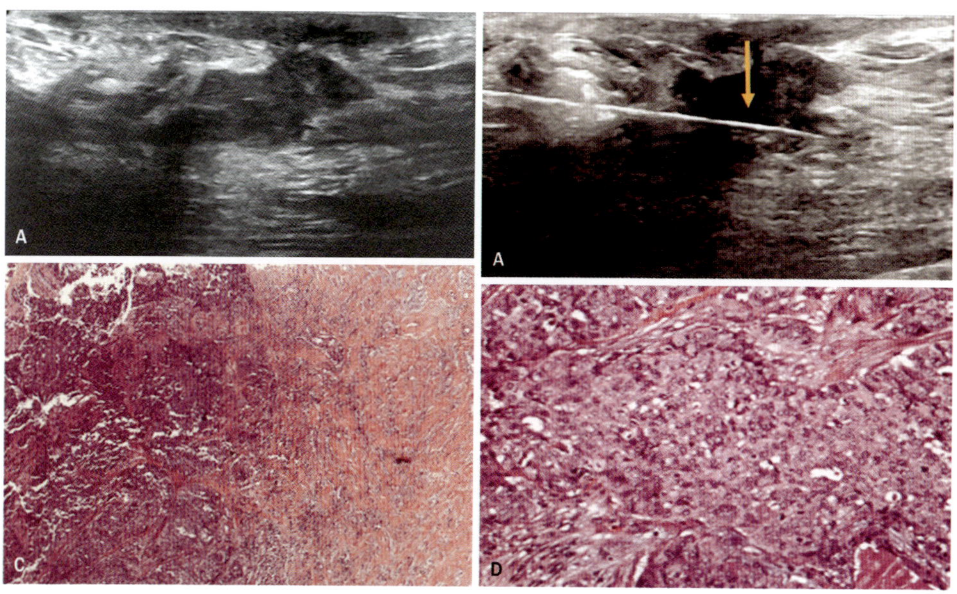

FIGURA 6 Caso concordante – *core* biópsia de nódulo. Paciente feminino 32 anos. Nódulo na região retroareolar da mama direita; (**A**) nódulo sólido, irregular, indistinto, hipoecogênico; (**B**) imagem da agulha de biópsia transfixando o nódulo (seta); (**C**) histologia demonstrando proliferação epitelial infiltrando o estroma (área roxa); (**D**) maior aumento demonstrando o aspecto infiltrativo com células com pleomorfismo nuclear, cariomegalia. Carcinoma invasivo de tipo histológico não especial.

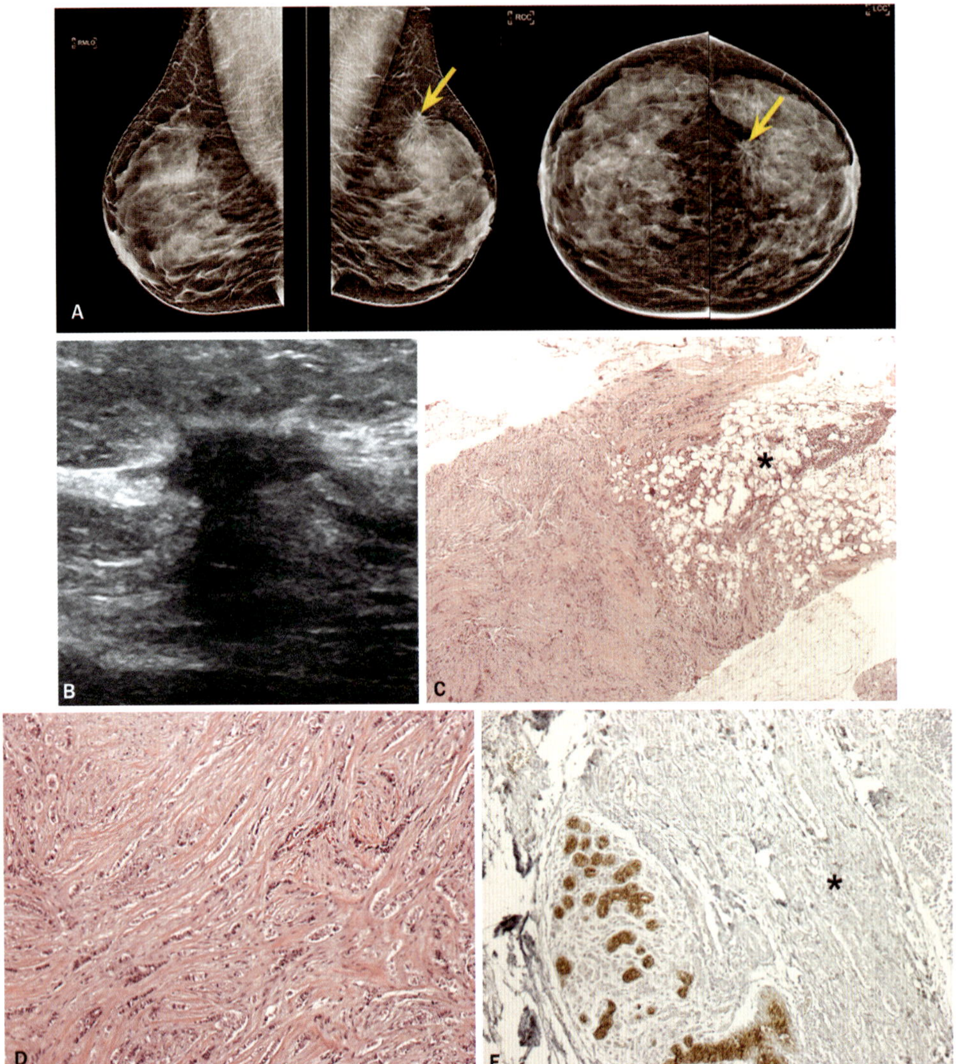

FIGURA 7 Paciente 51 anos. Mamografia e ultrassonografia diagnósticas por nódulo palpável na mama esquerda; (**A**) mamografia com nódulo isodenso, irregular e espiculado no quadrante superolateral da mama esquerda em correspondência ao local da queixa palpável da paciente (setas); (**B**) ultrassonografia demonstrando nódulo sólido, irregular, espiculado, hipoecogênico com sombra acústica posterior em correspondência ao nódulo identificado na mamografia; (**C**) histologia demonstrando aspecto infiltrativo da lesão (área roxa) permeando também a gordura (*); (**D**) maior aumento da área infiltrativa demonstrando arranjo em fileiras das células epiteliais; (**E**) marcador para e-caderina negativo na área de lesão infiltrativa (*), demonstrando perda de coesividade celular. Carcinoma lobular invasivo.

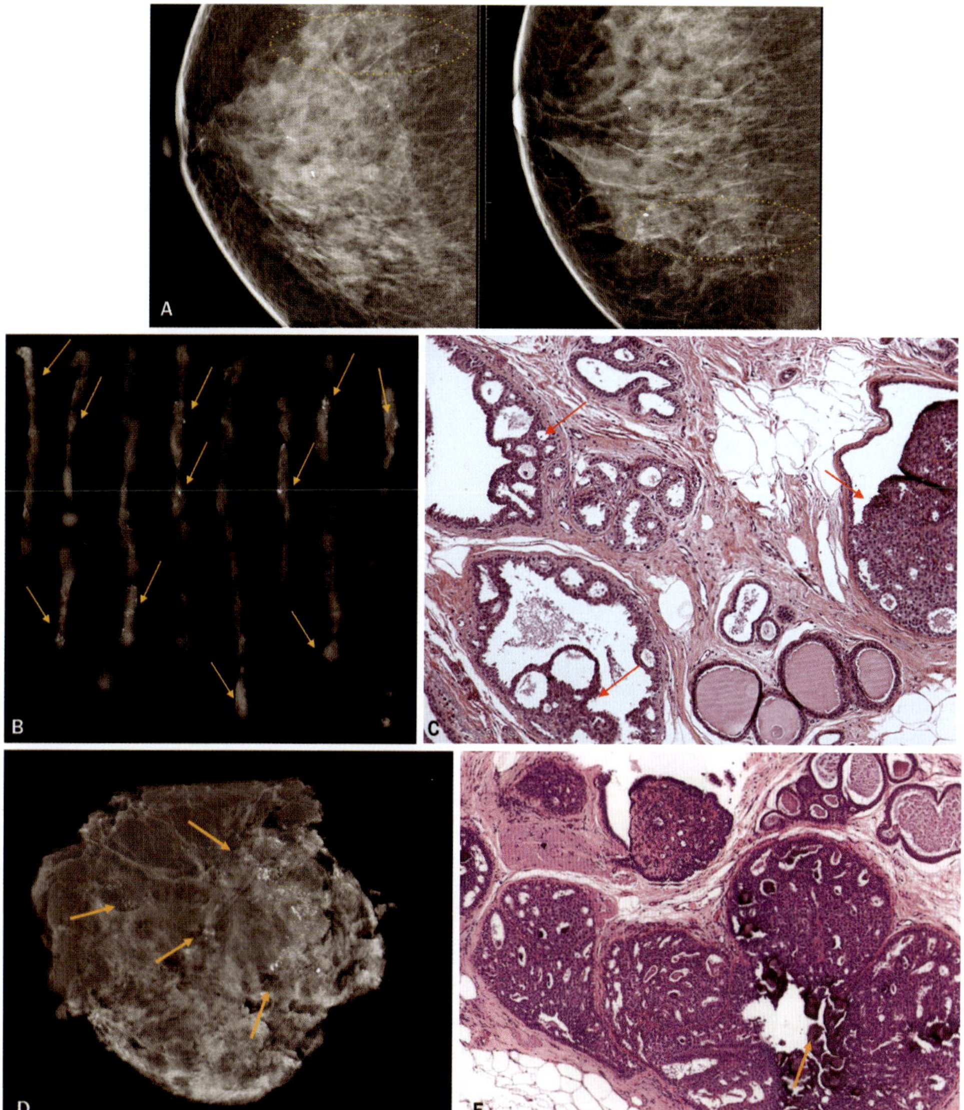

FIGURA 8 (**A**) Caso concordante, porém subestimável. Mamografia demonstrando calcificações amorfas em distribuição linear (círculos); fragmentos de biópsia estereotáxica demonstrando calcificações nos fragmentos (setas em **B**); hiperplasia ductal atípica. Lóbulos com proliferação celular, com mais de 2 camadas de células (setas em **C**), com arranjo arquitetural rígido tendendo a formar arcadas e discreta atipia celular. Necessária excisão cirúrgica para descartar a possibilidade de carcinoma ductal *in situ*; radiografia de peça cirúrgica demonstrando calcificações residuais (setas em **D**). Carcinoma ductal *in situ*. Proliferação celular de padrão cribriforme associada a calcificação basofílica (seta em **E**).

Sugestões bibliográficas

1. Thomas PS. Diagnosis and management of high-risk breast lesions. J Natl Compr Canc Netw. 2018;16(11):1391-6.
2. Schmidt H, Arditi B, Wooster M, Weltz C, Margolies L, Bleiweiss I, et al. Observation versus excision of lobular neoplasia on core needle biopsy of the breast. Breast Cancer Res Treat. 2018;168(3):649-54.
3. Neal L, Sandhu NP, Hieken TJ, Glazebrook KN, Mac Bride MB, Dilaveri CA, et al. Diagnosis and management of benign, atypical, and indeterminate breast lesions detected on core needle biopsy. Mayo Clin Proc. 2014;89(4):536-47.
4. Rudin AV, Hoskin TL, Fahy A. Flat epithelial atypia on core biopsy and upgrade to cancer: a systematic review and meta-analysis. Ann Surg Oncol. 2017;24(12):3549-58.
5. Lu Y, Chen Y, Zhu L, Cartwright P, Song E, Jacobs L, Chen K. Local recurrence of benign, borderline, and malignant phyllodes tumors of the breast: a systematic review and meta-analysis. Ann Surg Oncol. 2019;26(5):1263-75.
6. Kader T, Hill P, Rakha EA, Campbell IG, Gorringe KL. Atypical ductal hyperplasia: update on diagnosis, management, and molecular landscape. Breast Cancer Res. 2018;20(1):39 .
7. Nakhlis F, Lester S, Denison C, Wong SM, Mongiu A, Golshan M. Complex sclerosing lesions and radial sclerosing lesions on core needle biopsy: Low risk of carcinoma on excision in cases with clinical and imaging concordance. Breast J. 2018;24(2):133-8.
8. Lipman, M., Chambers, A. & Umphrey, H.R. Current Management of High-Risk Breast Lesions. Curr Radiol Rep (2018) 6:7. https://doi.org/10.1007/s40134-018-0268-6.
9. Forester ND, Lowes S, Mitchell E, Twiddy M. High risk (B3) breast lesions: What is the incidence of malignancy for individual lesion subtypes? A systematic review and meta-analysis. Eur J Surg Oncol. 2019;45(4):519-27.
10. Krishnamurthy S, Bevers T, Kuerer H, Yang WT. Multidisciplinary considerations in the management of high-risk breast lesions. AJR. 2012;198(2):W132-40.
11. Sen LQC, Berg WA, Hooley RJ, Carter GJ, Desouki MM, Sumkin JH. Core breast biopsies showing lobular carcinoma in situ should be excised and surveillance is reasonable for atypical lobular hyperplasia. AJR. 2016;207(5):1132-45.
12. Shui R, Yang W. Invasive breast carcinoma arising in microglandular adenosis: a case report and review of the literature. Breast J. 2009;15(6):653-6.
13. Nakhlis F, Harrison BT, Giess CS, ester SC, Hughes KS, Coopey SB, King TA. Evaluating the rate of upgrade to invasive breast cancer and/ or ductal carcinoma in situ following a core biopsy diagnosis of non-classic lobular carcinoma in situ. Ann Surg Oncol. 2019;26(1):55-61.
14. Desai AA, Jimenez RE, Hoskin TL, Day CN, Boughey JC, Hieken TJ. Treatment outcomes for pleomorphic lobular carcinoma in situ of the breast. Ann Surg Oncol. 2018;25(10):3064-8.
15. National Comprehensive Cancer Network (NCCN). Available from: https://www2.tri-kobe.org/nccn/guideline/breast/english/breast-screening.pdf. [Accessed 22 nov. 2021].

18

Cuidados na pré e pós-biópsia percutânea

Cecilia Schwartzman Goldman Hamermesz
Rafael Leite Macedo
Caio Dinelli Pinheiro
Heni Debs Skaf

Introdução

O constante aumento da adesão e da acurácia das técnicas de rastreamento de lesões mamárias por imagem, como mamografia (para a população geral) e ressonância magnética (RM) (para pacientes de alto risco), tem promovido aumento do número de biópsias percutâneas na mama.

Achados mamográficos sutis caracterizados apenas por imagem e sem queixa palpável, porém suspeitos, como calcificações e distorções arquiteturais, estão sendo investigados e submetidos a biópsias por múltiplas vias diferentes, de acordo com o tipo de lesão suspeita e como seria melhor caracterizada essa lesão.

Atualmente, além da via ultrassonográfica e estereotáxica, a RM das mamas também desempenha papel importante como via de biópsia de lesões unicamente caracterizadas neste exame, sem correlação com outro método de imagem. Consequentemente, o radiologista desempenha um papel não apenas na detecção como também no diagnóstico e no manejo das lesões mamárias.

Biópsias cirúrgicas estão em declínio, estando reservadas para casos em que não há possibilidade de realização de biópsias percutâneas ou para se evitar o retardo no manejo/tratamento das pacientes em casos de dificuldade para a realização das biópsias percutâneas. Biópsias percutâneas têm menor custo, apresentam menor porcentagem de complicações e menor tempo de recuperação em relação às biópsias cirúrgicas.

Orientações pré-biópsia

Antes da realização de qualquer biópsia percutânea da mama, todas as pacientes devem assinar o termo de consentimento que explicita os riscos inerentes ao procedimento, como infecção e sangramento.

De maneira geral, os procedimentos percutâneos mamários são seguros e existem poucas contraindicações.

Os medicamentos de uso diários não devem ser suspensos, exceto alguns tipos de anticoagulantes, conforme será discutido posteriormente. Nestes casos, o médico da paciente deve ser informado e fica a seu critério a necessidade ou não de suspensão da droga, sendo cada caso estudado individualmente, levando-se em consideração o tipo da droga anticoagulante, a indicação e o contexto clínico da paciente.

Pacientes que apresentam alergia a um tipo de anestésico local, como lidocaína 0,5 a 2% (xilocaína, Zingo, dose máxima de 5 a 300 mg), devem realizar o procedimento com outro tipo de anestésico, por exemplo, bupivacaína 0,25 a 0,5% (marcaína, sensorcaína, dose máxima de 175 mg). Em caso de alergia à múltiplos anestésicos locais, a biópsia de fragmentos não pode ser realizada em virtude da dor, sendo necessário uma conduta individualizada nestes casos.

Manejo de anticoagulantes e antiagregantes

Segundo dados do Departamento de Informática do Sistema Único de Saúde (Datasus), na faixa etária entre 40 a 60 anos, as 2 maiores causas de mortalidade na população feminina são tumores e doenças do aparelho circulatório. Portanto, boa parte das pacientes nesta idade, submetidas a inúmeros procedimentos percutâneos mamários, fazem uso de anticoagulantes e antiagregantes plaquetários que fazem parte da terapêutica e da profilaxia das doenças cardiovasculares.

Procedimentos mamários são considerados, com base em diretrizes da Society of Interventional Radiology (SIR) e Cardiovascular and Interventional Radiological Society of Europe (CIRSE), como procedimentos superficiais e de baixo risco de complicações, sendo agrupados juntamente às biópsias de tireoide e linfonodos periféricos.

Está bem estabelecida na literatura a associação entre o emprego de anticoagulantes e antiagregantes com formação de equimose após biópsia por agulha grossa. Não há, no entanto, associação com a formação de hematomas clinicamente significativos, ou seja, aqueles que requerem intervenção cirúrgica, internação, drenagem, ou que cursam com dor intensa não responsiva à analgesia usual ou que determinam atraso no tratamento cirúrgico.

Sumarizando as orientações dos consensos da radiologia intervencionista, são classificados como procedimentos superficiais e com baixo risco de complicação:

- Não devem ser suspensos ácido acetilsalicílico (se isolado), fármacos anti-Xa, antitrombina, anti-inflamatórios não esteroidais (AINES).
- Devem ser suspensos fármacos anti-IIb/IIIa, heparinas, varfarina, ácido acetilsalicílico se associado a dipiridamol.

Não há na literatura evidência para suspensão de fitoterápicos (*Gingko biloba* e *Panax ginseng*) antes de procedimentos percutâneos mamários, apesar de alguns profissionais, baseados em experiências pessoais, optarem pela suspensão desses medicamentos de 3 a 7 dias antes da biópsia.

Se o paciente faz uso de varfarina ou se há história de hepatopatia é conveniente a dosagem do International Normalized Ratio (INR) pré-procedimento (valores seguros abaixo de 2). Se fizer uso de heparina não fracionada, é conveniente a dosagem de tempo de tromboplastina parcialmente ativada (TTPA) (valores seguros abaixo de 50 segundos) (Quadro 1).

Orientações pós-biópsia

No hospital/clínica

Um curativo composto por finas fitas adesivas estéreis (Steri-Strips™) é aplicado no orifício da biópsia e denominado como ponto falso.

QUADRO 1 Sugestão de manejo de antiagregantes e anticoagulantes periprocedimentos mamários

Fármaco	Tempo de suspensão	Tempo de reinício
Ácido acetilsalicílico (isolado)	Não suspender*	-
Anti-inflamatórios não esteroidais (IANE)	Não suspender	-
Cilostazol	Não suspender	-
Inibidores de trombina (dabigatrana/argatrobana/desirudina)	Não suspender	-
Anti-Xa (rivaroxabana/apixabana/endoxabana)	Não suspender	-
Ácido acetilsalicílico associado a dipiridamol	2 dias	Imediato
Clopidogrel	5 dias	Imediato
Prasugrel/ticagrelor	5 dias	24h
Abciximab	12-24h**	-
Eptifibatide/tirofibana	Imediatamente antes	-
Varfarina VO	5 dias***	12h
Heparina não fracionada IV	1h	1h
Heparina não fracionada SC	4h	Imediato
Heparina de baixo peso molecular SC (enoxaparina)	12h	6h

Contraindicações: INR < 2 (dosar se em uso de varfarina ou história de hepatopatia) e plaquetotograma < 50.000 (não solicitar de rotina).

* Principalmente se evento tromboembólico recente, fibrilação atrial, *stent* recente (não revestido < 3 meses, revestido < 12 meses), válvula cardíaca sintética.

** Checar TTPA ≤ 5 s.

*** Checar INR < 2,0.

Deve-se comprimir a área biopsiada por pelo menos 20 a 30 minutos para reduzir o risco de sangramento e hematomas. Tempos maiores podem ser necessários de acordo com cada caso. Uma compressa de gelo durante a compressão traz benefícios adicionais, tanto para hemostasia quanto para a analgesia da paciente.

Após o período de compressão é realizado um curativo compressivo com uma bandagem que deve permanecer intacto durante as primeiras 24 horas.

Em casa

- A paciente deve manter a bandagem no local da biópsia até o dia seguinte à realização.
- Deixar o ponto falso (Steri-Strips™ ou curativo composto por finas fitas adesivas estéreis) no local da biópsia. Se não tiverem caído em 7 dias, a paciente poderá removê-las. Caso caiam antes deste tempo, não há necessidade de repô-las.
- A paciente pode tomar banho 24 horas após a biópsia. Ela deve remover o curativo antes de tomar banho, mas deixando o ponto falso no lugar. Deixar a água do chuveiro correr sobre o local da biópsia. Suavemente, secar com uma toalha limpa. Não é necessário colocar outra bandagem no local da biópsia depois do banho se não estiver mais sangrando.
- Podem surgir edemas e equimoses após a biópsia da mama. Aplicar uma bolsa de gelo no local durante 15 a 20 minutos várias vezes (a cada 3 ou 4 horas) durante as primeiras 24 horas após o procedimento, para ajudar a reduzir o edema. As equimoses e edemas (de pequeno volume) devem desaparecer por volta de 1 semana.
- Em caso de sangramento ativo no local da biópsia, a paciente deve aplicar pressão constante com uma gaze. Se o sangramento ficar incontrolável, ela deve entrar em contato com a equipe médica.
- Um sutiã confortável firme ou *top* justo pode ajudar a comprimir o sítio de biópsia e fazer a paciente se sentir mais confortável.
- Nos 3 dias que sucedem a biópsia, não é recomendado:
  - Carregar peso.
  - Fazer exercícios extenuantes, como correr ou pedalar.
  - Submergir o local da biópsia.

Complicações pós-biópsia

Complicações relacionadas a biópsias mamárias são incomuns e na maioria dos casos não oferecem risco à vida ou necessitam intervenções clínicas significativas. A taxa de complicações varia na literatura entre 1,4 a 9%.

De maneira geral, podem ser subdivididas em agudas, compreendendo sangramentos e reação vasovagal, e em tardias: hematomas, mastites, pseudoaneurismas, fístulas arteriovenosas, lácteas e semeadura tumoral, dentre outras.

Reação vasovagal

É complicação frequente, especialmente se o procedimento for realizado em posição sentada com a paciente visibilizando diretamente o procedimento. Caracteriza-se por baixa de níveis pressóricos, com tontura, náusea, sudorese fria, palidez, visão turva, podendo haver pulso fraco e pupilas dilatadas. As medidas a serem tomadas são interromper imediatamente o procedimento e colocar a paciente em posição de Trendelenburg (elevar os membros inferiores) para aumentar o retorno venoso. Medidas adicionais geralmente não são necessárias.

Hematomas

Hematomas são as complicações mais comuns relacionadas à biópsia, geralmente sendo observados durante ou logo após a realização do procedimento. O uso de anticoagulantes e agulhas de maior calibre aumentam a probabilidade de ocorrência, mas não necessariamente implicam em aumento do volume.

Algumas vantagens das biópsias guiadas por ultrassonografia são o uso do Doppler para evitar grandes vasos durante a manipulação das agulhas e a visibilização da formação do hematoma em tempo real. Nas biópsias guiadas por mamografia, a imagem do hematoma costuma ser caracterizada nas incidências adicionais realizadas após o procedimento.

Na suspeita de hematoma, a ação mais rápida e eficaz é a compressão da mama logo após a biópsia por pelo menos 5 a 10 minutos, seguida da realização de compressa fria. A paciente pode manter compressas frias ou quentes em casa nos primeiros dias. Os hematomas tendem a ser absorvidos em cerca de dias ou semanas, dependendo do volume. Em casos de permanência de queixa após 3 a 4 semanas do procedimento, piora clínica ou progressão do hematoma, orientar retorno da paciente para avaliação clínica e ultrassonográfica. Muito raramente, drenagem da coleção ou conduta cirúrgica podem ser necessárias (Figura 1).

Mastites

Mastites relacionadas à biópsia percutânea são raras, com incidência reportada na literatura de aproximadamente 0,15%, geralmente secundárias à infecção bacteriana por contaminação de organismos cutâneos, principalmente *Staphylococcus aureus*. Diabete melito, obesidade e tabagismo são fatores de risco para o desenvolvimento.

Os sinais e sintomas típicos são de dor, hiperemia local, febre e eventualmente saída de secreção purulenta pelo orifício de entrada da agulha. A prevenção de contaminação durante o procedimento é feita pelas medidas de antissepsia local e o uso de material e luva estéreis.

As pacientes que desenvolvem mastite são geralmente tratadas com antibioticoterapia por via oral, alguns dos esquemas a serem utilizados são cefalexina 500 mg de 6/6 horas, por 7 dias, ou clindamicina 600 mg de 8/8 horas, por 7 dias.

Abscessos pós-biópsia são pouco comuns e podem ser tratados com drenagem percutânea associada com a antibioticoterapia (Figura 2).

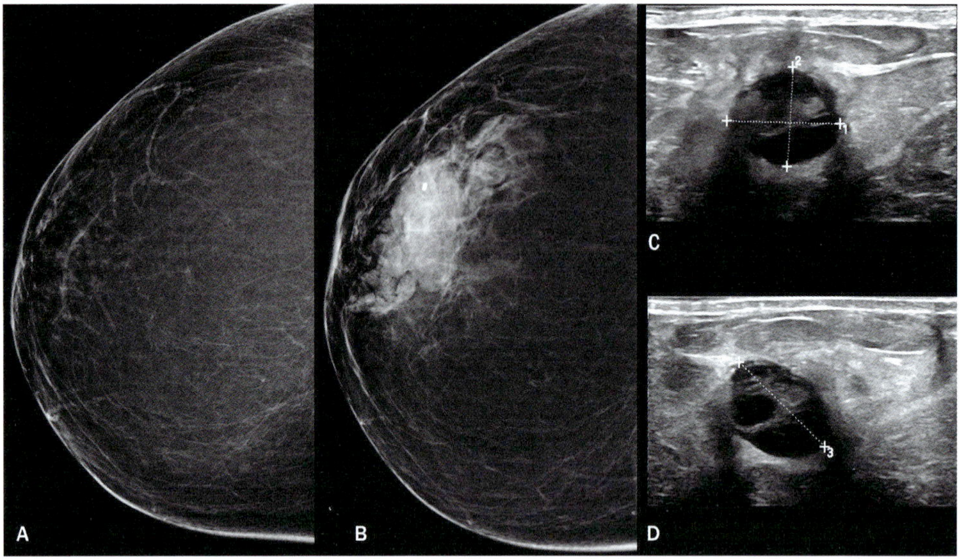

FIGURA 1 Hematoma pós-mamotomia. (**A**) Paciente convocada para mamotomia estereotáxica de calcificações amorfas agrupadas na mama direita; (**B**) nas incidências mamográficas adicionais realizadas logo após o procedimento observa-se hematoma no local da biópsia, caracterizado como uma imagem nodular hiperdensa com focos de gás de permeio e com clipe metálico no interior; (**C**, **D**) um mês após a biópsia, paciente retorna para reavaliação ultrassonográfica, mostrando redução das dimensões, com pequeno hematoma residual.

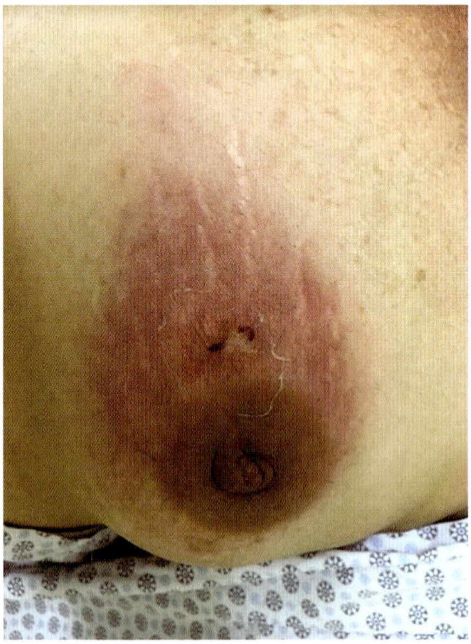

FIGURA 2 Mastite pós-biópsia percutânea, apresentando dor e hiperemia local junto ao orifício de biópsia 2 semanas após o procedimento.

Pseudoaneurismas

Pseudoaneurismas secundários à biópsia percutânea são extremamente raros, e ocorrem quando há ruptura do revestimento parietal das artérias, com contenção do sangramento pelo tecido perivascular adjacente.

O risco de ocorrência é maior para idosas, pacientes com aterosclerose e em uso de anticoagulantes.

Angiografia por tomografia ou RM e ultrassonografia com Doppler pulsado podem ser utilizadas para o diagnóstico. A imagem ultrassonográfica clássica é de uma massa pulsátil com fluxo turbilhonado entrando e saindo do saco aneurismático, sinal do *yin-yang* ao Doppler colorido e *to and fro* no Doppler pulsátil (Figura 3), o *to* representando

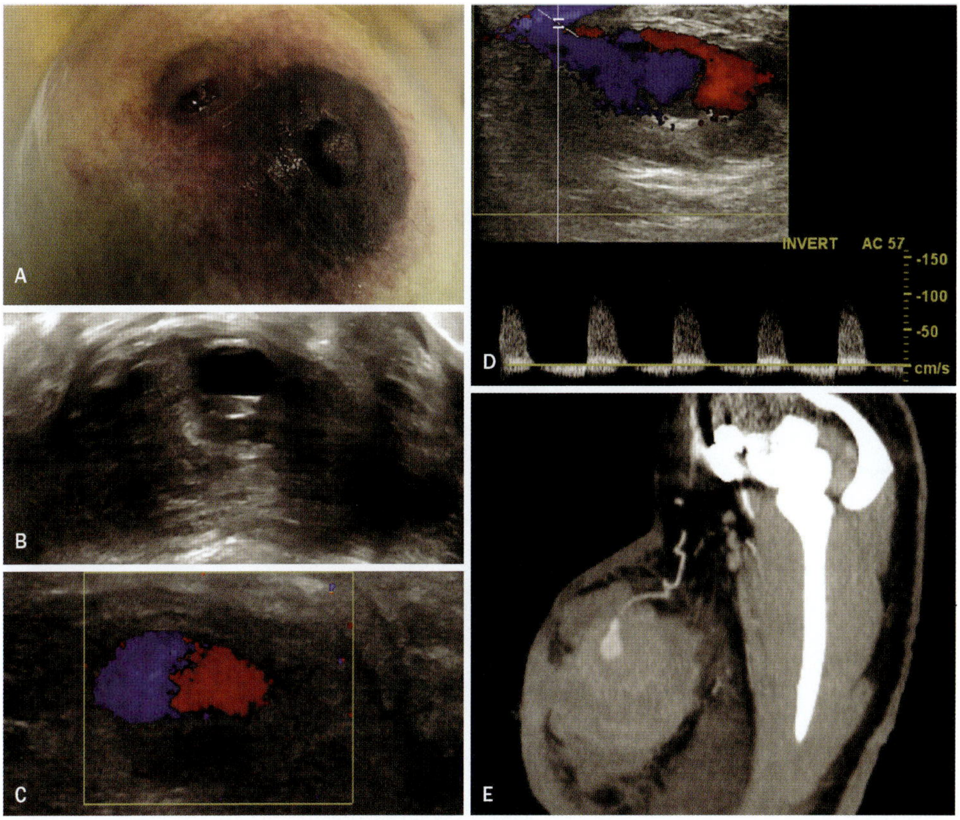

FIGURA 3 Pseudoaneurisma pós-biópsia percutânea. (**A**) 3 semanas após biópsia *core* de nódulo na mama direita, paciente apresenta queixa de edema e hiperemia difusos da mama, com queda do hematócrito; (**B**) pseudoaneurisma no interior do nódulo biopsiado, apresentando ectasia vascular focal; (**C**) o Doppler colorido mostra o clássico sinal do *yin-yang* no interior; (**D**) Doppler espectral mostrando o sinal do *to and fro;* (**E**) angiotomografia de tórax mostrando o pseudoaneurisma de ramo da artéria torácica interna, com sangramento ativo.

o sangue arterial entrando no saco pseudoaneurismático no ciclo sistólico e o *fro* ilustrando o sangue saindo do saco durante a o ciclo diastólico.

O tratamento pode ser feito com alcoolização percutânea, injeção local de trombina, embolização com micromolas e excisão cirúrgica.

Fístulas arteriovenosas

Fístulas arteriovenosas acontecem por comunicação anômala entre uma artéria e uma veia, sem a transição do fluxo sanguíneo por um leito capilar.

Fístulas arteriovenosas adquiridas pós-biópsia são raras, podendo ser assintomáticas ou apresentar massa pulsátil ou frêmito local.

A ultrassonografia com Doppler colorido e espectral mostra: fluxo de baixa resistência na artéria alimentadora, fluxo arterializado com alta velocidade na veia drenante e fluxo turbulento de alta velocidade no ponto de transição entre artéria e veia. Angiografia por tomografia e RM também têm alta acurácia para o diagnóstico (Figura 4).

O tratamento pode ser realizado com excisão cirúrgica ou embolização com micromolas.

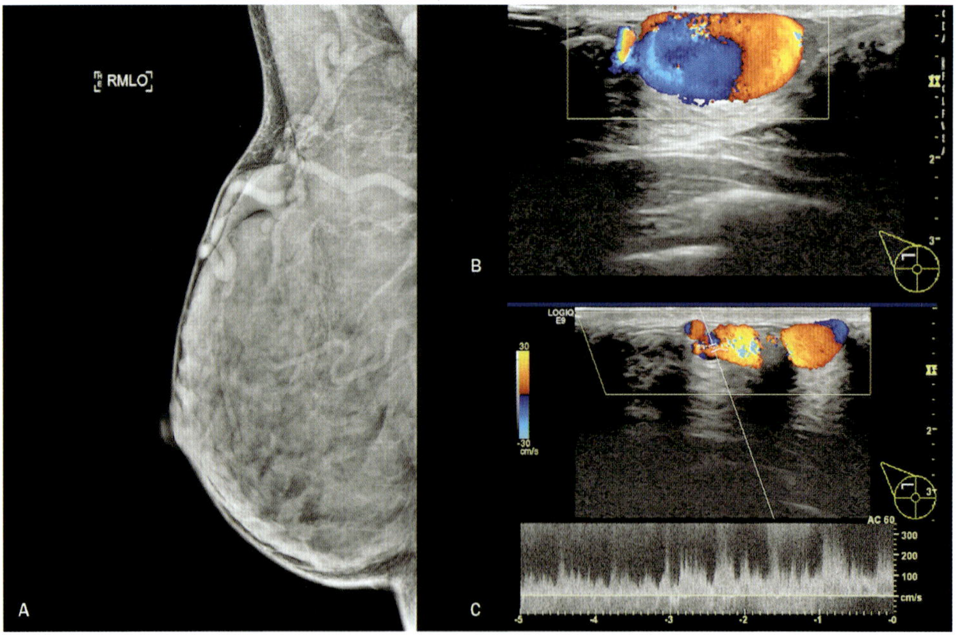

FIGURA 4 Fístula arteriovenosa pós-biópsia percutânea. (**A**) Mamografia mostra múltiplas ectasias venosas na mama direita, com predomínio no quadrante superolateral e prolongamento axilar; (**B**) a ultrassonografia mostra comunicação da artéria torácica lateral com uma veia superficial, origem das ectasias venosas, que apresentam fluxo turbulento ao Doppler colorido; (**C**) o estudo com Doppler espectral mostra fluxo turbulento de alta velocidade (próximo de 300 cm/s) na região da transição anômala entre a artéria e veia.

Fístulas lácteas

Fístulas lácteas são complicações incomuns que podem ocorrer em lactantes em que o trajeto da biópsia comunica a pele com um ducto lactífero, promovendo saída de leite pelo orifício cutâneo.

Para evitar este tipo de complicação, as seguintes medidas podem ser tomadas quando essas pacientes são encaminhadas para biópsia:

- Compressão local e uso da faixa após o procedimento.
- Suspender a amamentação na mama em que será realizada a biópsia.
- Uso de agentes dopaminérgicos (como bromocriptina) para inibir a lactação e suprimir a produção de leite (somente se necessário e devendo ser manuseadas pelo médico mastologista/ginecologista).

As fístulas podem se resolver espontaneamente, entretanto o tratamento é recomendado para evitar possíveis complicações, podendo ser realizado pela injeção local de corticoides (triancinolona), supressão da amamentação ou excisão cirúrgica.

Semeadura tumoral

As biópsias percutâneas têm o potencial de determinar migração de células tumorais viáveis para o trajeto da biópsia, bem como para a gordura pré-mamária e pele, na medida em que penetram o tumor e são então retiradas. Essas células, que frequentemente têm menor coesividade, podem manter o potencial de colonização e determinar a formação de um sítio de semeadura tumoral.

Em uma recente revisão sistemática, o fenômeno de deslocamento de células neoplásicas por meio da agulha para o trajeto de biópsia foi observado na peça cirúrgica de 22% pacientes submetidos à biópsia por agulha grossa.

Após uma revisão da literatura, alguns fatores apresentaram correlação positiva com o fenômeno da semeadura, a saber: tumores triplo negativos e de alto grau histológico, carcinomas ductais e cirurgias conservadoras. Outros fatores relacionaram-se negativamente à ocorrência do fenômeno, como: biópsias assistidas a vácuo, carcinomas lobulares, emprego de radioterapia e mastectomia.

Não há, no entanto, evidência estatística de impacto negativo na sobrevida associado aos casos de semeadura iatrogênica após biópsia. Portanto, até que se comprove um impacto negativo da biópsia por agulha grossa no manejo destes pacientes, o benefício em estabelecer tipo histológico, perfil hormonal, dentre outros, sobrepuja o potencial risco de semeadura.

Sugestões bibliográficas

1. Chesebro AL, Chikarmane SA, Ritner JA, Birdwell RL, Giess CS. Troubleshooting to overcome technical challenges in image-guided biopsy. Radiographics. 2017;37(3):705-18.
2. Chetlen AL, Kasales C, Mack J, Schetter S, Zhu J. Hematoma formation during breast core needle biopsy in women taking antithrombotic therapy. AJR Am J Roentgenol. 2013;201(1):215-22.
3. Chung KF, Dent G, McCusker M, Guinot P, Page CP, Barnes PJ. Effect of a ginkgolide mixture (BN 52063) in antagonising skin and platelet responses to platelet activating factor in man. Lancet. 1987;1(8527):248-51.
4. Jaffe TA, Raiff D, Ho LM, Kim CY. Management of anticoagulant and antiplatelet medications in adults undergoing percutaneous interventions. AJR Am J Roentgenol. 2015;205(2):421-8.
5. Kasprowicz N, Bauerschmitza GJ, Schönherra A, Baldus SE, Janni W, Mohrmann S. Recurrent mastitis after core needle biopsy: case report of an unusual complication after core needle biopsy of a phyllodes tumor. Breast Care. 2012;7(3):240-4.
6. Kaye AD, Kucera I, Sabar R. Perioperative anesthesia clinical considerations of alternative medicines. Anesthesiol Clin North Am. 2004;22(1):125-39.
7. Mahoney MC, Mary S. Newell MS. Breast intervention: how i do it. Radiology. 2013;268(1):12-24.
8. Newell MS, Mahoney MC. Ultrasound-guided percutaneous breast biopsy. Tech Vasc Interv Radiol. 2014;17(1):23-31.
9. Parker SH, Burbank F, Jackman RJ, Aucreman CJ, Cardenosa G, Cink TM, et al. Percutaneous large-core breast biopsy: a multi-institutional study. Radiology. 1994;193(2):359-64.
10. Patel IJ, Davidson JC, Nikoolic B, Salazar GM, Schwartzberg MS, Walker TG, Saad WA; Standards of Practice Committee, with Cardiovascular and Interventional Radiological Society of Europe (CIRSE) Endorsement. Consensus guidelines for periprocedural management of coagulation status and hemostasis risk in percutaneous image-guided interventions. J Vasc Interv Radiol. 2012;23(6):727-36.
11. Patel IJ, Davidson JC, Nikoolic B, Salazar GM, Schwartzberg MS, Walker TG, Saad WE; Standards of Practice Committee, with Cardiovascular and Interventional Radiological Society of Europe (CIRSE) Endorsement; Standards of Practice Committee of the Society of Interventional Radiology. Addendum of newer anticoagulants to the sir consensus guideline. Vasc Interv Radiol. 2013;24(5):641-5.
12. Somerville P, Seifert PJ, Destounis SV, Murphy PF, Young W. Anticoagulation and bleeding risk after core needle biopsy. AJR Am J Roentgenol. 2008;191(4):1194-7.

Seção V

Correlação entre os métodos de imagem e os aspectos clínicos e dicas práticas

19

Correlação entre os métodos de imagem e os aspectos clínicos e dicas práticas

Carlos Shimizu
Nestor de Barros (*In Memoriam*)

Introdução

Os métodos de imagem mais utilizados na radiologia mamária são a mamografia (MG), ultrassonografia (US) e ressonância magnética (RM). Na ausência de um único método que respondesse por todas as demandas, estes 3 métodos são empregados de acordo com necessidades específicas.

Algo importante a se notar é que esses métodos formam imagens a partir de princípios físicos distintos. Na MG, a imagem é formada a partir dos raios X, na US a partir dos ecos sonoros e na RM pela interação do campo magnético com os prótons de hidrogênio que compõem os tecidos. Por estas razões há diferentes representações imaginológicas de uma mesma estrutura, no caso a mama.

Em diversas situações, é necessário o emprego de mais um método de imagem para se chegar a um diagnóstico preciso e, por isso, conhecer como as alterações mamárias se manifestam em cada modalidade diagnóstica é fundamental para a correlação e um diagnóstico preciso.

Considerações técnicas

Posicionamento

Na MG, a mama é comprimida no momento em que as incidências são realizadas, o que tende a afastar a papila da parede torácica ao passo que na US, é empregado o decúbito dorsal horizontal e a mama fica apoiada sobre a caixa torácica, fazendo com que a papila se aproxime da parede torácica, o oposto do que ocorre na MG. Por este motivo, a espessura do tecido mamário será completamente diferente entre os 2 métodos. Para fins didáticos, pode-se dividir o tecido mamário em gordura pré-mamária no terço anterior, tecido fibroglandular no terço médio e gordura retromamária no terço posterior (Figura 1) e dependendo da composição mamária poderá haver variações entre estas divisões. Saber identificar essas camadas nos diferentes métodos é o passo inicial para se fazer uma correlação adequada.

Uma lesão no terço anterior na gordura pré-mamária à MG, próximo da superfície cutânea, deverá ser pesquisada nesta mesma topografia na US, não devendo ser aceita como lesão correspondente um achado no terço médio da mama na US em meio ao tecido fibroglandular.

Correlação de posições entre a MG e US

A incidência craniocaudal (CC) fornece a localização lateral, central e medial da mama. A incidência mediolateral oblíqua (MLO) de certa forma também, porém com algumas ressalvas pelo fato de ser realizada entre 30 e 60º e não em 90º. Por esse motivo, a mama não fica dividida de forma precisa entre superior e inferior e a real posição depende da lesão da outra incidência, a CC. Para melhor exemplificar essa situação, ver o desenho esquemático da Figura 2.

Levando-se em consideração a triangulação na MG, por exemplo, em uma lesão que aparece na junção dos quadrantes laterais da mama direita na MG e que seja solicitada a US como complementação. Nesse caso, o ultrassonografista deverá procurar a lesão em uma posição entre a junção dos quadrantes laterais e o quadrante inferolateral, ou algo entre 7 e 9 horas da mama direita. O mesmo raciocínio vale para uma lesão na junção dos quadrantes mediais, que deverá ser pesquisada em uma posição mais superior na US, algo entre 1 e 3 horas.

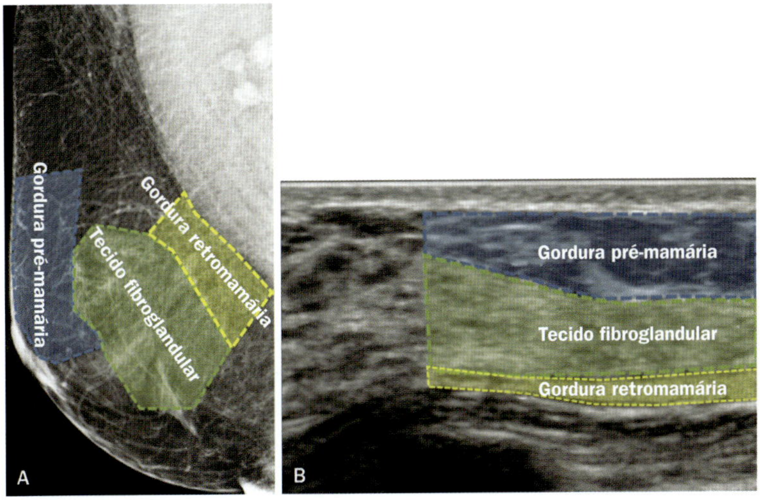

FIGURA 1 Representação esquemática das diferentes camadas do tecido mamária à mamografia e à ultrassonografia.

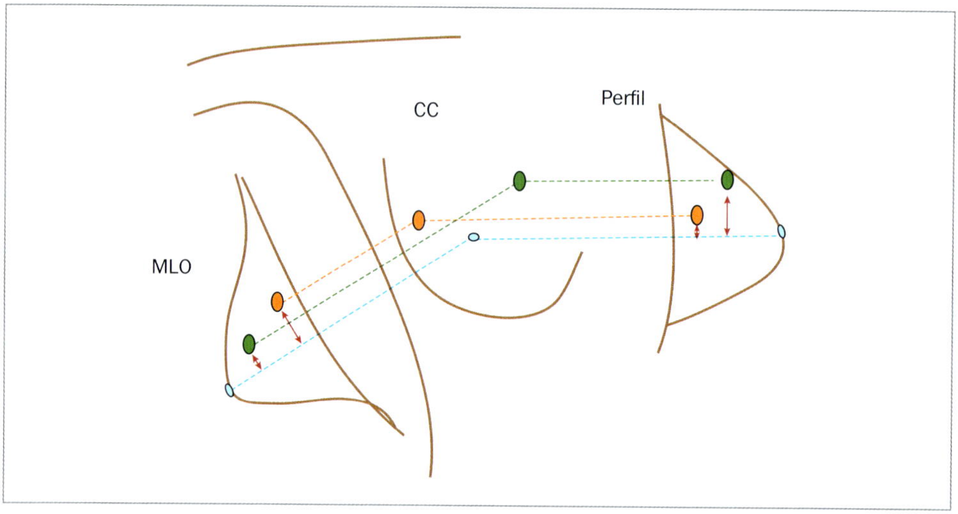

FIGURA 2 Posição "real" de um achado à mamografia, a partir da triangulação das lesões nas diferentes incidências. Uma lesão no quadrante superolateral, por exemplo, tende a aparecer em uma posição mais alta na MLO pelo fato de esta última ser realizada de forma oblíqua. Uma lesão no quadrante superomedial aparece em uma posição mais baixa do que realmente é na MLO.
CC: craniocaudal; MLO: mediolateral oblíquia.

Confirmação da correlação entre MG e US

A correlação entre estes métodos pode gerar dúvidas se o achado visto na US realmente corresponde ao evidenciado na MG, principalmente para lesões pequenas e lesões não nodulares como assimetrias focais e distorções arquiteturais. Nessa situação deve-se colocar um reparo metálico no local do achado evidenciado na US e fazer incidências mamográficas para confirmar se há a correlação da lesão entre os métodos.

Avaliação de nódulos

Nódulos mamários constituem achados comuns nos exames de imagem e com frequência são detectados inicialmente pela MG de rastreamento. A MG apresenta limitações para avaliar de forma completa um nódulo mamário, necessitando da US para completar esta avaliação. Em alguns, a MG consegue definir a conduta para um nódulo, com nas seguintes situações: linfonodo intramamário, hamartoma, fibroadenoma calcificado, galactocele e lesões cutâneas. Uma outra situação na qual não é obrigatória a US são os nódulos suspeitos à MG, como o nódulo irregular espiculado, pois independentemente do resultado da US, o próximo passo será a biópsia, ou seja, a MG não deve receber a categoria 0 pelo ACR BI-RADS e sim categoria 4 ou 5 com recomendação de biópsia.

Um nódulo detectado à MG e que não seja nenhum dos exemplos citados, necessitará de avaliação ultrassonográfica na maioria dos casos. A US permite avaliar de forma mais precisa a forma, a margem e o conteúdo do nódulo. Um nódulo isodenso, oval e obscurecido à MG pode ser um nódulo sólido circunscrito, indistinto, cisto simples ou cisto complexo à US, todos com condutas diferentes, variando desde lesões tipicamente benignas (cisto simples) a lesões suspeitas (cisto complexo).

Na correlação de uma lesão entre a MG e US, é necessário assegurar que a lesão apontada na MG seja a mesma detectada na US e para isto, utiliza-se os critérios de posicionamento e triangulação citados. Uma outra forma de refinar esta correlação é observar as estruturas anatômicas na região da lesão a ser estudada, como a relação entre a lesão, o tecido gorduroso e o tecido fibroglandular como na Figura 3 ou proximidade com a o músculo peitoral maior (Figura 4).

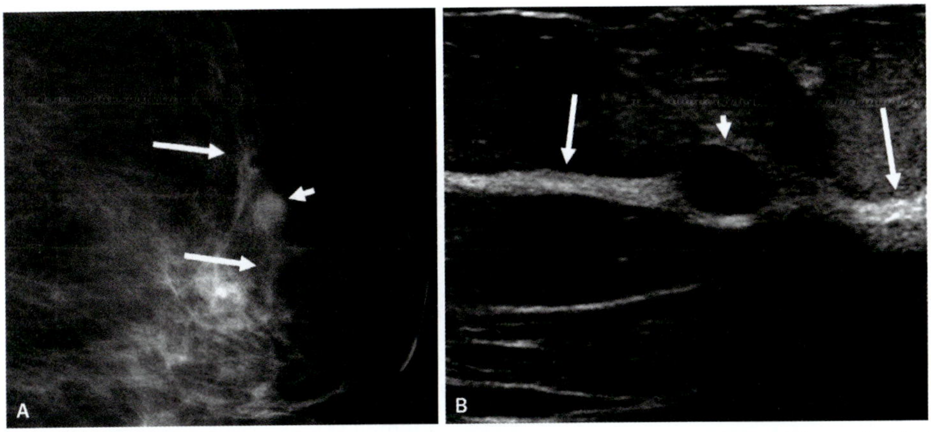

FIGURA 3 Neste caso, a lesão (seta curta) está situada entre a gordura pré-mamária e o tecido fibroglandular (setas longas) na MG (**A**) e a mesma relação entre estas 3 estruturas é reproduzida na US (**B**). Este achado se tratava de um nódulo sólido redondo e foi submetido à biópsia com resultado de carcinoma.

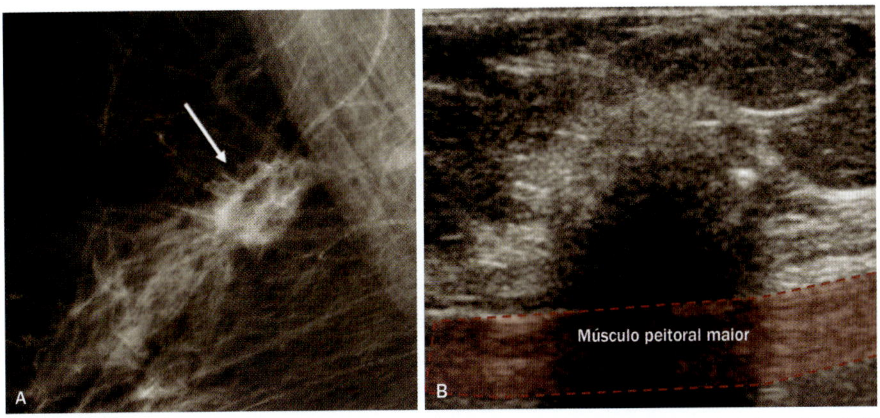

FIGURA 4 (**A**) O nódulo espiculado está no terço posterior da MG, próximo do músculo peitoral. (**B**) Na US, pode ser observado a proximidade entre a lesão e o músculo peitoral.

Na US, habitua-se a procurar por lesões hipoecogênicas ou anecogênicas por constituírem a maioria das lesões com significado clínico neste método e quando se depara com lesões isoecogênicas em relação à gordura na US, pode haver dificuldades na caracterização. Alguns nódulos evidentes à MG podem ter apresentação isoecogênica à gordura à US e nas mamas lipossubstituídas a caracterização torna-se mais difícil. Nesses casos, o que permite a caracterização dessas lesões é procurar pelas margens, que embora sutis de serem detectadas, é o que permite o diagnóstico (Figura 5). Um outro recurso é a utilização da harmônica que reduz levemente a ecogenicidade do nódulo ao mesmo tempo que aumenta a da gordura adjacente.

Algo prático a ser considerado nessas situações de nódulos evidentes à MG, é fazer a US por etapas. Primeiro procura-se por lesões mais comuns, como cistos e nódulos sólidos hipoecogênicos. Caso estas lesões não sejam detectadas, dar enfoque à procura de nódulos isoecogênicos.

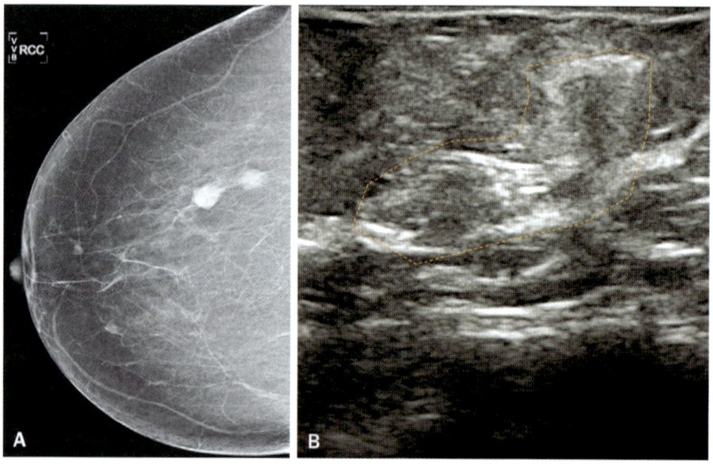

FIGURA 5 Na MG (**A**), é possível observar 2 nódulos ovais, hiperdensos e justapostos. Na US (**B**), os 2 nódulos são isoecogênicos e o que permitiu a caracterização foi o discreto halo hiperecogênico. A biópsia desta lesão revelou tratar-se de um carcinoma mucinoso.

Avaliação de assimetrias focais

Assimetrias focais são lesões pequenas com densidade de tecido fibroglandular que ocupam um espaço menor do que um quadrante, são assimétricas em relação à topografia correspondente da mama contralateral, possuem margens côncavas e gordura entremeada, sendo caracterizadas em 2 incidências mamográficas distintas.

Na maioria dos casos, a assimetria focal é decorrente de sobreposição de tecido fibroglandular à MG e por isto antes de se prosseguir com a US, é necessário fazer incidências mamográficas adicionais (compressão localizada, perfil absoluto). O papel da US é investigar lesões suspeitas associadas que demandem investigação diagnóstica, como um nódulo irregular circundado por tecido fibroglandular adjacente que levaria ao aumento de densidade focal à MG.

Quando a assimetria focal puder ser caracterizada como um tecido fibroglandular de aspecto habitual à US e seja afastada qualquer alteração suspeita, o quadro deve ser considerado benigno.

Ao se fazer a US para avaliar uma assimetria focal identificada à MG, deve-se atentar para pesquisar lesões não nodulares como distensões ductais, distorções arquiteturais ou áreas com textura heterogêneas, como o exemplo da Figura 6.

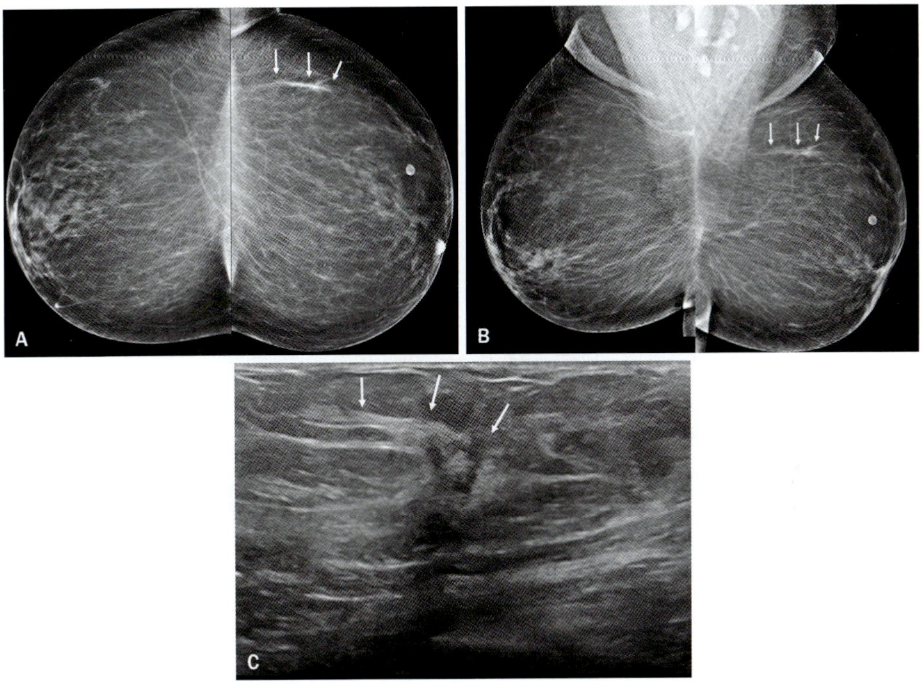

FIGURA 6 Assimetria focal à MG, (**A**) incidência craniocaudal e (**B**) mediolateral oblíqua, no quadrante superolateral esquerdo. (**C**) Na US, é observada uma lesão não nodular, caracterizada por uma área linear hiperecogênica alongada associada à área de textura heterogênea na extremidade associada à discreta distorção arquitetural. A biópsia desta lesão revelou carcinoma ductal invasivo.

Avaliação de distorções arquiteturais

A distorção arquitetural (DA) é um descritor utilizado principalmente na MG e consiste em linhas radiadas concentradas em um ponto ou área central, sem a associação com nódulos ou massas. Podem ser decorrentes de lesões benignas, como a cicatriz radiada, fibrose e adenose esclerosantes, assim como carcinomas ductais invasivos. Quando não associadas à história de cirurgia prévia ou qualquer outro procedimento que a justifique, devem ser investigadas.

As DA de dimensões pequenas frequentemente não são detectadas na US e as com maiores dimensões são passíveis de serem caracterizadas. Assim como na assimetria focal, não se deve esperar encontrar um nódulo espiculado. Na experiência do serviço dos autores, o achado ultrassonográfico mais comum da DA é uma área mal delimitada de sombra, textura heterogênea do parênquima e em algumas situações, linhas irradiando para uma região central que são mais bem visualizadas no movimento dinâmico com o transdutor (Figura 7).

A vantagem de se detectar a DA na US é poder fazer a biópsia percutânea (a vácuo ou com dispositivo de molas) orientado por este método.

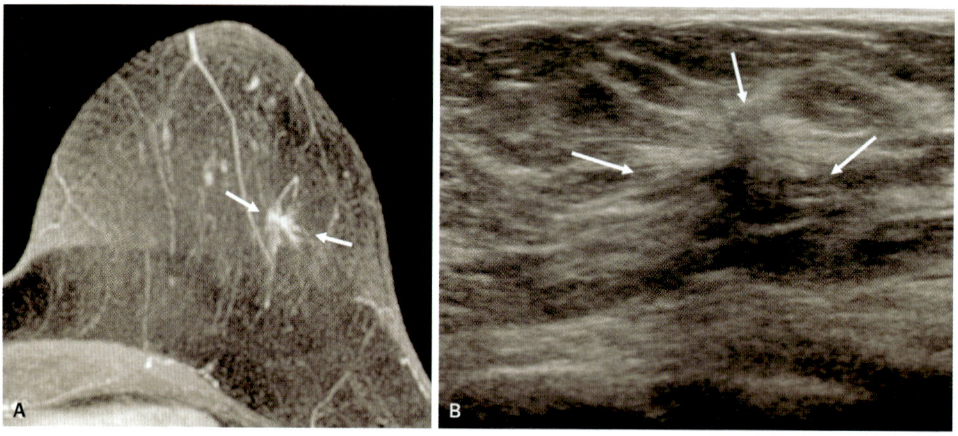

FIGURA 7 (A) Distorção arquitetural na ressonância magnética e (B) correlação com a ultrassonografia caracterizada por linhas irradiando para uma região central associada à sombra acústica posterior. A biópsia revelou um carcinoma ductal invasivo.

Avaliação de calcificações

Na US, as calcificações detectadas com maior frequência são as grosseiras em pipoca relacionadas a fibroadenomas, pericistos oleosos ou as distróficas decorrentes de esteatonecrose e nos casos de dúvidas devem sempre ser correlacionadas com a MG para confirmação dos achados.

Calcificações são mais bem avaliadas pela MG e estudos que avaliaram a capacidade da US detectar calcificações agrupadas suspeitas evidenciadas à MG variou de 23 a 45%, sendo que a detecção na US apresentou probabilidade maior para malignidade. A utilidade da US nos casos de calcificações suspeitas é possibilitar a investigação as lesões maiores, tendo como alvo eventuais componentes nodulares que apresentam maior probabilidade de serem a parte invasiva do carcinoma nos casos positivos. Estas calcificações apresentam-se como pequenos focos hiperecogênicos e, nos casos de lesões mais extensas, podem estar associadas com áreas de distensões ductais, nódulos e distorções arquiteturais à US (Figura 8).

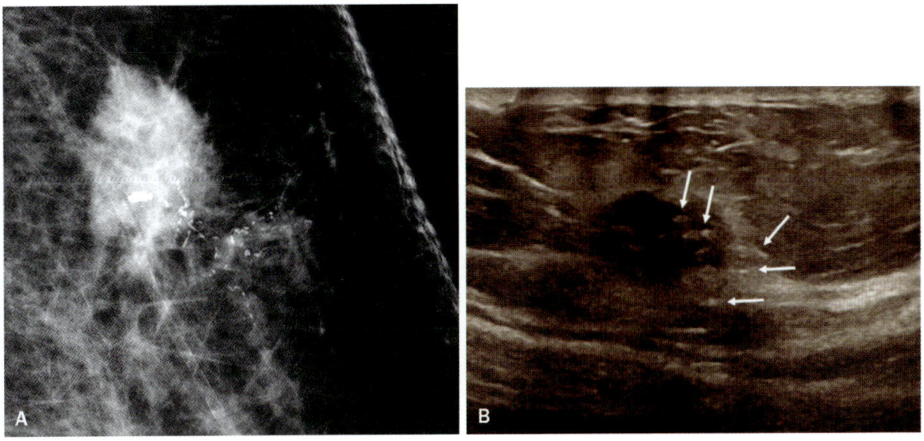

FIGURA 8 Caso de carcinoma ductal invasivo com nódulo irregular associado a calcificações lineares ramificadas que se estendem anteriormente ao nódulo. (**A**) Na mamografia (MG), é possível ver o segmento intra e extranodular das calcificações em toda a extensão. (**B**) Na ultrassonografia (US), embora se saiba a extensão total das calcificações pela MG, é possível evidenciar somente alguns focos hiperecogênicos ao nódulo (setas). Em razão das pequenas dimensões e da ecogenicidade do tecido fibroglandular, não foi possível detectar os outros pequenos focos à US.

Alterações palpáveis

O fluxo da investigação das alterações palpáveis mamárias por métodos de imagem depende da idade da paciente conforme critérios do Colégio Americano de Radiologia (CAR).

Para paciente com mais de 40 anos que apresenta alteração palpável na mama, o método inicial de escolha é a MG ou tomossíntese. Nessa faixa etária, a MG ou a tomossíntese é o exame realizado de rotina para rastreamento e apresenta sensibilidade de 86 a 91% para alterações palpáveis. Devem ser realizadas com um reparo radiopaco marcando o local da queixa palpável e incidências adicionais, caso necessárias, como compressão localizada, magnificação ou perfil absoluto. Caso a alteração palpável corresponda a achados tipicamente benignos, como linfonodo intramamário, cisto oleoso, lipoma ou fibroadenoma calcificado, a investigação pode ser encerrada. Caso a paciente tenha realizado a MG há menos de 6 meses, a US deve ser o método inicial de investigação.

Para pacientes entre 30 e 39 anos, o CAR deixa em aberto entre MG/tomossíntese e US, embora a US apresente maior sensibilidade para alterações palpáveis nesta faixa etária na qual predominam as mamas densas. No serviço dos autores, opta-se por começar sempre com a US para esta faixa etária.

Para pacientes com menos de 30 anos, a US deve ser o método inicial de investigação.

É importante ressaltar que caso a avaliação inicial por imagem seja negativa, deve-se prosseguir a investigação com a MG ou US, dependendo do método inicial que foi realizado. Por exemplo, uma paciente de 41 anos apresentou alteração palpável na mama direita, fez MG que mostrou resultado negativo. O próximo passo deve ser a US. O mesmo raciocínio vale para situações que se iniciam pela US e é inconclusiva, a MG é o próximo passo. Essa dualidade complementar na MG e US se faz necessária, pois a alteração palpável pode corresponder a um nódulo totalmente obscurecido pelo tecido fibroglandular denso ou a um foco de calcificações suspeitas não detectáveis à US.

No caso de alteração palpável detectada à US e que necessite de correlação mamográfica, como no caso de suspeita de microcalcificações, é necessário colocar um reparo metálico sobre a pele neste local e complementar com incidências mamográficas para se confirmar que as alterações apresentam correlação entre si.

US dirigida para achados da RM (US *second look*)

A RM das mamas é um método que vem sendo aperfeiçoado e se tornado mais disponível no decorrer das últimas décadas. À medida que mais RM são realizadas, mais achados que demandam investigação adicional são gerados e acabam por necessitar de biópsias. Diferente da MG e da US, as biópsias guiadas por RM apresentam um custo elevado que podem chegar até a 5 vezes o valor de uma biópsia pelos métodos tradicionais, pelo tempo demandado no aparelho para se realizar o procedimento, bem como o valor dos materiais de biópsia. Por conta deste custo e da disponibilidade da biópsia por RM, visto que nem todos os centros que fazem RM de mama oferecem biópsia por este método, a US dirigida ou *second look* para achados da RM surgiu como uma ferramenta importante nestas situações.

No departamento dos autores, praticamente todas os achados de RM categoria 4 ou 5 pelo ACR BI-RADS são encaminhados para a US *second look*, nos casos positivos, biopsiados por este método e, nos casos negativos, faz-se a biópsia orientada por RM. A literatura mostra que a US *second look* detecta de 23 a 89% dos achados da RM. Algumas características das lesões na RM estão associadas com maior probabilidade de detecção na US *second look* (como lesões nodulares em comparação com focos e realces não nodulares) e tamanho dos achados (quanto maior as dimensões maior a probabilidade de correlação). As lesões detectadas à US *second look* apresentam maior chance de serem malignas.

Assim como ocorre na correlação MG-US, há diferenças de posicionamento entre a RM e a US. Como a RM é realizada com a paciente em decúbito ventral, a distância papila-parede torácica é o oposto da encontrada à US. Por esse motivo, ao se realizar a US *second look*, deve-se ter em consideração estas diferenças e lançar mão de pontos fixos como referências, como papila, vasos sanguíneos superficiais, cistos, nódulos, calcificações grosseiras, axilas e distância da pele (Figura 9).

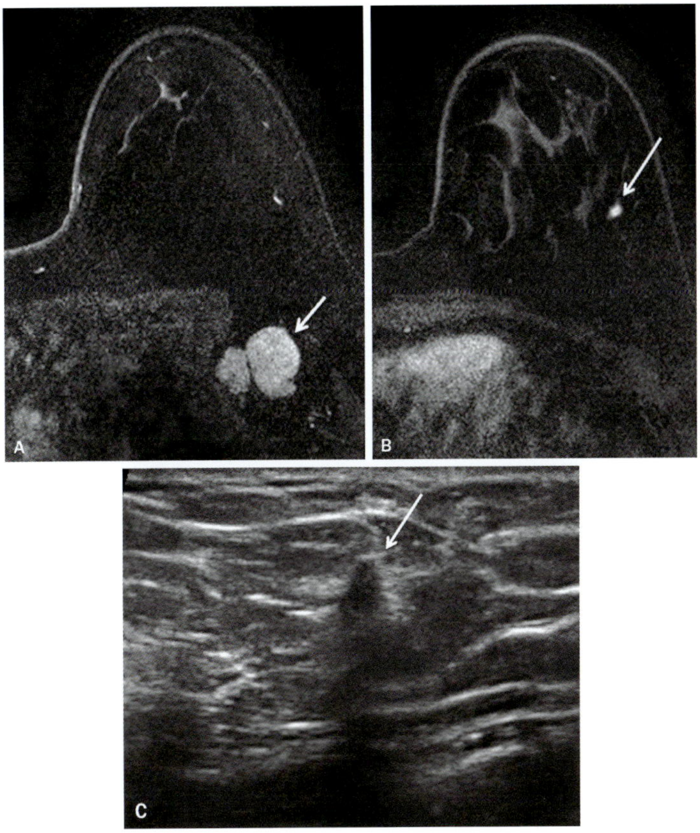

FIGURA 9 Paciente com quadro de carcinoma metastático axilar com mamografia e ultrassonografia (US) negativas, sendo indicada a ressonância magnética (RM) para investigar o foco primário. (**A**, **B**) RM com linfonodomegalia axilar (seta curta) que detectou um pequeno nódulo irregular na mama (seta longa) e que foi submetido à US *second look*. (**C**) Na US *second look*, foi identificado um nódulo irregular (seta) em correspondência ao achado da RM e biopsiado com resultado de carcinoma ductal invasivo, responsável pelas metástases nos linfonodos axilares.

Sugestões bibliográficas

1. Expert Panel on Breast Imaging; Moy L, Heller SL, Bailey L, D'Orsi C, DiFlorio RM, Green ED, et al. ACR Appropriateness Criteria® Palpable Breast Masses. J Am Coll Radiol. 2017;14(5S):S203-24.
2. Hashimoto BE. Sonographic assessment of breast calcifications. Curr Probl Diagn Radiol. 2006;35(6):213-8.

3. Kim MJ, Kim JY, Yoon JH, Youk JH, Moon HJ, Son EJ, et al. How to find an isoechoic lesion with breast US. Radiographics. 2011;31(3):663-76.
4. Leung JWT. Second-look ultrasound: only for biopsy or more? Eur J Radiol. 2012;81(Suppl 1):S87-89.
5. Park JM, Franken EA Jr. Triangulation of breast lesions: review and clinical applications. Curr Probl Diagn Radiol. 2008;37(1):1-14.
6. Whitman GJ, Arribas E, Uppendahl L. Mammographic-sonographic correlation. Sem Roentgenol. 2011;46(4):252-9.

Índice remissivo

A

B

M

N

P

Q

R

S